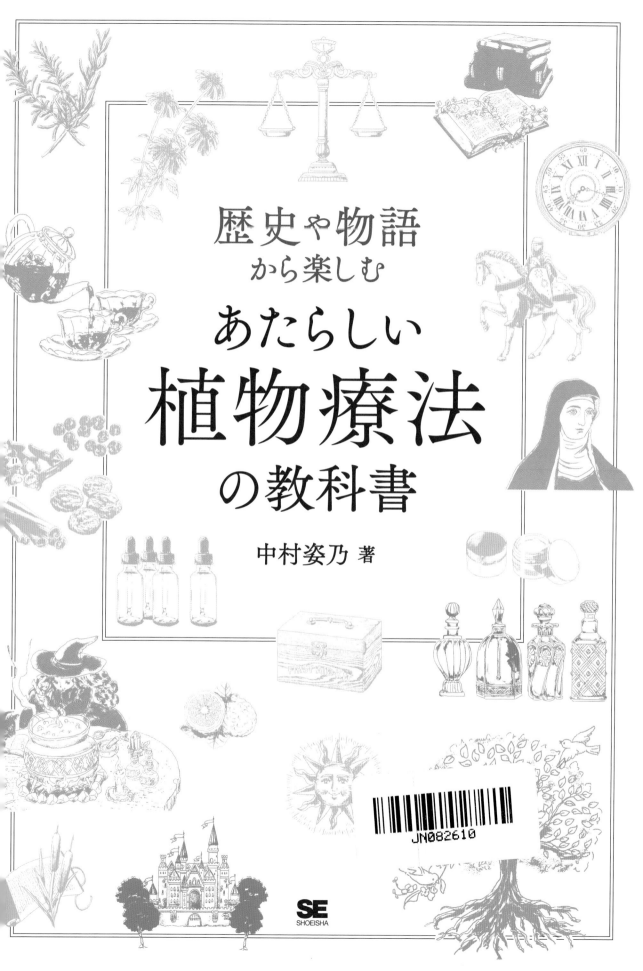

歴史や物語
から楽しむ

あたらしい
植物療法
の教科書

中村姿乃 著

JN082610

SE
SHOEISHA

本書内容に関するお問い合わせについて

このたびは翔泳社の書籍をお買い上げいただき、誠にありがとうございます。
弊社では、読者の皆様からのお問い合わせに適切に対応させていただくため、
以下のガイドラインへのご協力をお願い致しております。
下記項目をお読みいただき、手順に従ってお問い合わせください。

ご質問される前に

弊社Webサイトの「正誤表」をご参照ください。これまでに判明した正誤や追加情報を掲載しています。
正誤表 https://www.shoeisha.co.jp/book/errata/

ご質問方法

弊社Webサイトの「書籍に関するお問い合わせ」をご利用ください。
書籍に関するお問い合わせ：https://www.shoeisha.co.jp/book/qa/
インターネットをご利用でない場合は、FAXまたは郵便にて、
下記"翔泳社 愛読者サービスセンター"までお問い合わせください。
電話でのご質問は、お受けしておりません。

回答について

回答は、ご質問いただいた手段によってご返事申し上げます。
ご質問の内容によっては、回答に数日ないしはそれ以上の期間を要する場合があります。

ご質問に際してのご注意

本書の対象を超えるもの、記述個所を特定されないもの、
また読者固有の環境に起因するご質問等にはお答えできませんので、予めご了承ください。

郵便物送付先およびFAX番号

送付先住所：〒160-0006　東京都新宿区舟町5
FAX番号：03-5362-3818
宛先：（株）翔泳社 愛読者サービスセンター

はじめに

古代から私たちは植物とともに暮らし、心や身体を癒やすために役立ててきました。そして、数千年が経った現在でも、世界の各地でアロマテラピーやハーブ療法など、さまざまな形で植物療法は行われています。

脈々と受け継がれてきた植物療法の歴史や背景にあるストーリー、そこに携わってきた人々の人生を紐解いてみたい。また、さまざまに描かれてきた植物にまつわる物語を知ることで、「癒やす力」の根源を探りたい。そんな思いからこの本は生まれました。

PART1では植物療法の基本や、アロマテラピー、ハーブ療法、フラワーエッセンス、森林療法、園芸療法、ジェモセラピー、ホメオパシーなど、それぞれの特徴をご紹介します。PART2では古代から現代までの植物療法の歴史を、PART3では植物に魅了された26人の濃厚な人生を辿ります。そしてPART4では、象徴的に植物を描いた物語や芸術作品をご紹介します。聖書やグリム童話をはじめ、日本の古典、海外文学、現代小説、マンガ、絵本、映画、絵画、音楽を題材に、さらに薬草と関わりの深い魔女と神秘的なハーブについても考察します。コラムでは「フランス取材記」をお届け。南仏の農場、植物療法専門学校、老舗の精油メーカー、パリのビオ&エコロジーの見本市などをレポートします。

植物療法を暮らしの中で役立てたい方はもちろん、植物療法の歴史を体系的に知りたい方、植物にまつわる重要人物たちの人生を紐解きたい方、物語や芸術など、これまでにあまりなかった角度から植物療法を読み解きたい方にもおすすめの1冊です。

この本が、植物や植物療法の知識を深めることの楽しみを届け、暮らしの中に喜びや探究心とともに植物療法を取り入れていただくきっかけとなれば幸いです。

中村 姿乃

南フランス ドローム県の山中にあるラベンダー畑

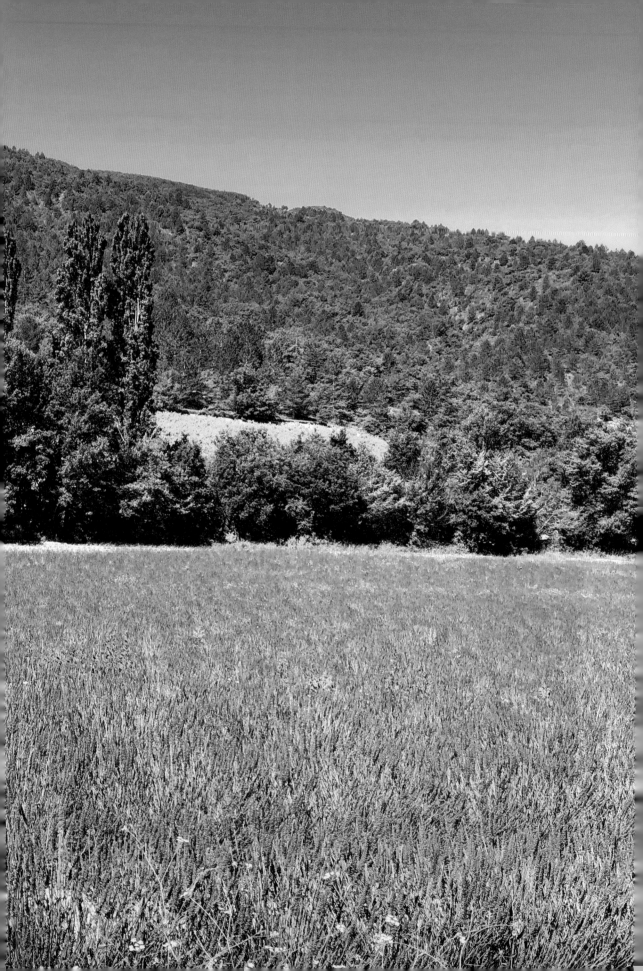

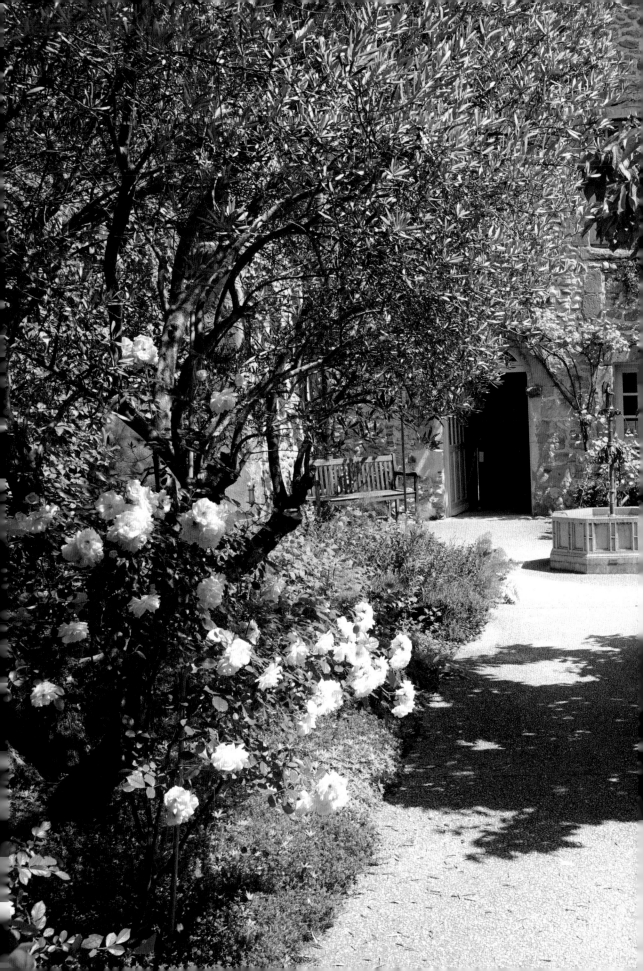

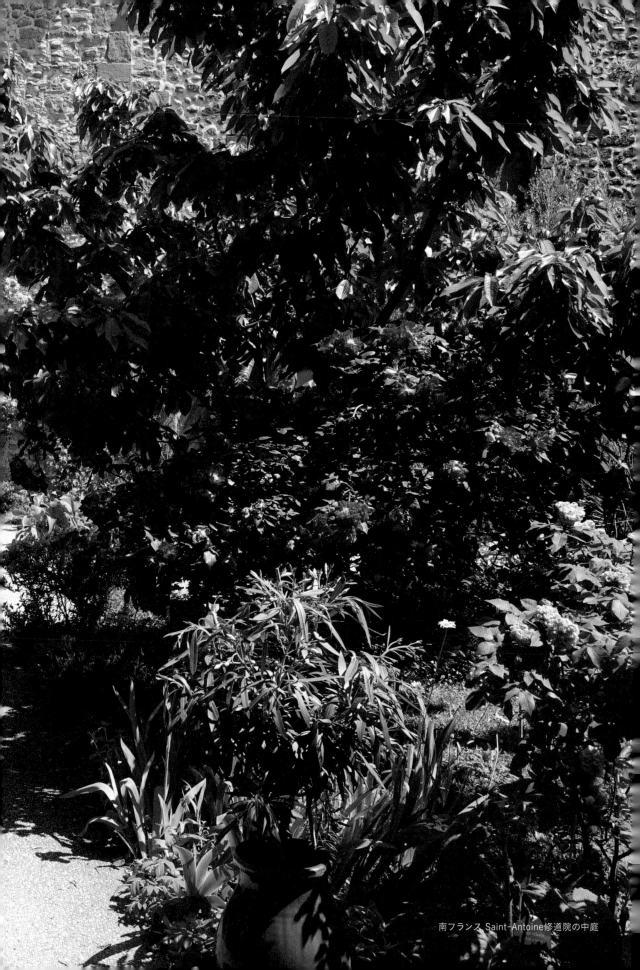

南フランス Saint-Antoine修道院の中庭

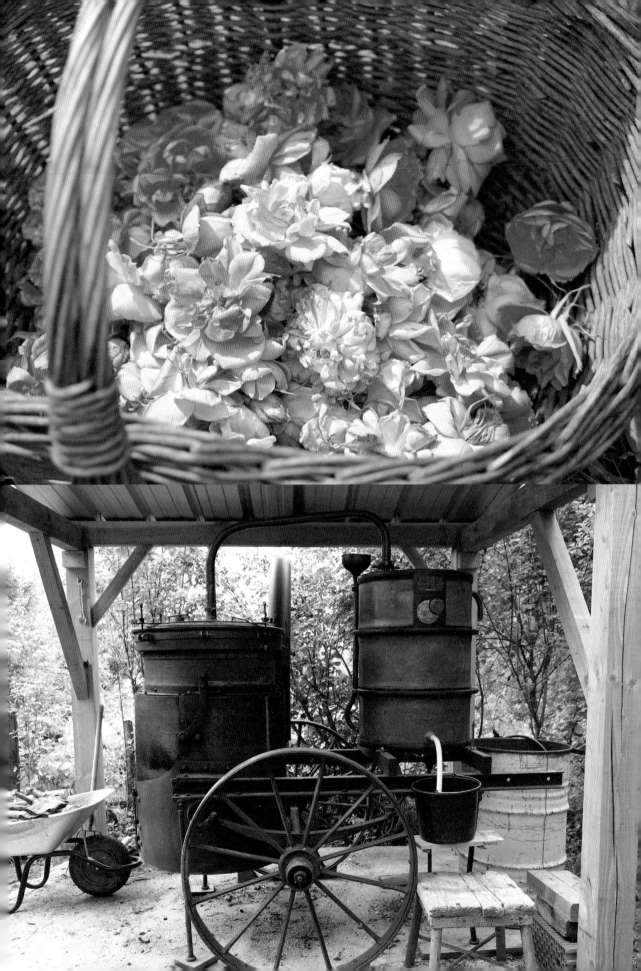

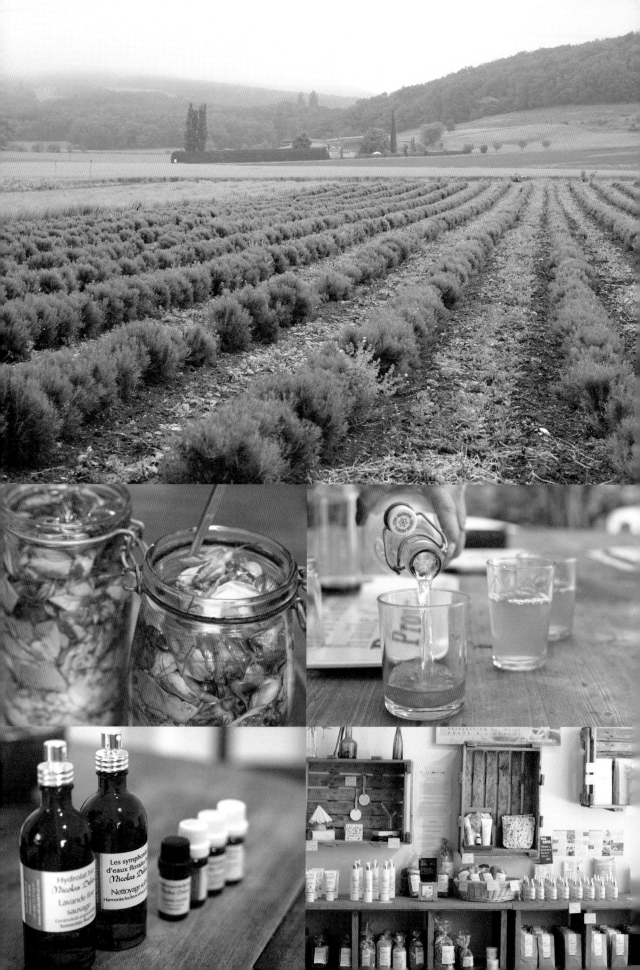

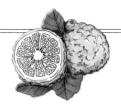

目次

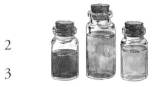

本書内容に関するお問い合わせについて ——— 2

はじめに ——————————————— 3

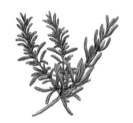

PART 1
植物療法の基礎知識

植物療法とは ————————————— 16

なぜ植物に癒やす力があるのか？ ————— 20

さまざまな植物療法 ——————————— 22

1 アロマテラピー ———————————— 26

2 ハーブ療法 —————————————— 30

5 フラワーエッセンス ————————— 34

4 森林療法 ——————————————— 38

5 園芸療法 ——————————————— 42

6 ジェモセラピー ———————————— 44

7 ホメオパシー ————————————— 45

アーユルヴェーダ ———————————— 46

日本漢方 ——————————————— 47

身体を巡る植物の通り道 ———————— 48

植物の多面的な作用 —————————— 52

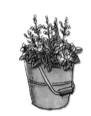

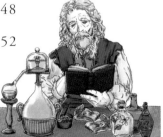

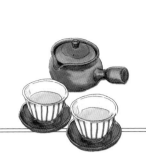
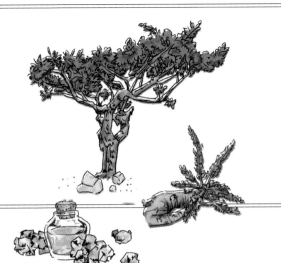

PART 2
植物療法を巡る歴史

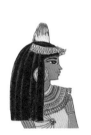

植物療法の歴史年表 ——————————— 62

古代の植物療法 ——————————————— 64

中世の植物療法 ——————————————— 74

近世の植物療法 ——————————————— 78

近代・現代の植物療法 ————————————— 82

植物療法それぞれの歴史 ———————————— 84

日本における植物療法 ————————————— 90

儀式と香り ———————————————————— 96

時の権力者と植物 ——————————————— 100

戦争と植物療法 —————————————————— 104

疫病と植物療法 —————————————————— 108

養生論の歴史 ——————————————————— 112

本草書の歴史 ——————————————————— 118

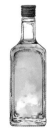

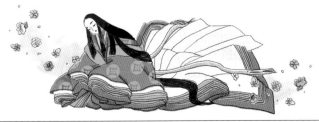

PART 3

植物療法と重要人物

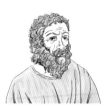

ヒポクラテス ──────────── 130

テオプラストス ──────────── 134

プリニウス ──────────── 136

ディオスコリデス ──────────── 140

ガレノス ──────────── 142

張仲景 ──────────── 144

聖徳太子（厩戸王） ──────────── 146

鑑真 ──────────── 148

アヴィセンナ ──────────── 150

ヒルデガルト・フォン・ビンゲン ──────── 152

パラケルスス ──────────── 158

イギリスの植物学者 ──────────── 162

　① ウィリアム・ターナー

　② ジョン・ジェラード

　③ ジョン・パーキンソン

　④ ニコラス・カルペパー

貝原益軒 ──────────── 168

カール・フォン・リンネ ──────────── 171

出島の三学者 ──────────── 174

　① エンゲルベルト・ケンペル

　② カール・ツンベルク

　③ フィリップ・フランツ・フォン・シーボルト

小野蘭山 ──────────── 180

牧野富太郎 ──────────── 182

ルネ＝モーリス・ガットフォセ ────────── 190

エドワード・バッチ ──────────── 194

マルグリット・モーリー ──────────── 196

ジャン・バルネ ──────────── 200

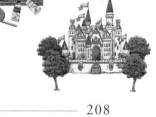

PART 4
植物療法と物語

聖書に登場する聖なる植物 ——— 208

日本の古典から読み解く薬草文化 ——— 212

文学に描かれたハーブの豊かな香り ——— 218

絵画に象徴的に描かれた植物 ——— 224

映画を印象づけた植物 ——— 230

音楽で存在感を放つ植物 ——— 234

マンガやアニメを盛り上げる植物 ——— 238

絵本や児童書に優しさを添える植物 ——— 242

グリム童話で活躍する植物 ——— 248

魔女と神秘的な薬草 ——— 252

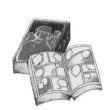

COLUMN　1　伝統的農法にこだわる南フランスの農場 ——— 54

　　　　2　リヨン植物療法専門学校での学び ——— 124

　　　　3　パリの見本市「Marjolaine（マジョレーヌ）」——— 202

　　　　4　農耕者の知恵を次世代へつなぐメーカー ——— 256
　　　　　「Maison Laget（メゾン・ラジェ）」

付録　　1　アロマ & ハーブを楽しむ植物療法の実践 ——— 260

　　　　2　本書に登場する主な植物図鑑 20 ——— 262

おわりに ——— 268

引用・参考文献 ——— 269

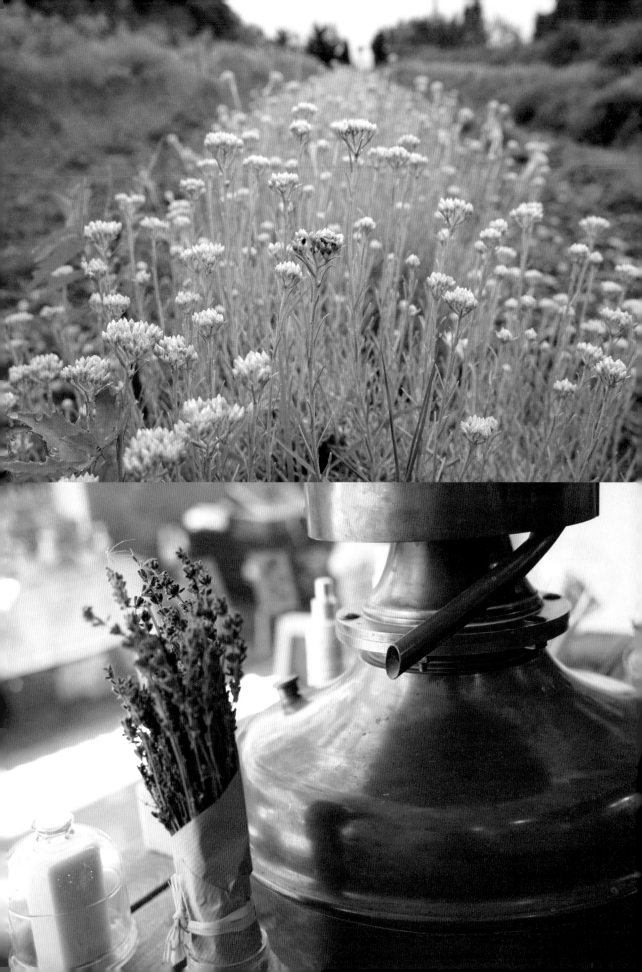

PART 1

植物療法の
基礎知識

植物の恵みを、日々の暮らしに役立てる「植物療法」。
そもそも植物にはなぜ私たちを癒やす力があるのでしょうか。
PART1では、植物療法とは何か、どのような種類があるのか、
植物の癒やす力や身体を巡る植物の通り道について紹介します。

植物療法とは

はるか昔から私たちは植物とともに暮らし、その恩恵を受けてきました。
植物の力を使って自然治癒力を高め、病気の予防や心身のケアを行い、
健康へと導く療法を「植物療法」といいます。
現在でも世界中で暮らしの中に取り入れられ、ますます需要が高まっています。

暮らしに寄り添う植物療法

目覚めてから眠りにつくまで、1日を豊かに心地よく過ごすために。

暮らしの中で植物療法を取り入れることができるシーンを、例として紹介します。

朝

● さわやかな香りの精油を香らせてすっきり目覚める
● 衣類にハーブウォーターをひと吹きしてほんのり香りづけをする
● 身体を温めるハーブティーを飲んで活力をアップさせる
● 育てている植物の手入れをしてリフレッシュする

昼

● アロマジェルを手元に塗って集中力を高める
● ハーブ、スパイス、野菜、果物たっぷりのランチをとる
● 食後のハーブティーで消化を促す

● 隙間時間に近くの公園でプチ森林浴を楽しむ

夜

● ハーブや精油の香り漂うお風呂でリラックスする
● 精油入り美容オイルやクリームでフェイシャル＆ボディケアをする
● フラワーエッセンスを数滴入れた水を飲んで瞑想する
● ハーブを詰めたサシェを枕元に置いてぐっすり眠る

他にもさまざまな方法がありますが、何よりも大切なのは、無理なく楽しく植物療法を続けていくことです。自分に合ったスタイルを見つけて、まずは1つからでも暮らしの中に取り入れてみましょう。

「緑の薬」と呼ばれる植物

動けない植物が作り出すもの

　植物は動物とは違い、自由に動くことはできません。それにもかかわらず、植物は46億年もの地球の歴史の中で、人類よりもはるかに長い年月を生き抜いてきました。そのために植物は、自分たちが成長するための栄養分や、紫外線・細菌・害虫・草食動物などから身を守るための化学成分、受粉を助けてくれる昆虫を呼び寄せるための香りの成分など、さまざまな物質を作り続けています。

　これらの中には、私たち人間の健康にも役立つものがたくさんあります。例えば、感染症の原因となる病原性微生物から身を守る抗菌・抗ウイルス作用のある成分、紫外線によって細胞が酸化・老化するのを防ぐ抗酸化物質、リラックスやリフレッシュをもたらす芳香成分などです。そのため、植物は「緑の薬」と呼ばれることもあります。

植物と化学合成薬の違い

　また植物は、生育する場所でより長く命をつなぐことができるように、環境に応じてそれぞれの成分が連携しながら絶妙なバランスを保っています。1つの植物の中に、数千もの成分が含まれているとされ、植物療法ではこれらの多様な成分を、幅広く穏やかに取り入れることができるのです。そのため、健康の増進や維持、病気の予防、初期症状の緩和など、日々の暮らしに寄り添うケアに向いているといえるでしょう。

　これに対して、化学合成によって作られた薬剤は、特定の成分のみで作られていて、ターゲットとする疾病をいち早く撃退するような強さを持っています。これらは、どちらかが良くてどちらかが悪いというわけではありません。それぞれの特徴を理解し、目的に応じて適切に使い分けることが大切です。

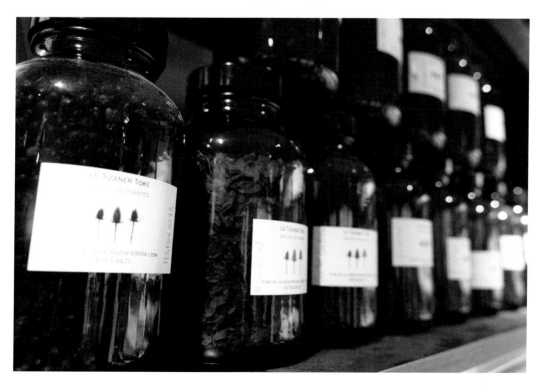

心身に広く働きかける植物の力

心と身体からのメッセージ

病気にかかってしまったとき、早く治すためにと病院に行って薬をもらうことがあります。これは、既に起こっている不調を緩和するための対処療法的なアプローチといえます。ただ、その病気を引き起こしたのは、毎日の不規則な生活リズム、過労やストレス、長年の運動不足などが原因かもしれません。根本的な原因を正さずに、心と身体のバランスを無視し続けてしまうと、一度薬で良くなったとしても、また同じ症状や別の不調が現れてしまう可能性があります。

心や身体から発せられるメッセージにも、耳を傾けてみましょう。不調の原因や、今の自分が必要としていることに気づくかもしれません。そして、そんなときこそ暮らしの中に植物を取り入れてみましょう。精油の香りを楽しみながら生活習慣の改善ポイントを書き出してみたり、ハーブティーを飲みながら家族や友人たちと健康について話し合ってみたり。自然豊かな場所で植物の香りを身体いっぱいに取り込んで、深呼吸してみるのも良いかもしれません。

植物とともに自分をいたわる時間を楽しみ、習慣化することで、心身ともに健康で充実した毎日を送る助けとなるはずです。

植物療法のこれから

身体の不調部分に直接アプローチする近代西洋医学とともに、今日では植物療法をはじめとした代替療法も注目を集めるようになりました。そして欧米を中心に、それぞれの得意分野をバランス良く取り入れた「統合医療」も広がりを見せています。近代西洋医学と代替療法がお互いに補完し合う

ことで、より総合的な治療が可能になると期待されているのです。

統合医療の特徴は、治療だけでなく病気の予防や健康の増進にも重きを置き、人が生まれてから人生を終えるまでの総合的なケアを、本人が主体性を持って行うということです。近年、日本の医療機関や介護の現場などでも、自分自身が納得できる予防法や治療法を選び、専門家と協力して実践する機会が増えてきています。その中で植物療法が占める役割は非常に大きく、下記のようなさまざまな事例があります。

- 訪問看護で精油を用いたアロマトリートメントを行う
- 介護施設でハーブや精油を使った足湯を行う
- 認知症のケアに精油の嗅ぎ分けを行う
- 緩和ケアにおいて植物を育てる園芸療法を行う
- 助産院で精油を使って分娩促進をはかる
- リハビリの一環として森林を散策する

医療の発展とともに、日本の平均寿命は延び続けています。一方で、自立した生活を送ることができる「健康寿命」は、平均寿命よりも男女ともに10年前後短いことがわかっています。今後の私たちが目指すべきことは、病気にかかりづらい心身を養い、肉体的・精神的・社会的にも満たされた健康的な状態を保ち、年を重ねても充実した人生を送ることといえるでしょう。

このような面からも、心と身体を包括的に癒やし、QOL（Quality of Life：人生の質や生活の質）を向上させるために大きな役割を担う植物療法は、今後ますます需要が高まっていくはずです。

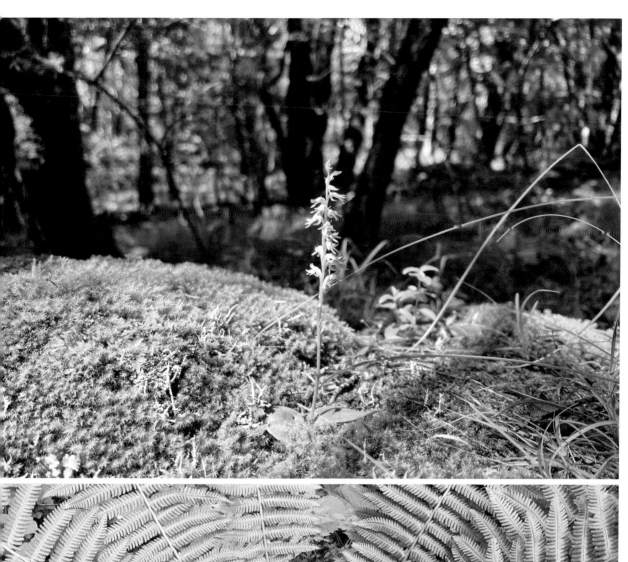
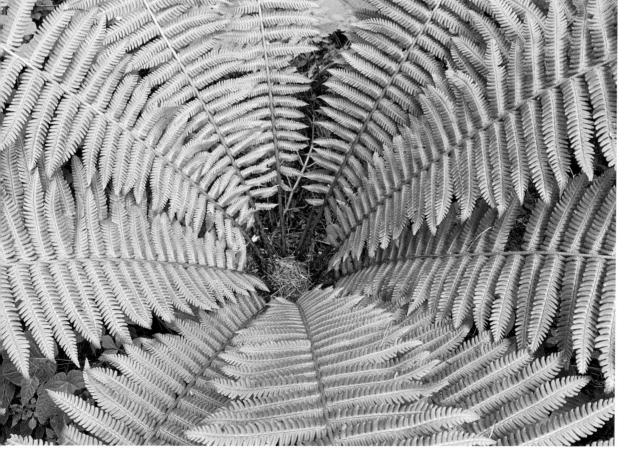

なぜ植物に癒やす力があるのか？

生まれ育った場所から基本的に動くことのできない植物は、
自らの命をつなぐため、多種多様な成分を作り出しています。
それらの成分は多くが人間にとっても役立つものです。そんな植物が備えている
「生きるための知恵」と、私たちが受けている恩恵について紹介します。

動かない植物が備える力

植物が持つ生存のための戦略

　自由に動くことのできない植物は、長い歴史の中で試行錯誤を繰り返しながら、進化を遂げてきました。そして、自らの生存や成長に必要な栄養を得るためにエネルギー代謝を行い、有害なものから身を守ったり、後世に命をつないだりするために、さまざまな成分を作り続けています。

必要な栄養分を自分で作る

　植物は太陽の光エネルギーを使って、水と二酸化炭素から炭水化物と酸素を作り出す「光合成」を行っています。このとき作られる炭水化物は、植物が生きていくうえでのエネルギー源となります。このように、生命活動の維持に欠かせない物質を自分で作り出すことができる生物を「独立栄養生物」といいます。それに対して動物は、植物が生み出す酸素を吸い、他の動植物を栄養として摂取することで生きています。動物のように、他の生物に依存しなくては生きていけない生物を「従属栄養生物」といいます。植物は独立栄養生物だからこそ、1歩も動くことなく、場合によっては動物の何倍も長生きすることができるのです。

命をつなぐ化学物質を作る

　植物が環境に対応して作り出す成分、その代表的なものがフィトケミカル（植物化学）成分です。これらは植物の香り・苦味・渋味・辛味・色素などをもたらしていますが、なかには人間の身体を支える栄養素、老化を抑制する成分、心身のバランスを整える香り成分などが含まれています。多様な成分の主な役割を見ていきましょう。

● 他の生物から身を守る

　植物は、病原性微生物・害虫・草食動物・競合する他の植物などから身を守るために、さまざまなフィトケミカル成分を作り自分の身を守っています。例えば、強い香りを持つ精油成分などがこれにあたり、抗菌・抗ウイルス・抗真菌作用を持つものや、昆

虫忌避作用を持つものもあります。

　また、動物や昆虫などに襲われた際に発せられる揮発性の成分もあります。それによって仲間たちに危険を伝え、周囲の健康な植物に防御反応を引き起こすのです。

　さらに、土壌から得る栄養素や日光など、成長に必要な要素を確保するために、競合する他の植物の成長を妨げるための成分も作っています。

● 紫外線や環境変化から身を守る

　植物は、紫外線、栄養不足、乾燥などからも身を守らなくてはいけません。特に紫外線への対策は重要です。紫外線は「活性酸素」という、反応性や攻撃性の高い物質を生み出します。活性酸素は、適量であれば免疫機能を維持するなどの働きを持つ一方で、増えすぎると自らの細胞にダメージを与え、老化促進や病気の原因にもなりえます。植物が紫外線を長く浴びても生きていけるのは、フィトケミカル成分の抗酸化作用が、細胞へのダメージを軽減してくれるからなのです。

　また、土壌からの栄養が不足する事態に備えて、日頃から窒素、硫黄、リンなどを多く含む成分を蓄え、いざというときにはそれらを分解して栄養素を補っています。

●子孫を残す

　植物の多くは、花粉を風に乗せて飛ばすことや、昆虫を引き寄せて運んでもらうことで子孫を繁栄させてきました。

　風による受粉は他の生物に依存しなくて良いというメリットがありますが、確実に受粉できる可能性が低いため大量の花粉を作る必要があります。

　それに対して昆虫による受粉は、虫を誘引することができれば、少ない花粉でも効率良く行うことができます。花はそのために進化した生殖器官ともいわれ、昆虫を引き寄せる香りを放ち、鮮やかな色を備えているのです。この香り成分こそが、精油です。精油は私たちにも心地良い香りを届け、それぞれの成分には薬理作用もあるため、その恩恵にあずかることもできます。

植物が私たちに与える恩恵

成分の多様な働き

　植物が備える多様な成分は人間にも役立つものが多く、主にこのような働きを期待することができます。

- ● 老化を予防する
- ● リラックスやリフレッシュを促す
- ● 細菌やウイルスなどから身を守る
- ● 身体を温めて代謝を上げる
- ● 筋肉の緊張や痛みを和らげる
- ● 消化を助ける
- ● 皮膚のかゆみや炎症を和らげる
- ● 免疫やホルモンに働きかける
- ● 身体の栄養となる

　植物療法は、さまざまな方法で植物の成分を体内に取り入れることで、自然治癒力を高めたり心身のバランスを整えたりする助けとなってくれます。

　「ただ生きる」ためではなく「より良く生きる」ために知恵を絞り、長い歴史の中で植物が作り出してきたものたち。その恩恵に感謝しながら、私たちも「より健やかな暮らし」や「より豊かな人生」を送るために、生活の中に植物療法を取り入れていきましょう。

さまざまな植物療法

この本では植物療法について、主に7つのカテゴリーに分けて紹介しますが、植物療法を広義で捉え、アーユルヴェーダや漢方の一部も取り上げています。世界では多様な植物療法が行われており、私たちの健康に役立てられています。

1 アロマテラピー

香りの成分で心身を健やかに

アロマ（Aroma）とは「芳香、心地良い香り」、テラピー（Thérapie）とは「治療、療法」を意味するため、日本語では「芳香療法」と訳されることも多いアロマテラピー。

精油（エッセンシャルオイル）の香りを楽しんだり、植物油などで希釈したものを皮膚塗布したりすることで、自然治癒力の向上や不調のある部分の改善を促し、健康維持や美容などに役立てていく療法です。

20世紀の初めに「アロマテラピー」という言葉が登場し、ヨーロッパをはじめとした多くの国で、日々の暮らしや医療の現場などへと広く取り入れられていきました。

日本でも美容やリラクゼーションとともに、最近では風邪予防やストレスケアなど、よりメディカルに活用したいという人も増えてきています。

そして、香りが記憶と深いつながりを持つことや、心身のバランス調整に大きく関与していることから、認知症や終末期医療に寄り添うケアとしても注目を集めています（詳細はp.26参照）。

2 ハーブ療法

暮らしを彩る香り豊かな植物

ハーブ（Herb）の語源は、ラテン語で「草」を意味するHerbaに由来するとされていますが、ハーブ療法は花や種子などを利用することもあります。

人類は、紀元前からハーブを使って不調を癒やしてきました。そして、古代以降もさまざまな試行錯誤を重ねながら現在まで使い続けてきたことで、多くの含有成分やその作用が明らかになっています。

ハーブ療法は、植物から特定の成分だけを抽出した液体や粉末などを使うことは少なく、基本的には植物の各部分をそのままお茶や料理、ポプリやサシェなどに使います。チンキ剤や浸出油を作る際も、ハーブをアルコールや植物油に漬け込む過程から行うことが多いので、植物そのものと触れ合う感覚も楽しむことができるでしょう。

ハーブといえばヨーロッパのものというイメージを持つ人も多いかもしれませんが、世界の各地にはそれぞれのハーブ文化があり、その土地に住む人々の暮らしに根付いているのです（詳細はp.30参照）。

5 フラワーエッセンス

心に届く花の癒やし

フラワーエッセンスの起源は、花びらの上に溜まった朝露にあるとされ、古代から世界各地で心身の癒やしに利用されてきたといわれています。

現在のフラワーエッセンスは、イギリスの医師であり、細菌学者、ホメオパシー医でもあったエドワード・バッチ (p.194) 博士が体系化しました。

エッセンスは基本的に、湧水に植物を入れ、花などの癒やしの力を水に放出させて満たすことで作られます。そして、それを飲むことで心や感情のバランスを整えていきます。病気への直接的なアプローチではなく、心を健康にすることで病気を予防し、心身を調和させていくのです。

現在ではバッチ博士のエッセンス以外にもたくさんの種類があり、それぞれのメーカーによって特徴も異なります（詳細はp.34参照）。

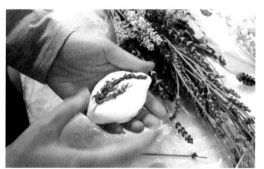
ラベンダー精油とハーブを合わせた手作りソープ

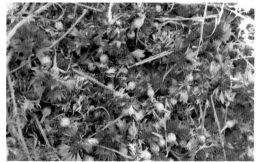
摘み取られたばかりの矢車菊（コーンフラワー）

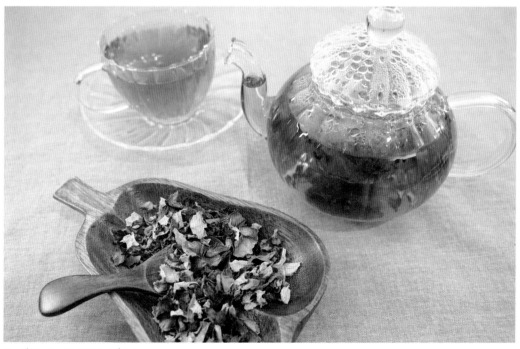
ローズとペパーミントのハーブティー

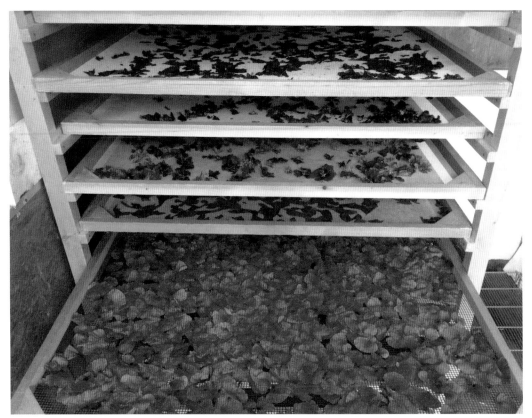
乾燥中のローズやコクリコの花びら

森林療法

森の中で心身を慈しむ

　森林の景色、香り、音などを五感で感じることで、心身の癒やしを求めることを「森林浴」といいます。そして「森林療法」とは、森林浴をセラピーとしてより発展させ、森を歩くだけではなく森林整備なども含めて、健康増進や心身のリハビリテーション、療育などを目的に森林環境を利用することです。

　森林浴発祥の地である日本は、北欧諸国と並んで高い森林面積率を持つ非常に森に恵まれた国で、都市部でも少し足を延ばせば緑豊かな場所に行くことができます。

　また、日本列島は南北に長く、狭い国土ながら3000メートル級の山岳を持っています。地形が複雑で四季もあるため、生態系が豊かで樹種も非常に豊富です。針葉樹から広葉樹まで合わせると、およそ1000種類もの多様な樹木が存在しているといわれ、それぞれの環境に適応しながら生育しているのです。

　森林散策はもちろん、間伐や枝打ち、下草刈りなど、森の手入れをしながらでも心身のケアができる森林療法は、人と自然が一体となって健康増進を図ることができる、まさに持続可能な植物療法といえます（詳細はp.38参照）。

5 園芸療法

植物を育てる喜び

　園芸療法とは、植物と触れ合ったり育てたりする行為によって健康へと導く植物療法の1つです。

　リハビリテーションが必要な人や、社会的支援を要する人に対する療法と定義する場合もありますが、この本では、ストレスに悩む人、自然豊かな場所に行きたいけれど時間が取れない人など、あらゆる人を対象とした療法として紹介しています。

　園芸療法の専門家とともに行う継続的なプログラムとしても提供されていますが、家庭で個人的に行うガーデニングなども、広い意味での園芸療法といえます。

　ベランダや室内でプランターの植物を育てるだけでも行うことができる、園芸療法。自宅での時間を充実させたいと考える人が増えてきた時代だからこそ、今後ますます身近な療法となっていくことでしょう（詳細はp.42参照）。

6 ジェモセラピー

新芽や蕾を使った療法

　ジェモセラピーは、成長期にある植物の部位から抽出したエッセンスを飲むことで、体内に成分とエネルギーを取り入れる療法です。具体的には新芽や蕾などが使われます。

　植物には、将来的に花や葉や茎などに発達していく「植物幹細胞」というものがあります。これがあることで植物は成長し、傷を受けた際や環境の変化によるダメージの修復にも役立てています。

　この植物幹細胞を特に多く含むのが、これからまさに細胞分裂を激しく行い成長していく新芽や蕾であり、それに着目したのがジェモセラピーです。

　アルコールやグリセリンなどを用いて、野生の新芽や蕾などから新鮮な状態で抽出したエッセンスを経口し、心身の健康維持やケアに役立てます（詳細はp.44参照）。

7 ホメオパシー

病の因子と似たもので癒やす

　ホメオパシーは、ドイツ人医師のサミュエル・ハーネマンによって体系化されました。彼は病気にかかった際にその症状を引き起こしているものをあえて摂る「同種療法」によって治癒を促すという考えを打ち立てました。

　また、心身に変化を起こす最小限の量が最大の作用を生み出すという考えに基づき、症状を引き起こす原因となるものを、理論上は分子を含まないレベルにまで薄めることで、無毒で有用なレメディを作るという「最小限の法則」も確立しました。

　そこまで希釈されたレメディに効力があるのかなど、たびたび議論が交わされていますが、時間をかけて行う問診や、性格や体質も考慮して解決法を見出す手法は、現代の西洋医学に少なからず影響を与えているといえるでしょう（詳細はp.45参照）。

1 Aromatherapy

アロマテラピー

アロマテラピーとは

アロマテラピーとは、植物から抽出した香りの成分である「精油（エッセンシャルオイル）」を、心や身体の健康に役立てる植物療法のことで、日本語では「芳香療法」と訳されることもあります。芳香療法と聞くと、精油の香りを楽しみながらリラックスやリフレッシュすることを思い浮かべるかもしれません。しかし実際には、その他にもたくさんの活用法があります。

例えば、精油を植物油などで希釈して皮膚に塗ったり、「乳化剤」と呼ばれる基材と合わせてお風呂に入れたり、お湯に垂らして蒸気を吸入したりすることで、自然治癒力の向上や不調部位の改善を促し、健康維持や美容に役立てることもできるのです。

アロマテラピーは20世紀以降、フランス、ベルギー、イギリスなどをはじめとした多くの国で、暮らしの中ではもちろん、医療の現場などでも行われてきました。

日本でも近年では、風邪予防や痛みのケア、自律神経の調整やストレスケアなどを目的に、よりメディカルに活用したいという人も増えてきています。また、香りが記憶や感情と深いつながりを持つことや、心身のバランスを調整することに大きく関与していることから、認知症や終末期医療に寄り添うケアとしても注目を集めています。

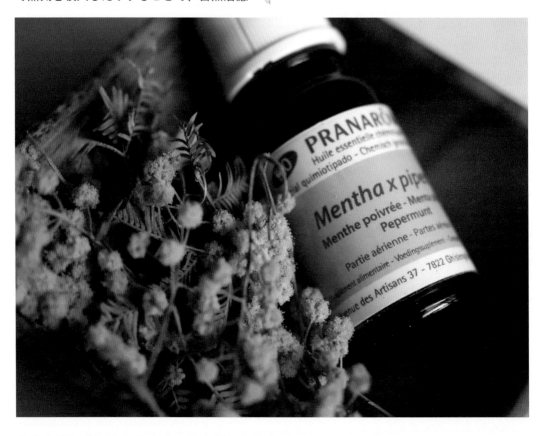

精油とは

精油とは、植物の花、葉、果皮、枝、樹脂、種子などさまざまな部位から抽出した、100%天然の液体です。植物によって香りや特徴は異なり、強い香りを持つ「芳香性」や、油になじみやすい「脂溶性」などの性質を持ちます。

精油に含まれる芳香成分は非常に揮発性が高く、鼻から入った香りの情報はわずか0.2秒で脳に伝わるといわれています。香りは、脳の中でも本能や感情を司る「大脳辺縁系」というエリアに直接刺激を与えます。つまり、自分の好きな香りを嗅ぐことで、頭で考えるよりも先に気持ちが動き、あっという間にリラックスしたり、心が前向きになったりするのです。

また皮膚に塗った際も吸収されやすく、一部は血管・リンパ管・神経などがある「真皮」というエリアまで届きます。こうして体内に入った成分は血液やリンパ液に乗って全身に運ばれ、身体の各器官に働きかけます。

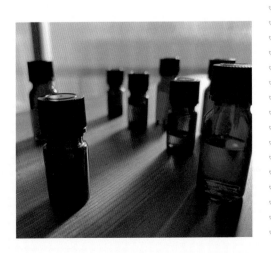

植物の学名と精油名

植物には、一般名の他に世界共通の規則に従って付けられた学名があります。例えば、ユーカリの精油には複数の種類があり、ユーカリ・ラディアタの学名は*Eucalyptus radiata*、ユーカリ・レモンの学名は*Eucalyptus citriodora*で、それぞれ香り・成分・作用・禁忌事項などが異なります。もし精油に「ユーカリ」としか表記がなかった場合、2種の使い分けができないということになります。

精油のケモタイプ（化学種）

さらに、ローズマリーやゼラニウムの精油のように、学名が同じでも、生育する土壌や気候などが異なると含有成分に違いが出てくることがあります。例えば虫が多い地域で育ったゼラニウムは、そうでない場所で育ったものよりも昆虫忌避作用のある成分が多く検出されることも。ブドウの品種が同じでも、収穫年の気候や産地によってワインの風味が変わるように、精油も生育環境の影響を受けます。このような違いを化学的に分析して分類したものを、精油のケモタイプ（化学種）といいます。

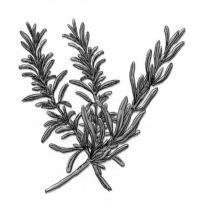

精油の主な抽出方法

植物から精油成分を取り出すには、どのような方法があるのでしょうか。

❀ 水蒸気蒸留法

精油を抽出する最も一般的な方法です。植物を蒸留釜の中に入れて、熱い蒸気を送り込みます。すると、植物の中にある香りの成分が熱によって揮発し、蒸気とともに立ち上ります。芳香成分の含まれた蒸気を冷やすと液体に戻り、液体中の油に溶けやすい成分が精油、水に溶けやすい成分と水がハーブウォーター（芳香蒸留水）として抽出されます。

❀ 圧搾法

柑橘系の果皮を絞って芳香成分を抽出する方法です。圧搾法で採油されたものは「エッセンス」と呼び、精油と区別することもあります。圧搾法は熱を加えないため、植物そのものに近いフレッシュな香りを楽しむことができますが、温度変化に弱く変質しやすいという特徴もあります。
柑橘系果皮の精油でも、圧搾法ではなく水蒸気蒸留法で抽出したものもあり、同じ精油でも採油方法が異なると禁忌や注意事項が変わることもあります。確認してから使用するようにしましょう。

❀ 溶剤抽出法

ジャスミンやローズなど、主に花の精油を抽出する際に行われることがあり、石油エーテルやヘキサンなど、揮発性の有機溶剤を使用して芳香成分を抽出する方法です。水蒸気蒸留法では抽出されにくい成分を採ることができ、採油量も増えます。

❀ 冷浸法

牛脂や豚脂などの油脂の上に花を置き、油に香りをしみこませて抽出する伝統的な方法で、「アンフルラージュ法」とも呼ばれます。以前は、ジャスミンなどデリケートな花の精油はこの方法で採られていましたが、非常に時間と手間がかかるため、現在ではあまり行われていません。

❀ 超臨界流体抽出法

比較的新しい抽出方法で、主に二酸化炭素などの液化ガスを使用します。薬剤を使わないため安全性が高く、熱による変性もないため、自然のままの植物に近い香りが得られる抽出法です。しかし、非常に大掛かりな設備を必要とし、コストもかかるため、あまり一般的ではありません。

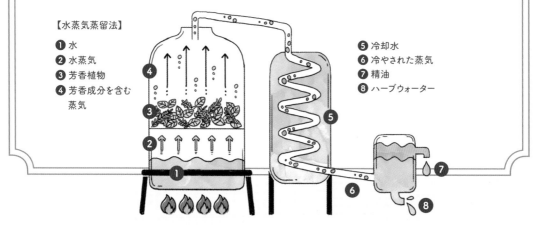

【水蒸気蒸留法】
❶ 水
❷ 水蒸気
❸ 芳香植物
❹ 芳香成分を含む蒸気

❺ 冷却水
❻ 冷やされた蒸気
❼ 精油
❽ ハーブウォーター

暮らしの中での活用法

暮らしの中でアロマテラピーを楽しむ、さまざまな方法を紹介します。

◆ 芳香浴

ティッシュ、コットンパフ、熱いお湯を張ったカップなどに精油を数滴落とす。より持続的に香りを楽しみたい場合は、市販のディフューザーやアロマランプを使って拡散させる（詳細はp.261参照）。

◆ ルームコロン／オーデコロン

精油を無水エタノールと精製水で希釈してスプレーとして使う。香りを楽しむだけでなく、拭き掃除や消毒などにも役立つ。
精油よりも香りが優しいハーブウォーターを、希釈せずにそのまま使う方法も。ファブリックにかければ、消臭や抗菌にも活用できる。

◆ 蒸気吸入／フェイシャルスチーム

ボウルや洗面器に熱めのお湯を入れて精油を垂らし、香りを蒸気とともにゆっくりと吸い込む。風邪の引き始めや花粉症のケア、肌荒れが気になるときのフェイシャルケアなどにおすすめ。揮発成分が刺激にならないよう、水面から30センチ程度離れて目を必ず閉じて行う。

◆ 入浴剤

乳化剤（バスオイル）、バスソルトなどに混ぜた精油を浴槽のお湯に入れ、よく混ぜてから入浴する。精油の香りが立ち上り、有用成分は呼吸によって肺へ、そして皮膚からも体内に入っていく。血行が良くなり、心身ともにリラックスすることができる。半身浴や足浴・手浴などでも。

◆ オイル／クリーム／ジェル

精油を基材と混ぜて皮膚に塗布する。目的や好みのテクスチャーに応じて、植物油、シアバター、クリーム基材、ジェル基材などの中から、精油を何で希釈するかを選ぶ（詳細はp.261参照）。

◆ ローション

精油を無水エタノールや乳化剤と混ぜ、精製水を入れて希釈する。顔に使用する際は刺激を伴う場合もあるため、敏感肌の人は精油ではなくハーブウォーターを使用するのもおすすめ。

◆ 湿布

乳化剤に混ぜた精油を洗面器に張ったお湯や水に入れ、よく混ぜた後にタオルを浸してしぼる。お湯につけた場合は血行促進や目の疲れなどに、水につけた場合は運動後のクールダウンや、打撲のような急性の炎症ケアなどに活用する。

◆ 石鹸

石鹸基材や、無添加石鹸をおろし器ですりおろしたものをビニール袋に入れ、精製水かハーブウォーターを入れてこねる。そこに精油を入れてよくこね、ビニール袋から取り出して成形する。冷暗所で2週間程度乾かせば完成。花や葉のハーブを混ぜれば、目にも楽しいオリジナルソープに。

2 Herbal Therapy

ハーブ療法

ハーブとは

　食用や薬用として私たちの暮らしに役立ち、香りのある植物のことを一般にハーブと呼びます。はるか昔から、人類はハーブ療法を行ってきました。身近な野草の中から暮らしに役立つ植物を見つけ出し、試行錯誤をしながら経験を重ね、さまざまな成分や作用を明らかにしてきたのです。

　ハーブは形態として、「フレッシュ」と「ドライ」に大別することができます。フレッシュは生のまま使用するハーブを指し、植物本来のみずみずしい香りや色などを楽しむことができます。ドライは乾燥させたハーブを指し、長期保存が可能なため、輸入品も含めて多種多様なものを入手することができるでしょう。

　ハーブは乾燥させると、フレッシュな状態とは異なる性質を持つものもあります。揮発性の成分が失われて風味が強くなるものや、逆に薄れるもの、発酵などの化学変化によって異なる物質になるものもあります。それぞれの特徴や使用量などを確認し、目的に合わせて選びましょう。

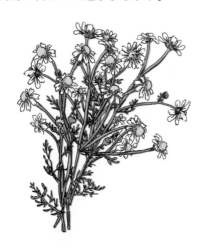

ハーブの有用成分

　植物が生み出す、人々に役立つ成分の代表的なものが、フィトケミカル（植物化学）成分です。

　植物は自由に動くことができないため、自分の身を守るためにたくさんの化学物質を作ります。1種類のハーブに数十から数百種のフィトケミカル成分が含まれているといわれ、それぞれに作用や特性があります。その中のいくつかを、含まれているハーブとともに紹介します。

● アルカロイド

　中枢性の鎮静、鎮痛、興奮などの作用がある成分です。コーヒーなどに含まれるカフェイン、ケシから得られるモルヒネの他、パッションフラワーやマテなどのハーブにも含まれています。

● フラボノイド

　植物に広く分布している色素成分で、現在までに数千種類以上が発見されています。抗酸化作用をはじめ、鎮静、鎮痙、発汗、利尿、抗アレルギーなど多くの作用をもたらします。エルダーフラワー、ジャーマンカモミール、ネトルなどのハーブに含まれています。

● タンニン

　ワインや柿に含まれることでも有名な成分です。古くから、皮をなめすために使われてきました。抗酸化作用や収れん作用があり、下痢止めにも使われます。ラズベリーリーフ、セントジョンズワートなどのハーブに含まれています。

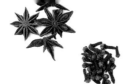

● 精油成分

植物から放たれる香りの成分で、アロマテラピー（p.26）では、精油成分のみを抽出して芳香や皮膚塗布などに活用します。リラックスやリフレッシュなど心への作用の他に、抗菌、抗ウイルス、消化促進、鎮痛、抗炎症など、身体にもたらす作用もさまざまです。オレガノ、タイム、ペパーミント、ラベンダー、レモンバーム、ローズマリーなど多くのハーブに含まれています。

● サポニン

抗炎症作用や、鎮咳作用、去痰作用などを持つとされる成分です。界面活性作用があり、水の中で泡立つ石鹸のような特徴があることから、名前の由来は「サポ（石鹸）」や「サボン（泡）」などといわれています。抗菌力の強いタイムなどのハーブに含まれています。

● カロテノイド

油に溶ける脂溶性の天然色素成分です。鮮やかなオレンジの花が美しいカレンデュラの花弁は、カロテノイド色素によるものです。強力な抗酸化作用などを持ちます。

ハーブの相乗作用

他にもビタミンやミネラルなどを含むハーブもあります。それぞれのハーブが、香り、色、味、作用などに関わるさまざまな成分を持っています。ハーブを活用する際は、どのような成分同士の相性が良いか、相乗作用を狙った使い方についても意識してみましょう。

暮らしの中での活用法

暮らしの中でハーブ療法を楽しむ、さまざまな方法を紹介します。

◆ ハーブティー

熱湯や水の中にハーブを浸し、成分を抽出する。ティーポットやピッチャーなどで淹れる際は、花・葉・茎など柔らかい部位がおすすめ。鍋で煮出す場合は、樹皮・種子・実・根などの堅い部位も使うことができる。いずれも、植物の水溶性成分が主に抽出される。水溶性成分は代謝されるのが早いため、少量を何度かに分けて飲むほうが作用を感じやすい（詳細はp.260参照）。

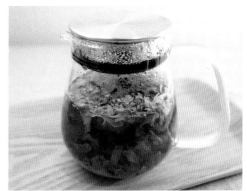

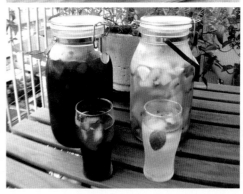

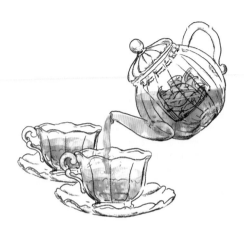

◆ オイル

ひまわり油やスィートアーモンド油など、酸化しにくい植物油にハーブを漬け込み、成分を溶出させる。常温のオイルに漬ける「冷浸油」と、熱を加えながら浸出させる「温浸油」がある。いずれも、そのまま美容オイルのように塗布したり、クリームやバームの基材として使用することができる。

◆ スチーム剤／入浴剤

ハーブをお湯に浸して香りを拡散させる。芳香浴剤やスチーム剤として使う際は、ボウルなどにハーブを入れて熱湯を注ぐことで、蒸気とともに香りや揮発性の有用成分が立ち上る。
また、お風呂でハーブバスとして活用することもできる。フレッシュハーブを浮かべたり、ドライハーブを熱湯で抽出したものをお風呂の湯に足したりして、心身を温める。

◆ パウダー剤

市販のハーブパウダーか、ドライハーブをミルミキサーに入れて粉状にしたものを使用する。パウダーはクレイと混ぜてパックにしたり、ハーブウォーターやジェル基材などと混ぜて、古い角質を取り除くのに役立てたりする。

◆ ハーブ料理

香りや風味を添えたり、肉や魚などの生臭さを抑えたり、食欲を刺激したりするために、料理に活用する。
フレッシュハーブやドライハーブをそのままの形で使うのはもちろん、ミルミキサーなどで粉砕し、塩やバターに混ぜたり、ワインビネガーやオリーブオイルなどに漬け込んだりしておくと、幅広いレシピに役立てることができる。

◆ チンキ剤

ハーブをウォッカやホワイトリカーなどに浸し、植物の成分を溶出させる。水溶性と脂溶性、両方の成分を効率よく抽出することができる。飲用する人の年齢や体質、アルコールの濃度や種類によって適量は異なるが、水や湯に薄めて飲む。アルコールに植物を漬け込んでいるため、長期保存も可能。ただし、未成年、妊娠中、授乳中、アルコールに過敏な人は飲用を控える。

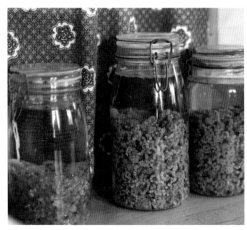

ヘリクリサムの浸出油

◆ ローション

前述のチンキ剤は皮膚に塗ることもできる。その際は、ハーブを植物性の無水エタノールに浸すのがおすすめ。精製水で10倍程度に希釈して使用する。
敏感肌の人はハーブティーをローションとして使う方法も。そのまま使用したり、植物性のグリセリンやジェル基材と混ぜて保湿度を高めることもできる。

◆ 湿布

パウダー材を少量の水で溶かし、ペースト状にしたものを患部に塗布すれば湿布として活用することができる。
また、前述のチンキ剤を5倍〜10倍程度に薄めたものを、ガーゼや脱脂綿に含ませて患部に当てるのもおすすめ。

◆ 花束／リース／スワッグ

フレッシュハーブを花束にしたり、アレンジして飾ったりする。庭やプランターからハーブを摘んだり、花やグリーンを加えたりすることで、植物の心地良い香りと美しさを楽しむことができ、暮らしがより豊かなものに。

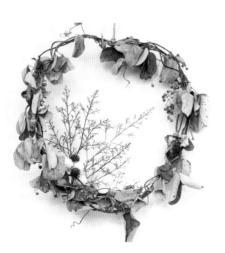

◆ サシェ／ポプリ

ドライハーブをオーガンジーや布の小袋につめればサシェに、ガラス瓶や壺に入れればポプリになる。
サシェはクローゼットの中や枕元でも使うことができ、袋を揉み込めば香りがさらに引き立つ。ポプリは見た目も美しく、色とりどりな植物たちの共演を楽しむことができる。
いずれの場合も精油を数滴プラスすると、より強い香りを放つ。

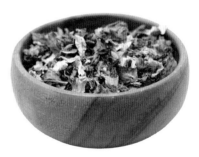

花の色が美しいドライハーブ

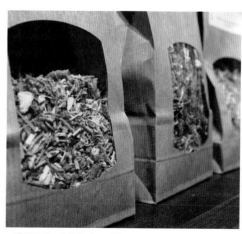

袋につまったドライハーブ

Flower Essence

フラワーエッセンス

フラワーエッセンスとは

　フラワーエッセンスの起源は、花びらの上に溜まった朝露にあるといわれています。古くから、花の朝露には花そのもののエネルギーが宿っていると考えられており、心身のケアに用いられてきました。

　オーストラリアの先住民アボリジニは、花の朝露を飲んだり身体に塗布したりして癒やしを得ていたとされ、古代エジプトやアジアなどでも同じような療法があったといわれています。また、スイスの医師パラケルスス（p.158）も、植物の朝露を心身の癒やしに利用してきたといいます。

フラワーエッセンスの作り方

　エッセンスははじめ、花についた朝露を集めて作っていました。しかしこの方法では、あまりに時間と手間がかかってしまいます。そこで、雲の少ない晴れた日の朝に、湧水をガラスボールに入れて花を浮かべ、9〜12時まで太陽の光が十分に当たる野原に置くことで、水に花のエネルギーを放出させて満たすという「太陽法」で作られるようになりました。この方法では、植物を傷つけることがありません。育ったその地で、植物そのままの新鮮な状態でエッセンスを得ることができるのです。後に、晴れた日の9時前に鍋に植物を集め入れ、湧水を加えて30分ほど煮沸した後に冷ますという「煮沸法」でも作られるようになりました。

　こうして得られた植物のエッセンスと同量のブランデーを加えたものを「母液（マザーエッセンス）」とし、母液をさらにブラ ンデーや植物性グリセリンなどで薄めてボトル詰めされたものが、「ストックボトル」として市販されています。

　エッセンスには、アロマテラピー（p.26）の精油やハーブ療法（p.30）のハーブのように、植物から抽出された有用成分など、物質的な要素は含まれていません。病気への直接的なアプローチではなく、心を健康にすることで病気を予防し、心身の調和を図ることが主な目的です。

バッチ博士のレメディ

　現在のフラワーエッセンスは、イギリスの医師・細菌学者で、ホメオパシー医でもあったエドワード・バッチ（p.194）博士が体系化しました。彼は多くの患者を診察するうちに、肉体的な疾患と、患者の性格や精神状態には相関関係があることに気づきました。

　例えば、同じ病気で症状はほぼ同じだとしても、恐れ、短気、心配性などの気質が病に影響すると考え、1人1人の心のタイプに応じた治療をすべきだとしたのです。そして、植物を使って心身の調和を取り戻すために、研究を始めました。

　やがて彼は、誰もが日常的に体験するような感情に働きかける、「レメディ」と呼ばれるエッセンスを開発していきます。山野を歩き、実験を繰り返し、最終的には38種類のレメディを完成させました。

　現在ではバッチ博士のエッセンス以外にもたくさんの種類があり、それぞれのメーカーによって特徴も異なります。

エドワード・バッチ博士の **38種類のレメディ**	アグリモニー Agrimony 本当は悩みや不安を抱えているのに、周囲にそれを打ち明けられず、つい陽気に振る舞ってしまう人に。	アスペン Aspen 理由もなくぼんやりとした不安、不吉な予感、胸騒ぎのような恐怖に悩む人に。悪夢を見る場合にも。
インパチェンス Impatiens 頭の回転が早い反面、イライラすることが多く短気な人に。締め切りや納期に追われて緊張しているときにも。	ヴァーベイン Vervain 強い信念を持つあまり、体力の限界を超えて奮闘してしまう人に。周囲が見えず、自分の理想に固執してしまう人にも。	ヴァイン Vine 自信家で、相手をコントロールしようと高圧的に振る舞ってしまう人、頑固で相手の言葉に耳を貸せない人に。
ウィロウ Willow 人生の不平等さに不満や憤りを感じ、他人は自分よりも恵まれていて、自らの境遇を不幸だと感じる人に。	ウォーター・バイオレット Water Violet 人付き合いを煩わしく感じ、社交の場をストレスに感じる人に。近寄りがたく冷淡に見えてしまう人にも。	ウォールナット Walnut 人生の転機が訪れているのに、変化を受け入れられず前進できない人、周囲に影響されやすく自信が持てない人に。
エルム Elm 課されている仕事や責任のプレッシャーに耐えられないと感じる人、自分には荷が重いと感じることの多い人に。	オーク Oak 責任感が強すぎて、疲れ果てていても頑張り続けてしまう人、何事も譲歩できず、1人で困難を背負ってしまう人に。	オリーブ Olive 心身ともに消耗しきって疲れ果てている人、睡眠不足や闘病中などでエネルギーが足りていないと感じる人に。
クラブ・アップル Crab Apple 自分の心身を浄化する必要があると感じている人、極度の潔癖症、些細なことが気になり強迫観念を持つ人に。	クレマチス Clematis 夢見がちで空想癖のある人や、すぐぼんやりして集中力が続かない人に。注意力散漫でミスが多いときにも。	ゲンチアン Gentian 物事がうまく行かないときに落ち込みやすく、すぐにあきらめてしまう人に。理想と現実のギャップに気落ちしたときにも。
ゴース Gorse もう何も希望が持てないと絶望してしまった人、人生を悲観して改善の努力をする気力を持てない人に。	スイート・チェストナット Sweet Chestnut 苦痛が大きすぎて、絶望感を感じてしまっている人。心身が限界の状態で、希望が持てないと感じる人に。	スクレランサス Scleranthus 優柔不断で物事を決めるのに時間がかかる人、一貫性がなく気まぐれな人、心身のバランスが崩れやすい人に。
スター・オブ・ベツレヘム Star of Bethlehem 過去のトラウマやPTSDなどで苦しんでいる人、忘れられないつらい経験を思い出して動揺してしまう人に。	セラトー Cerato 自発性や独創性に欠け、自分自身で物事を決定することができない人、自分の意見や考えに確信が持てない人に。	セントーリー Centaury 人に気を遣いすぎ、利用されたり自分の心を見失ってしまったりする人に。尽くしすぎて疲れてしまったときにも。
チェストナット・バッド Chestnut Bud 経験を十分に活かせず、同じようなミスを繰り返してしまう人に。学習能力が低下していると感じるときにも。	チェリー・プラム Cherry Plum 衝動的な行動に駆られ、自分をコントロールできない人、ヒステリーや感情を爆発させることがよくある人に。	チコリー Chicory 相手の関心を自分に引きつけようと、尽くしすぎてしまう人に。相手を独占し、コントロールしたくなる人にも。
パイン Pine 自分を責め、罪悪感に苦しんでいる人、自分には価値がないと思い、自らの努力や成果を認められない人に。	ハニーサックル Honeysuckle 過去を手放せない人に。「昔のほうが良かった」「あのときこうしていれば……」と後ろ向きになってしまうときにも。	ビーチ Beech 他人への批判や文句を口にすることが多い人、自分の主義や方針と違うと気に障り、すぐに正したくなる人に。
ヘザー Heather 1人でいるのが寂しく、話を聞いてくれる相手を常に求める人、自分の話題ばかりで自己顕示欲が強い人に。	ホーンビーム Hornbeam 精神的な疲労感が強く、やる気が出ずに予定を先延ばしにしてしまう人に。朝や週明けに気持ちが滅入る場合にも。	ホリー Holly 嫉妬、憎悪、復讐心などを感じている人に。人を信じることができず、相手を攻撃したくなるときにも。
ホワイト・チェストナット White Chestnut さまざまな心配事や懸念が、繰り返し頭の中を巡って止められない人に。考えすぎて眠れないときにも。	マスタード Mustard 突然悲しみに襲われ、内向的になってしまったときに。理由もなく気持ちがふさぎ込み憂鬱になる人にも。	ミムラス Mimulus 動物・人・病気・事故・暗闇など、恐れの対象が明らかで、それを思うだけで恐怖心が湧き上がってくる人に。
ラーチ Larch 自分に自信が持てず、実行する前から失敗を恐れてしまう人に。自分を否定する言葉をよく口にする人にも。	レッド・チェストナット Red Chestnut 身近な人の心配ばかりして、心が休まらないときに。相手を思うあまり、取り越し苦労をしてしまう人にも。	ロック・ウォーター Rock Water 自分に厳しく、完璧を求めて自分のルールに固執してしまう人、自己を抑圧しすぎて楽しみを享受できない人に。
ロック・ローズ Rock Rose 緊急用のレメディ。パニック状態や強いショックによって、発汗・過呼吸・動悸などの症状があるときにも。	ワイルド・オート Wild Oat 本当にしたいことや人生における大切なものがわからない人、生きがいや充実感を感じられない人に。	ワイルド・ローズ Wild Rose 無気力・無感情で人生をあきらめてしまっている人、日々の生活に流され、喜びや幸せを見出す努力ができない人に。

※この表は関連する文献等を参考に著者が独自にまとめたものであり、他にもフラワーエッセンスには多様な解釈があります。

フラワーエッセンスの選び方

　自分に合ったエッセンスを選ぶためには、まずは自分と向き合い、今の悩みや置かれている状況を見つめることが大切です。その中で、本来持っている個性や才能を発見したり、封じ込めていた感情に気づいたりすることがあるかもしれません。その感情をヒントに、現在の自分が必要としているエッセンスを選んでいきます。

　直感を大切にする、エッセンスのもととなった花の写真を見る、エッセンスの作用説明を読むなど、さまざまな選び方がありますが、下記のような質問を自分に問いかけ、答えを書き出してみることもすすめられています。

- ● 今どのような感情を持っているか?
- ● その気持ちはいつ頃から始まったのか?
- ● 最近最もストレスを感じたときは?
- ● そのときの具体的な感情は?
- ● 恐れ、怒り、悲しみ、落ち込み、寂しさ、絶望などを感じることはあるか?ある場合、具体的にどのように感じているか?
- ● エッセンスを使うことで、自分がどのようになれたら嬉しいか?

　特に強く感じている思いや感情がある場合は、数を絞ってエッセンスを選ぶほうが良いとされていますが、同時にいろいろな思いや感情を抱えている場合は、複数を選んでも良いとされています。

　多くのメーカーでは、1種類の植物から作られたシングルエッセンスの場合、最大でも5〜7種類までとしています。また、他社のエッセンスとの併用についての考え方もそれぞれです。メーカーごとに確認してみましょう。

　エッセンスを選ぶとき、自分の思いや感情に迷いがあったり、どれを選べば良いのかエッセンスの理解に自信が持てない場合などは、ショップやサロン、専門店などで、知識や経験を積み重ねたセラピストや専門家に相談してみるのも良いかもしれません。第三者と話すことで気持ちが整理され、客観的に自分自身の心を見つめるきっかけにもなるでしょう。

暮らしの中での活用法

暮らしの中でフラワーエッセンスを楽しむ、さまざまな方法を紹介します。

◆ 飲用①：ストックボトル

市販されているストックボトルのエッセンスを、直接口の中に垂らす。目安量はメーカーによって異なるが、1回につき2〜4滴程度を、1日4回程度飲む。ボトル内での雑菌の繁殖を防ぐため、スポイト部分が口に直接触れないように気をつける。アルコールに敏感な人は、ストックボトルのエッセンスを飲み物に入れて飲むのもおすすめ。水・お茶・ジュース・スープなど、冷たいものでも熱いものでも可能。

◆ 飲用②：トリートメントボトル

使用するエッセンスが複数ある場合や、長期間にわたって飲用したい場合などは、複数のエッセンスをあらかじめブレンドした「トリートメントボトル」を作っておくと便利。トリートメントボトルは、スポイト付きの30mlの遮光ボトルに、ミネラルウォーターを8分目くらいまで

入れ、さらに9分目までブランデーまたは食用グリセリンなどを加える。次に、選んだエッセンスを各2〜4滴程度入れ、蓋を閉めてから瓶をよく振り、エッセンスを活性化させたら完成。1回に4滴程度を、口の中に直接落とすか飲み物に混ぜて、1日4回程度飲む。トリートメントボトルは冷蔵庫に保管し、2〜3週間以内に使い切る。

◆ 飲用③：水筒やペットボトル

1日に飲む分をまとめて作る場合は、500ml程度の水筒やペットボトルに好きな飲み物を入れ、その中にエッセンスを加える。ストックボトルからの場合は2滴程度×4回分を、トリートメントボトルからの場合は4滴程度×4回分を入れると良い。1日かけてこまめに飲み、その日のうちに飲み切る。

◆ ルームコロン

トリートメントボトルを作る要領で完成したものを、スプレー容器に入れる。空気中やファブリックなどにスプレーし、浄化や鎮静を促す。

◆ ローション

ストックボトルやトリートメントボトルのエッセンスは、皮膚塗布もできる。耳の後ろ、こめかみ、唇、手首の内側などに直接つけたり、ジェル基材、植物油、クリーム基材などに数滴混ぜて、伸ばすように塗る。

◆ 入浴剤

ストックボトルから8〜12滴程度をお湯に入れ、よく混ぜる。滴数を減らして、足浴や手浴などの部分浴に使うのもおすすめ。

フラワーエッセンスを行う上での注意点

☑ **自分の変化を観察する**

人によってプロセスはさまざまだが、エッセンスによる変化はゆっくり作用することが多く、4週間程度で違いを感じる場合が多いとされる。より変化を感じたい場合は、エッセンスの量ではなく頻度を増やすと良い。逆に強すぎると思う場合は、頻度を減らす。

☑ **使用期間を確認する**

使用期間は、自分の感情や行動に変化が起こり、その状態が安定するまでが目安で、数週間〜数か月かかることも。改善が感じられた場合は、使用をその時点でやめても問題ない。

☑ **用法を確認する**

エッセンスには保存料としてブランデーが入っているものがあるため、未成年、妊娠中、授乳中、アルコールに敏感な人などは、熱湯や熱いお茶に適量を垂らし、アルコールを飛ばしてから使用する。乳幼児、高齢者、ペットなどにも使用可とされるものもあるが、エッセンスごとに推奨滴数、回数、禁忌・注意事項などを必ず確認する。

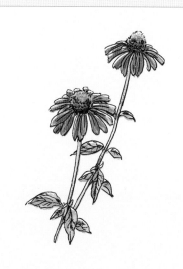

※滴数や回数はあくまでも目安です。メーカーごとに確認しましょう。

Forest Therapy

森林療法

森林療法とは

　人類の誕生は今から約700万〜500万年前と考えられています。そこから進化を遂げ、諸説ありますが、約20万〜10万年前に現在のヒトにあたる「ホモ・サピエンス」が出現しました。人類は、地球に誕生してから現在に至るまで、99.99％もの歳月を森林で過ごしてきたといわれています。森の中に足を踏み入れると、どこか懐かしさや安心感をおぼえるのは、こうした歴史からも理解することができます。

　「森林浴」という言葉は、1982年に当時の林野庁長官であった秋山智英氏によって提唱されました。森の中で五感を使って自然と触れ合うことで、心身の健康につなげようと考案されたもので、最近では「Shinrin-yoku」の言葉のまま海外で使われる場面も増えています。森林に身を置き、その空気に浸ることによって癒やしを得る森林浴に対し、「森林療法」はもう少し明確な目的を持って森林を活用することを意味しています。農学博士である上原巌氏は、下記のように定義しています。

　森林療法は、①森を歩く──森林浴・森林レクリエーション的な内容、②リハビリテーション的な内容、③心理・カウンセリング的な内容、そして④保育・教育的な内容という四つの領域に分けられる。つまり、森林療法は複数の領域と療法が組み合わされたセラピーである。

『森林療法のすすめ──癒しの森で心身をリフレッシュ』（上原巌著、コモンズ、2005年、P.14より）

　具体的には、ネイチャーゲームやアスレチック、天然の地形を利用したリハビリ、森林内でのカウンセリング、園児と保育士が自然環境の中で過ごす森林保育などが挙げられています。これらの活動は、森の中でしか実施できないわけではありませんが、森林で行うことによって、より良い成果が得られるとされています。

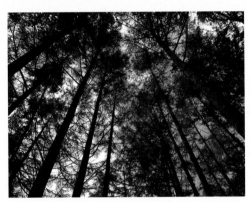

フィトンチッドの働き

　林野庁が発表した「森林の健康と癒し効果に関する科学的実証調査報告書（平成15年度実施）」によると、都市環境と比べて森林環境では、不安、落ち込み、怒りなどが軽減してリラックス状態になることや、免疫系において重要な役割を果たすNK（ナチュラルキラー）細胞が運動後に活性化することなどが報告されています。

　そんな恩恵をもたらしているものの1つが、樹木から放出される「フィトンチッド」です。1930年頃にロシアのB・P・トーキン博士によって発見された物質で、植物が微生物などを殺すために発散しているため、「フィトン（植物）」と「チッド（殺す）」を合わせた造語として有名になりました。動くこ

とのできない植物は、昆虫や動物を遠ざけ
たり、細菌や真菌などを死滅させたりする
成分を放出することで、自らの身を守って
いるのです。

フィトンチッドは森の香りの中心となっ
ている成分で、樹木だけではなく草や花な
どあらゆる植物が作り出しており、森林の
空気中には多様なフィトンチッドが含まれ
ています。そしてこの物質が、植物だけで
なく人間にとっても非常に有益であること
がわかってきました。主な作用としては、
下記のようなものが挙げられます。

● 抗菌・防虫・抗酸化作用

フィトンチッドの主要成分でもあるテル
ペン類に抗菌作用があるため、有害微生物
の活動やカビやダニなどの繁殖を抑えます。
また、動植物の鮮度を保ち、腐敗の進行を
遅らせます。

● 消臭作用

空気の浄化や消臭を行います。森林の中
には枯れて腐った植物や、動物の死骸など
があるにもかかわらず、悪臭が漂うことは
少なく、清浄に保たれています。

● リフレッシュ作用

爽快感あふれる森の香りが自律神経の安
定を図ります。それによってストレスホル
モンの分泌が抑制され、快適な睡眠や免疫
細胞の活性化などをもたらすとされます。

森の中にいて心地よさを感じるのは、私
たちにさまざまな恩恵を与えてくれるフィ
トンチッドのおかげでもあるのです。

森林が五感に与える影響

人類はかつて森の中で、嗅覚・視覚・聴
覚・触覚・味覚の五感を豊かに使って、自
然と共存しながら生きていました。ところ
が現代人は、視覚や聴覚にばかり刺激を与
えるデジタルツールに囲まれているため、
五感のバランスが崩れやすいといわれてい
ます。このようなバランスの乱れが、緊張
や不安などのストレス状態をもたらす一因
にもなっています。

一方で森林は、五感のすべてを活発にさ
せるもので溢れています。

● 嗅覚：フィトンチッドをはじめとした樹
　木や草花の香り、土の香りなど。
● 視覚：季節ごとに変わる樹形や葉の色、
　色とりどりの花や実、木漏れ日など。
● 聴覚：鳥の鳴き声、川のせせらぎ、風
　にそよぐ木々の音など。
● 触覚：木肌、葉、花、土、石、水など。
● 味覚：澄んだ空気、湧水、木の実、き
　のこの味など。

最近では、森林が心身にもたらす影響を
科学的に分析する試みが行われるようにな
り、成果が明らかになってきています。例
えば、森の香りを吸い込んで嗅覚を刺激す
ることで、副交感神経が優位になり、スト
レスを感じたときに分泌されるホルモン
「コルチゾール」の濃度が下がることがわ
かってきました。また、大型ディスプレイ
から流れる森林の風景で視覚を刺激したり、
小川のせせらぎ音を室内で聴くことで、血
圧が低下することも明らかになっています。

森林に行くことができないときも、部屋の中で樹木の精油を嗅ぎながら森の映像を観たり、森の音を聞いたり、植物に触れたり、ハーブティーを飲んだりすることで、森林浴気分を味わい、リラックスやリフレッシュすることができるでしょう。

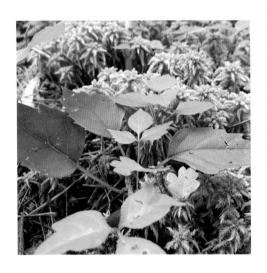

豊かな森と木材自給率

日本は豊かな森に恵まれた国です。国土の約7割が森林で占められており、北欧諸国と並んで森林面積率の高い国の1つです。国土が南北に長く、四季もあり、森林生態系が豊かなため、森の中には多様な木々が生育しています。

それにもかかわらず、日本の木材自給率は低く、2002年には過去最低の18％台にまで下がりました。また、南米やアフリカ、オセアニアなど遠く離れた国からの輸入も多く、輸送過程における二酸化炭素の排出量を問題視する声もあがっていました。

木材自給率が低い理由の1つとして、国内木材価値の低迷がありました。木材の価値が下がると、健康な森を維持するために木々の間伐を行っても、間伐材の売上よりも作業費のほうが高くついてしまうことがあります。すると、間伐を行わず放置される不健康な森林が増え、良質な木材が生産できなくなるという負のスパイラルに陥ってしまうのです。

森林のさまざまな活用法

こうした状況を打破すべく、森林の手入れを行うボランティアが増えてきました。そして、彼らとともに森の整備を行いながら、充実感や爽快感を得るという形の森林療法も注目されています。森の健康維持に自分も貢献したということが、自信や癒やしを得ることへとつながっていくのです。

森林環境を活用して私たちの健康を増進することと、手入れを適切に行うことで森林の健康を取り戻すことの両立ができることも、森林療法の素晴らしい点だといえるでしょう。

海外の木材価格や輸送費の高騰などさまざまな要因がありますが、「日本の恵まれた森林環境をもう一度見直そう」という取り組みの成果もあり、2022年の木材自給率は40.7％まで上昇しました。

森林療法を行うには

森林大国といわれる日本ですが、手つかずの山林や私有林も多く、1人でも気軽に入って散策できるような森は意外と少ないのが現状です。

森林療法に向いているのは、安全性が確保されていて歩きやすく、多様な樹木があり、快適さを感じられる森林です。最初の課題は、こうした森をどのように見つけるのかということです。

　例えば、林野庁が森林浴や自然観察などに推奨する場所として「日本美しの森 お薦め国有林」に選定している森林や、NPO法人森林セラピーソサエティにより「森林セラピー基地」や「セラピーロード」として認定されている場所などはおすすめです。

　もっと身近なところでは、自治体の運営する公園や神社の森、学校が所有する学校林など、近くの森を活用するのも良いでしょう。

　「森林」と一言でいっても、規模や地形、樹種や気候などはさまざまです。アロマテラピー（p.26）やハーブ療法（p.30）で精油やハーブを選ぶように、そのときの好みや目的にかなった森林を選ぶことも大切です。自分が好きな森のイメージを深め、お気に入りの森林を探すという行為自体も、ストレスや緊張をときほぐす癒やしの時間となるかもしれません。

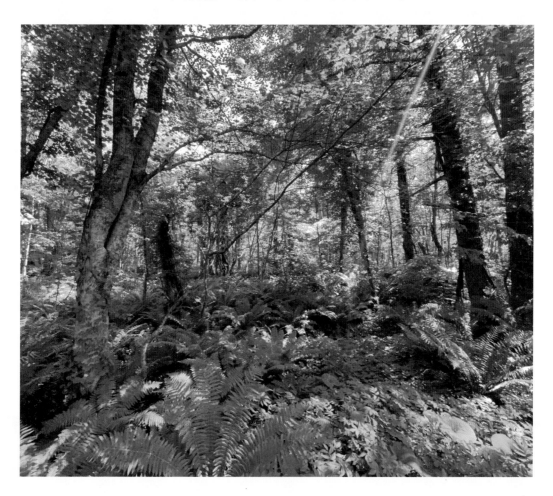

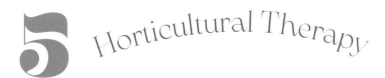

園芸療法

園芸療法の歴史

　園芸療法とは、園芸やガーデニングを通じて心身の健康維持や改善を促し、生活の質を向上させる植物療法の1つです。

　身体的・精神的リハビリテーションや、社会的支援が必要な人に対する作業療法・職業訓練と定義する場合もありますが、この本では、すべての人々の健康維持や予防医学的なアプローチで行うことが可能な療法として紹介しています。

　古代エジプト時代から心のケアに利用されてきたといわれる歴史的な療法ですが、科学的にその効果が解明されるようになったのは比較的最近のことです。1800年代から、欧米の病院で精神疾患を持つ患者が農耕や牧畜に参加し始め、治療過程において良い結果がもたらされたことにより、少しずつ注目されるようになったといわれています。第二次世界大戦後は、多くの帰還兵や退役軍人のための療法やレクリエーションとしても活用されてきました。

日本の園芸療法

　日本では、1990年代から少しずつ医療や福祉の現場で取り入れられるようになり、最近ではボランティア活動、コミュニティー作り、都市緑化、生涯学習、世代間交流などさまざまな場面で行われています。

　園芸療法の専門家が対象者の体調や目的に合わせて目標を設定し、興味や意欲を引き出すための継続的なプログラムとしても提供されていますが、家庭で個人的に行うガーデニングなども、広い意味での園芸療法といえるでしょう。

園芸療法の効果

　園芸療法が私たちに与える効果について、具体的に紹介します。

● 身体的効果

　ガーデニングは、身体の機能を回復させたり強化させたりするのに役立ちます。また、植物や土に触れることで五感が刺激され、活力がわいてきます。

● 精神的効果

　植物が成長する姿に感動し、今後どのように栽培していくべきか関心を持つようになるでしょう。そして、園芸の新しい知識や技術を学ぶことが喜びとなり、心が前向きになっていきます。また、草花に触れることでストレスが軽減し、穏やかに過ごせるようになります。

● 社会的効果

　自らが育てた植物を家族や近所の人々と分かち合ったり、市民農園や学校施設の花壇などで仲間とともに苗を育てたりすることで、他者を認めたり自分自身の存在価値を自覚することができます。

● 物理的効果

　ガーデニングによって育まれる植物は、香りの成分を放出してリラックスやリフレッシュをもたらしたり、温度や湿度を適切に保ったり、果物や野菜を実らせたりと、物理的な恩恵ももたらします。

このように園芸療法では、植物の栽培、収穫、利用というプロセスを通じて、育てる喜びと収穫して利用する満足感の双方を味わうことができます。自らの手で育てたものの香りや味を楽しむことで、物理的な恩恵とともに、心身の充実感も得られるでしょう。

人間が社会生活を営むにあたって、需要と供給のバランスはとても重要です。現代社会では、自己犠牲を払って与えるばかりになってしまったり、ほしいものを得られなかったりしてストレスを抱える場面が多くあります。園芸療法は、「与える喜び」と「得る喜び」の両方を体験し、学び、達成感を得ることができるのです。

園芸療法を行うには

園芸療法は、庭やベランダの一角など身近な場所から始めることができます。たった1つのプランターでも、自らの手で育て、成長を見守る楽しさや喜びを感じられるのです。

さらに、庭と部屋をウッドデッキなどでつないで一体感を持たせたり、リビングやキッチンなど目につくところにハーブや観葉植物を置いたりと、植物が暮らしの中に溶け込むようにレイアウトしてみましょう。植物に触れることが、ごくあたりまえになるような空間作りがポイントです。

春の訪れとともに芽吹き、若葉が茂り、花が咲き、実がなり、やがて葉が落ちて、また芽吹く……そんな自然のサイクルを見つめているだけでも、大きな感動や発見があるはずです。

園芸療法のこれから

最近では、園芸を通じて心身の治療やリハビリテーションを行うためのプログラムを計画・実行する、「園芸療法士」の存在も注目されており、園芸・福祉・心理学などの分野について学びを深め、園芸療法のプロとして活躍する人々も増えています。

園芸療法は、療法としての歴史はあっても、体系化はまだ始まったばかりです。この療法が対象とする範囲はどこまでなのか、他の療法との違いや共通点など、まだ明確でない点があります。

ただ、近年では自治体や医療機関、民間団体などが協力してガイドラインやマニュアルを作る動きが加速しています。幅広い年齢層の人々が自宅でも取り入れることができる園芸療法は、現代社会の中で心身を健やかに保つための1つの手段として、今後ますます身近な療法となっていくでしょう。

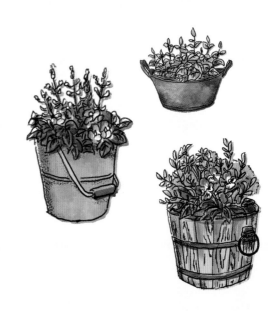

6 *Gemmotherapy*

ジェモセラピー

ジェモセラピーとは

ジェモ(Gemmo)という言葉は、「新芽、蕾」と「宝石、宝物」の両方を意味する「Gemma」が語源といわれています。

ジェモセラピーは、新芽を主として新葉や蕾など、成長期にある植物の部位から抽出したエキスを使用する植物療法です。

植物には、将来的に花や葉や茎などに発達していく「植物幹細胞」というものがあります。この細胞によって植物は成長し、傷を受けた際や環境の変化によるダメージの修復に役立てています。今まさに発育していこうとする新芽や蕾などの成長・再生・修復の作用と、生命力や適応力にあふれるエネルギーを、一緒に体内に取り入れるための療法がジェモセラピーです。

最適な発育時期を見極めて収穫された植物の新芽、新葉、蕾などは、水・アルコール・グリセリンからなる混合溶媒に漬け込み、大切な成分を新鮮な状態のまま抽出します。こうしてできたものは「エッセンス」や「レメディ」と呼ばれ、これを水などで希釈して飲むことで、体内に植物の成分やエネルギーを取り入れます。

ジェモセラピーの歴史

細胞分裂が盛んな植物の部位を療法に用いた記録は、中世まで遡ることができます。例えば、「ドイツ薬草学の母」と呼ばれるヒルデガルト・フォン・ビンゲン (p.152) は、皮膚ケアのためにカバノキの新葉を患部に当てることをすすめ、「近代医学の父」と呼ばれるパラケルスス (p.158) は、芽、葉、花、枝など、植物の抽出部位や成長過程によって身体に与える特性が異なることを示したといわれています。

ジェモセラピーは、1950年代にベルギーの医師ポール・ヘンリーが、新芽の持つ成長力や再生力に注目したことによって研究が始まりました。彼は植物と人間に類似性があると説き、ジェモエッセンスが血清蛋白の組成にどのような影響を与えるかなど、さまざまな研究を行いました。後に、ホメオパシー医師のマックス・テトーらがその研究をさらに発展させ、ジェモセラピーと名付けて現在に至ります。

ジェモセラピーを行う上での注意点

☑ **品質を確認する**
エッセンスのもととなる植物の育った環境、摘み取りの方法、品質管理法などが明らかにされているかどうかを確認する。

☑ **用法用量を確認する**
エッセンスは成人の場合、一般的には約100mlの水に15滴程度を垂らし、1日2回を目安に経口する。
乳幼児、妊娠中、授乳中、ペットなどに使用可とされるものもあるが、エッセンスごとに推奨滴数、回数、禁忌・注意事項などを必ず確認する。

7 Homeopathy

ホメオパシー

ホメオパシーとは

ホメオパシーとは、ギリシャ語のHomoios（似たような）とPathos（痛み・つらさ）という言葉を組み合わせた造語とされています。これは、似たものが似たものを治すという原理を表しています。

ホメオパシーには「類似の法則」というものがあります。不調を引き起こす原因物質に似たものを体内に入れることで、自然治癒力を引き出すという考え方です。例えば、健康なときに飲むと喉を刺激するような生姜汁は、喉が痛いときには違和感を緩和させてくれるという原理に似ています。

また、「最小限の法則」という基本原則もあります。これは、心身に変化を起こす最小限の量こそが最大の作用を生み出すという考え方です。そのため、経口するための「レメディ」と呼ばれるものを作る際は、植物や鉱物などをすりつぶしたり、アルコールに漬け込んだりした後に薄めていきます。

希釈を繰り返し行うため、理論上は液体の中に元の物質の分子がほぼ入っていないような状態になるのですが、希釈後に強く振り、瓶の底を叩いて衝撃を与えると作用が強まると考えられています。

この薄めた液体を砂糖玉に染み込ませたものが「レメディ」で、この砂糖玉を1粒舌下へと落とし、そのまま溶けるのを待つというのが基本的な摂取法です。

ホメオパシーの歴史

ホメオパシーは、今から約200年前にドイツ人医師のサミュエル・ハーネマンによって体系化されました。

彼は、マラリアの治療に使用されていたキナの樹皮についての記述を目にし、健康な状態でキナの樹皮を煎じて飲んだところ、マラリアの急性症状に似た状態に陥ったといいます。治療薬を健康な状態で使うと、逆にその薬の適応症に似た症状を引き起こすという経験からヒントを得て、彼は類似の法則を導き出しました。

現在ホメオパシーに関しては、「成分が含まれていないレベルにまで希釈されているものに効力があるのか」など、議論が交わされていることも事実です。一方、多くの国で伝統医療や補完代替療法の1つとして取り入れられているという現状もあります。今後各国でどのような位置付けになっていくのか、注目すべき植物療法ともいえるでしょう。

ホメオパシーを行う上での注意点

☑ **心身に向き合う**

ホメオパシーを行う人の性格、気質、心の状態を重視し、丁寧に心身に向き合いながら必要なレメディを選ぶ。
もし選択するのが難しい、なかなか改善がみられないという場合は、専門家に相談すること。

☑ **用法用量を確認する**

1回の摂取で1粒を舌下に落とし、そのまま溶かすことが原則とされる。
乳幼児、妊娠中、授乳中、ペットなどに使用可とされるものもあるが、レメディごとに推奨回数、禁忌・注意事項などを必ず確認する。

Ayurveda
アーユルヴェーダ

アーユルヴェーダとは

中国医学やユナニ医学とともに、世界三大伝統医学の1つとされるアーユルヴェーダ。Ayus（生命・寿命）とVeda（真理・科学）を組み合わせた言葉で、「生命の科学」「命の教え」という意味があります。

医学とはいえ、病気の治療だけを目的とするわけではなく、毎日を健やかに心穏やかに過ごす、生きることを楽しむなど、豊かな人生を送るための具体的な理論や対策を知り、実践するための「生活の知恵」でもあります。

朝から夜までのときの流れや、季節の移り変わりなど、自然のサイクルに合わせて過ごすことを重視し、ハーブを取り入れた食事療法、植物油やギー（バターオイル）を使ったオイルトリートメント、ヨガ、瞑想などさまざまな方法で、心身を本来あるべき健康な状態に整えていくのです。

3つの体質

アーユルヴェーダでは、「1人1人の体質には生まれつき違いがある」と考え、体質に適した生活をすることを重視します。また、自然界のすべてのものは「地」「水」「火」「風」「空」という5つの元素で構成され、人間の身体もこの元素が組み合わさってできていると考えます。「地」は安定した穏やかさを持ち、「水」はしなやかな順応性があります。「火」は情熱的な変換のエネルギー、「風」は自由な発想力を持ちます。「空」は他の4つとは異質な元素で、あらゆる可能性を持つスペースの象徴です。

私たちの体質は、これらの組み合わせによって、風と空の元素から構成される「ヴァータ」、火と水の元素から構成される「ピッタ」、水と地の元素から構成される「カパ」の3つに分けられます。この3つの性質は「ドーシャ」と呼ばれ、どの要素が増えやすく優勢になりやすいかによって、体質が決まります。人の生まれ持った体質は「プラクリティ」と呼ばれ、基本的には変わることはありません。それに対して、ドーシャが過剰になって乱れた後天的な体質は「ヴィクリティ」と呼ばれます。

健康へと導く生活の知恵

ドーシャのバランスが乱れると、身体の中に消化しきれない物が蓄積して毒素となり、活力も低下してしまいます。アーユルヴェーダでは、この未消化物を「アーマ」と呼び、多くの病の原因と考えます。そのため、過剰なアーマやドーシャを浄化するためのケアが実践されるのです。

例えば、白湯を飲むこと、食事の量を腹半分から八分目にとどめること、体質に応じて食事の時間や内容を変えること、ハーブやスパイスを積極的に取り入れ、消化や代謝の力を高めることなどです。体質や季節によって選ぶべきものは変わりますが、ショウガ、レモングラス、ペパーミント、シナモン、クミンなど、さまざまなハーブやスパイスが、料理や香油などとして活用されています。

自分の本質と現在の状態を知り、無理なくバランスを整える。こうしたシンプルな生活の知恵が、心身の健康へとつながっていきます。

Nihon Kanpo
日本漢方

日本漢方とは

現在日本で行われている漢方は、中国にルーツを持ちながらも、数百年にわたって日本で独自の発展を遂げた伝統医学といえます。「漢方」という呼び名は、江戸時代に入ってきたオランダ医学「蘭方」に対してつけられた、日本独自の呼び方です。

漢方の源流となった中国伝統医学は中国においても徐々に形が変わり、現在では「中医学」と呼ばれる医学が成立しています。日本で行われている漢方は、中医学とは診断方法や生薬の組み合わせ方など異なる点があり、中医学との対比を明確にするために「日本漢方」と呼ばれることもあります。

日本漢方の歴史

6世紀頃までの日本は、朝鮮半島を介して大陸文化を取り入れていましたが、飛鳥時代の初めには小野妹子らが遣隋使として中国に派遣されました。その際に、薬師恵日らを随行させ、恵日は現地で医学を学びます。また、奈良時代には唐の高僧である鑑真（p.148）が医書・薬草文献・生薬などを携えて来日し、中国の医学や薬学を伝授することで、日本における医学の発展に大きな役割を果たしました。

室町時代になると、明から帰ってきた留学生たちによって、病気の原因やメカニズムを理論的に解明することに重点を置いた医学が広まります。こうした人々は後に「後世派」と呼ばれるようになります。しかし江戸時代に入ると、より素早く実践的な診療法を重視する人々が出てきたのです。彼らは「古方派」と呼ばれ、医師である張仲景（p.144）の著した『傷寒論』や『金匱要略』を治療の中心に据えました。これらは、実際に患者に接する臨床を重視し、疾病別の処方を詳細に述べています。江戸時代後期になると、処方の有用性を重視しつつ、古方派と後世派の良いところを取り入れる「折衷派」という学派も生まれます。現在の日本漢方は、基本的には古方派の考えを基礎とした折衷派とされています。

一時は西洋医学の勢いに押されて存続の危機に瀕した漢方ですが、今日では病気の予防や未病のケア、心身のバランスを整え自然治癒力を高めることなどを目的に、再び注目を集めています。

漢方薬とは

漢方薬を構成するのは、植物・動物・鉱物などの有用な部分を加工した生薬です。基本的には2種類以上の生薬を、定められた量で組み合わせたものを漢方薬と呼びます。例えば風邪などに用いられる「葛根湯」という漢方薬は、葛根、桂皮、生姜、甘草、大棗、芍薬、麻黄の7種類の生薬からできています。以前は生薬を煮出した煎じ薬が服用されていましたが、現在では煎じ薬を濃縮、乾燥、粉末化し、品質を一定に管理したエキス剤が主流になっています。

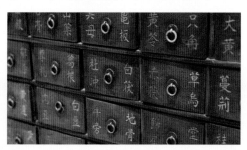

身体を巡る植物の通り道

植物の恵みを身体に取り入れるには、さまざまな方法があります。
選ぶ方法によって、作用する身体の部位も変わってくるのです。
そのときの目的や体調に合わせて、より効果的に植物の恩恵に
あずかることができるように、取り入れ方を見ていきましょう。

芳香

　香りは理性や知性を飛び越えて、「無意識」を司る脳のエリアに直接刺激を与えます。そのスピードは、嗅いでからわずか0.2秒といわれるほど。あっという間に、安らぎの世界や活力の泉へと私たちを連れて行ってくれるのです。

　鼻から入った香りの成分は、香りを感知する嗅細胞を刺激し、神経を通って脳の大脳辺縁系という場所に伝わります。大脳辺縁系は、脳の内側に位置しており、食欲や睡眠欲などの本能的な活動を司っています。一方でその外側に存在する、動物が高度になるに従って出現する部位は大脳新皮質と呼ばれ、理性や知性の働きをコントロールしています。

　視覚や聴覚では、まず「知性の脳」とも呼ばれる大脳新皮質に刺激が伝わりますが、嗅覚は「本能の脳」とも呼ばれる大脳辺縁系に直接その情報がもたらされます。大脳辺縁系には、本能的な「快・不快」「好き・嫌い」などを感じる扁桃体や、記憶を司る海馬があるため、香りを嗅ぐことは感情や記憶に大きな影響を与えることになるのです。

　草花や樹木、精油やハーブなどの香りを嗅ぐことで、リラックスしたり軽やかな気持ちになったりするのは、このようなメカニズムがあったのです。

〔例〕
◆ **アロマテラピー**：
　芳香浴／ルームコロン／オードトワレ
◆ **ハーブ療法**：サシェ／ポプリ
◆ **森林療法**：森林浴
◆ **園芸療法**：ガーデニング

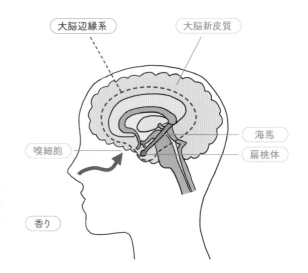

吸入

　吸入とは、お湯に入れた精油やハーブの香りを、口や鼻から積極的に吸い込むことを指します。意識的に吸い込むことで、香りの成分がより多く体内に取り込まれ、心身に強い影響を与えることができます。

　例えば、風邪やインフルエンザの予防、鼻詰まり、喉の痛みなどへの呼吸器ケアとして行う場合は、熱めのお湯に精油を入れたり、ハーブを入れた器に熱湯を注いだりして、立ち上る蒸気を目を閉じながら吸い込みます。フェイシャルケアとして行う場合は洗面器を使い、バスタオルを頭からか

ぶって蒸気を逃さないようにし、目を閉じて蒸気をゆっくりと顔にあてます。

　鼻や口から吸収された芳香成分は、気管や気管支を介して肺へと到達し、肺にある毛細血管から血液中に流れ込み、全身の組織や細胞へと運ばれます。

［例］
◆ **アロマテラピー**：蒸気吸入／フェイシャルスチーム
◆ **ハーブ療法**：蒸気吸入／フェイシャルスチーム

経口・舌下

　飲んだり食べたりすることで、植物の栄養や成分を体内に直接取り入れる方法です。口の中に入れる方法は2種類あり、それぞれ体内に吸収されるルートが異なります。

〈経口〉

　通常の飲む・食べるにあたる方法です。胃や小腸で吸収された成分は、門脈という太い血管を通って肝臓で代謝されます。身体に適合する形に加工・再合成された成分は、血行を介して全身に行き渡ります。

　ハーブティーやハーブ料理、食品認可を受けている精油入りカプセル、ジェモセラピーで用いるエッセンスなども、このルートを通ることになります。

［例］
◆ **アロマテラピー**：カプセル
◆ **ハーブ療法**：ハーブティー／ハーブ料理
◆ **ジェモセラピー**：エッセンス

〈舌下〉

　舌の下に液体を垂らしたり、タブレットなどを置いたりし、口腔粘膜から成分を吸収させる方法です。経口とは異なり、成分が肝臓を経由せず直接血液中に届けられるため、素早く全身に行き渡ります。

　ハーブ療法のチンキ剤、フラワーエッセンスで用いるエッセンス、ホメオパシーのレメディなどは、多くの場合この方法で体内に取り入れます。

　欧米では積極的に行う人もいますが、安全に実施するための知識が必要です。

［例］
◆ **アロマテラピー**：ハーブウォーター
◆ **ハーブ療法**：チンキ剤
◆ **フラワーエッセンス**：エッセンス
◆ **ホメオパシー**：レメディ

皮膚塗布

皮膚は表皮、真皮、皮下組織の3層に分けられ、さらに脂腺や汗腺、毛などの皮膚付属器があります。表皮には、細菌やウイルス、紫外線、摩擦などの外部刺激から守ってくれるバリア機能がしっかりと備わっています。そのため、多くの物質は表皮でブロックされ、簡単には真皮に到達することがありません。

ところが、分子量が小さく油になじみやすい性質であるなどの条件が揃うと、その物質は表皮を透過しやすくなります。精油に含まれる芳香分子は、この条件を満たすため、表皮を透過してその一部は真皮にまで到達することで、毛細血管から全身へと運ばれていきます。また、成分の一部は毛包や脂腺などからも浸透・吸収されていきます。

皮膚塗布には、収れん作用、皮膚弾力回復作用、抗菌作用など、皮膚そのものに対する作用もありますが、皮膚から吸収された芳香分子が血液の流れに乗って、全身へと影響を及ぼすこともあるのです。

［例］
◆ アロマテラピー：
　ローション／オイル／クリーム／バーム／ジェル／パック／湿布
◆ ハーブ療法：
　ローション／オイル／クリーム／湿布

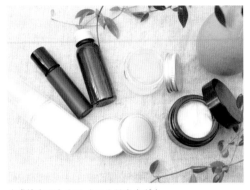

皮膚塗布できるアイテムはさまざま

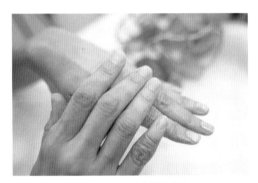

手ならセルフトリートメントも行いやすい

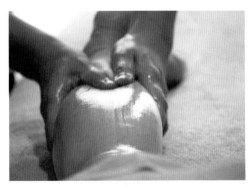

サロンで行うアロマトリートメント

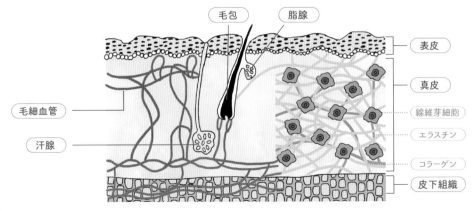

毛包　脂腺　表皮　真皮　線維芽細胞　エラスチン　コラーゲン　皮下組織　毛細血管　汗腺

植物の「成分」を利用するか、「エネルギー」を利用するか

私たちは、植物が持つ多様な成分とエネルギーの双方から恩恵を受けています。厳密に分類できるわけではありませんが、植物療法の種類によって、どちらに重きを置くかという特徴が異なります。

アロマテラピーやハーブ療法では、香りの魅力や植物の美しさが心を癒やすことも多々ありますが、有効に活用するためには、含有されている「成分」の種類や作用、割合を考慮する必要があります。例えば、ラベンダー・アングスティフォリアの精油には、鎮静作用がある成分（エステル類やリナロールなど）が多く入っているため、芳香浴などで安眠やリラックスに役立てることができます。また、ローズヒップのハーブには、抗酸化作用のある成分（フラボノイドやビタミンC）が多く含まれるため、ハーブティーなどで身体に取り入れれば、皮膚のエイジングケアや感染症の予防に活用することができます。

一方で、植物そのものが放つ「エネルギー」に注目する療法もあります。例えば森林療法や園芸療法では、生き生きと光合成をしている、樹木や草花の生命力からも恩恵を授かっているといえるでしょう。森林や草原で心が開放された経験のある方も多いと思います。

また、ジェモセラピーは、新芽や蕾などから抽出した成分を、水で希釈して飲みます。エッセンスからは分析によって、植物の有用成分を検出・特定することが可能だといわれています。一方で、成長期の細胞分裂が盛んな植物の部位から抽出されたものを飲むことで、再生や若返りのエネルギーを心身に取り入れるという視点も持っています。

フラワーエッセンスは多くの場合、湧水に花を浮かべて太陽の光に数時間当てたものにブランデーなどを加え、基本的にはそれを希釈して飲みます。植物の物質的な有用成分は含まれていませんが、花の生命力や人々を癒やす力を取り入れ、心身の調和を図るのです。

また、ホメオパシーで経口するレメディも、植物などの有用成分が含有されているわけではありません。しかし、不調を引き起こしている原因物質に似た成分をごくわずか体内に入れるという手法で、自然治癒力を引き出していきます。

植物が与えてくれる「成分」と「エネルギー」の恩恵。目的に応じて、ぜひ両方を心身の健康に役立てていきましょう。

植物の多面的な作用

植物も個々の人間のように、それぞれが複雑な性質を持ち合わせています。
ときには相反するように見える特徴に気づくこともあるでしょう。
ここでは、植物のさまざまな作用に着目してみます。

直接作用と間接作用

五感を刺激する多様な作用

アロマテラピーで使われる精油は皮膚塗布などによって、ハーブ療法で用いられるハーブは飲食などによって、皮膚・筋肉・循環器・消化器などに直接的な影響を与えます。それと同時に、香りや見た目の美しさなどが、間接的に心に働きかけることもあります。

例えばマンダリンの精油には、消化器系の働きを活発にする成分（d-リモネン）が多く含まれるため、腹部のトリートメントオイルに加えることで、胃腸の蠕動運動促進に役立てられます。それとともに、不安を和らげる成分（アントラニル酸ジメチル）も含まれているため、芳香によるリラックスの作用も期待できるのです。

また、ウスベニアオイ（ブルーマロウ）のハーブは粘液質を多く含むため、乾燥や風邪による喉の痛みや腫れ、皮膚の保湿などに使われることがあります。ハーブティーは鮮やかなブルーで、そこにレモンを加えると一瞬にしてピンク色に変化するため、「夜明けのハーブティー」「サプライズティー」など

とも呼ばれています。こうした色彩の美しさも心を喜ばせてくれます。

森林療法や園芸療法では、森の中に多く存在するフィトンチッドやマイナスイオンによる直接的な身体への影響が解明されてきていますが、香りを嗅ぐことで懐かしい記憶や過去の感情がよみがえってくる「プルースト効果」も注目されています。こうした、香りが記憶を呼び起こす作用を踏まえて、認知症ケアの現場でも森林療法や園芸療法、アロマテラピーによる芳香などが活用され始めています。

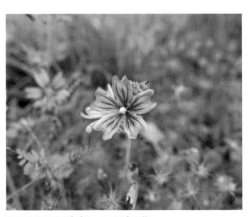

ウスベニアオイ（ブルーマロウ）の花

協力作用と拮抗作用

植物成分の組み合わせと作用

　植物の中には多様な成分が含有されていますが、それぞれの成分の作用が「1+1=2」のように足し合わせた結果になることを相加作用、「1+1>2」のように足し合わせた数値よりも大きくなることを相乗作用といい、相加作用と相乗作用を合わせて協力作用といいます。逆に、併用することで作用が減ったり消失したりしてしまうことを拮抗作用といいます。

　薬剤の飲み合わせに注意が必要なのと同じように、精油やハーブのブレンド、エッセンスやレメディの併用でも、この協力作用と拮抗作用について気を配る必要があります。

精油やハーブのブレンド

　アロマテラピーで用いる精油の中には、数十から数百種類もの芳香分子が含まれているため、2種類以上の精油をブレンドすることで成分同士の協力作用や拮抗作用が起こりえます。

　例えば、抗菌作用のある複数の精油をブレンドすると、協力作用によって特定の菌に対する抗菌活性が高まる場合があります。逆にレモングラス精油などに含まれる皮膚刺激を起こす可能性のある成分（シトラール）が、柑橘精油に多く含まれる成分（d-リモネン）によって刺激が弱められたという実験結果もあります。これは、拮抗作用が私たちにとって良い影響をもたらし、皮膚刺激が緩和した例といえるでしょう。

　また、ジャーマンカモミールやセントジョンズワートなど一般的に鎮静系の作用を示すハーブは、併用することで協力作用を生じると考えられています。同様に、ダ

ンディライオンやスギナなどの利尿作用のあるハーブを併用した場合も、作用がより強くなることがあるといわれています。

エッセンスやレメディの組み合わせ

　一方でフラワーエッセンスは、植物の物質的な有用成分は含まれていないため、2種類以上を合わせても化学的な拮抗作用は起こらないとされています。逆に協力作用は多くの場面で起こり、心に働きかけるため、複数のエッセンスを同時に飲むことや、他の療法と併用することを基本的には問題視していません。

　ホメオパシーにおいては、基本的に2種類のレメディを同時に摂ることや、他の薬剤などと併用することを推奨はしていません。ただ、フラワーエッセンス同様、物質的な有用成分は含まれていないので、併用したからといって作用が妨げられることはないとしています。

　ただ、どのような植物療法であれ、何らかと併用した際にお互いが影響を与え合う可能性もあります。少しでも疑問や不安がある際には、医師や専門家に迷わず相談してみてください。

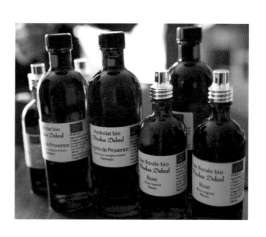

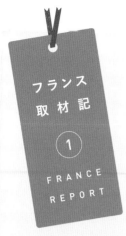

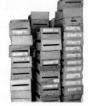

COLUMN 1

伝統的農法にこだわる
南フランスの農場

Valyherba
https://www.valyherba.com/

農場取材のはじまり

いつも素晴らしい恵みを与えてくれる精油やハーブウォーター、植物油などが一体どんなふうに作られているのか、瓶に詰められる前の姿を見てみたいとずっと思っていました。ある日、南フランスの農場で楽しく働いている夢を見ました。そして「農場へ行こう!」と突然思い立ち、すぐにフランスにある10か所以上の農場にこんなメールを送ってみたのです。

「私は日本でアロマテラピーの講師をしています。取材をさせていただきたいのですが、来月か再来月に農場を見学させていただけないでしょうか?」

植物の収穫や蒸留などが盛んに行われる繁忙期に、日本から唐突なメールが、フランス語ではなく英語で送られてきたとしたら……どう考えても普通は警戒しますよね。今振り返ると、本当に無謀というか失礼なオファーだったのですが、当時は返信を期待して、何日も待っていました。当然、ほとんどの農場からは反応がなく、数少ないお返事にも断りの文言がシンプルに書いてあるのみ。そんな中、たった1か所だけ受け入れてくださった農場があったのです。それが、ヴァレリー・メオさんの農場でした。

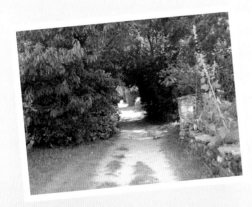

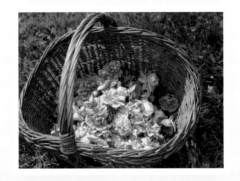

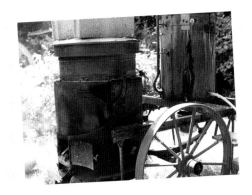
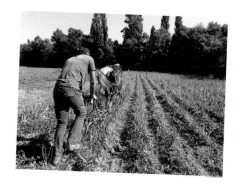

「サンディカ・サンプル」という名の組合

ヴァレリーさんの農場は、「Syndicat Simples（サンディカ・サンプル）」という組合に所属しています。この組合は、ハーブ、芳香植物、スパイス、化粧品原料、染料用植物などの採集や生産をする人々のために 1982 年に設立されました。地産地消や環境保護に取り組みながら、消費者のために質の高い製品を生み出すことを目的としています。加入するためには非常に厳しい審査があり、生産、採集、加工について細かく定めた仕様書の条件をすべて守り、それを継続していかなくてはなりません。

生産者は最低でも年に 1 回、自分が住む地域の他の農場を審査します。その生産者も、他の農場の生産者に審査されます。つまり、組合員同士がお互いに審査しあうのです。その結果は、報告書として組合に提出されます。こうした条件を守り続けることは容易ではなく、サンディカ・サンプルのロゴマークを取得している生産者は、フランス政府による有機栽培認証である「AB（Agriculture Biologique）」よりも、厳しい基準をクリアしているということにもなるのです。

加入しているのは小規模農場が多く、手摘みや動物による農作業、古い蒸留器の再利用など、環境に配慮した取り組みがされています。ヴァレリーさんの農場でも、手摘みや馬による牽引など伝統的な農法が行われていました。馬はトラクターのように土を踏み固めてしまうことがなく、植物を傷めずに耕してくれ、狭い場所も通ることができます。切った木や植物を運ぶのにも役立つので、とても助かっているそうです。「機械を使うよりも時間はかかるけれど、この農場にはのんびりと丁寧に行う方法が向いているのよ」と、ヴァレリーさんはおっしゃっていました。

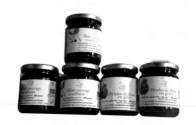

とはいえ、昔ながらの農法のまま何も変わらないわけではありません。例えば水蒸気蒸留器は、この地域に代々伝わる古いものを再利用しつつも、部品を交換したり蒸留器置き場に屋根をつけたりして、年々バージョンアップしています。また、フランス政府による使い捨てプラスチック容器削減の政策を受けて、人気商品だったリップクリームのプラスチック容器をやめ、紙製の容器を試作しました。けれども利便性が悪いと判断し、コストは上がってしまうけれどガラス容器に入れることを決めました。このように、組合のポリシーは守りつつ、より良いものを生み出して消費者に届けられるように、常に進化を続けているのです。

サンディカ・サンプルが掲げる目標の中には、農業研修生の育成や情報提供、世界のメディカルハーブや芳香植物生産者との経験や知識の交換を行うというものもあります。見ず知らずの私を受け入れ、何年にもわたってお付き合いをしてくださっているのは、ヴァレリーさんの優しいお人柄とともに、こうした組合のポリシーにもよるのかもしれません。

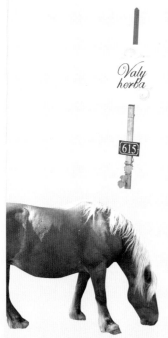

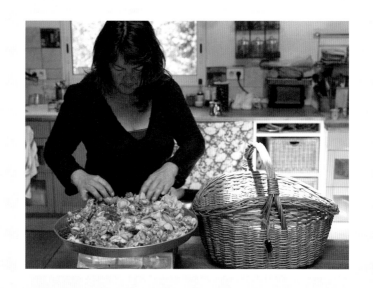

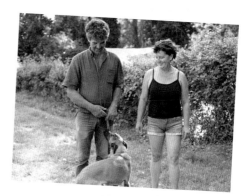

自然への敬意

ヴァレリーさんの農場は、「ラベンダーの畑」「カモミールの畑」のように 植物の種類ごとに畑を分けるのではなく、1つの畑の中にさまざまな植物を一緒に植えています。これにはきちんと理由があり、植え合わせの良いものを混在させることで、各植物が自分の身を守るためにたくさんのフィトケミカル（植物化学）成分を作るからだそうです。あえて少し過酷な環境に置くことで、植物自身が備えている力を発揮しやすくさせるのです。この説明をしてくださったとき、ヴァレリーさんはこう続けました。

「人間と同じかもしれないわね。いろいろな人と交わることで、それぞれの個性が引き立ったり、心が鍛えられたりするでしょ」

何度も思い出す、心に響く温かい言葉です。

ここで育った植物たちは、やがてハーブティー、ハーブウォーター、精油、化粧品などへと姿を変えます。ヴァレリーさんの名前を冠した、「Valyherba（ヴァリーエルバ）」のブランドから世に放たれる製品たち。けれども、その量は決して多くはありません。理由は、あえてすべての植物を収穫することはせず、残すようにしているからです。残されたものは枯れて朽ちて土に還るのですが、それは自然への敬意。環境を乱さず、自然への感謝の気持ちを込めた細やかな配慮をしながら、製品たちは大切に作られているのです。

厳しい自然の中で、愛情をかけながら丁寧に植物を育て、品質の高い製品を生み出し続けているヴァレリーさんとご家族たち。来年も再来年も、変化し成長し続ける農場を、またぜひ見せていただきたいと思います。

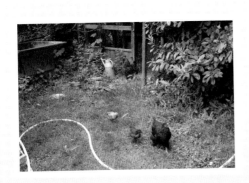

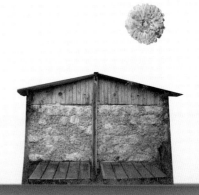

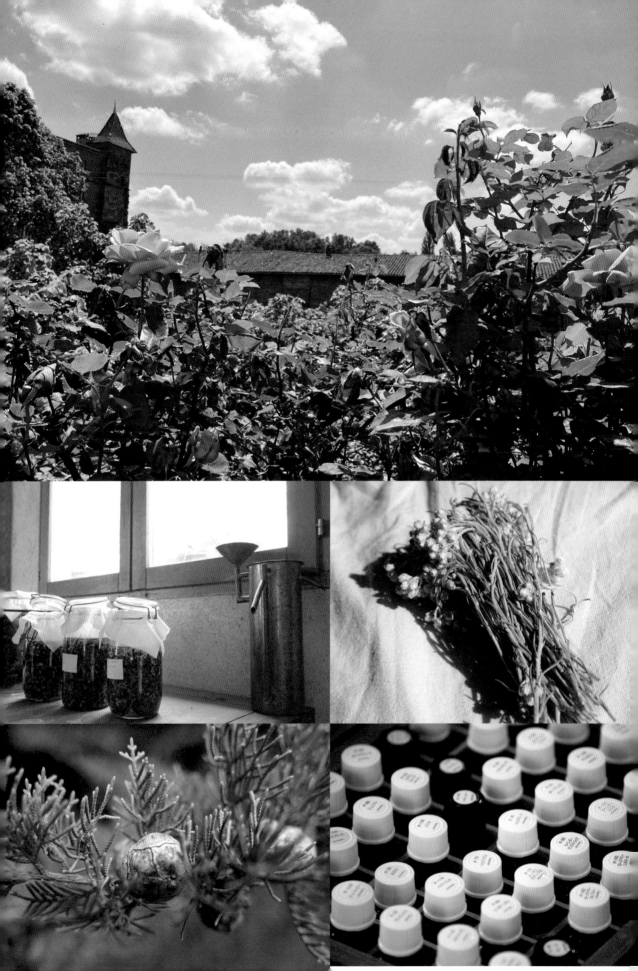

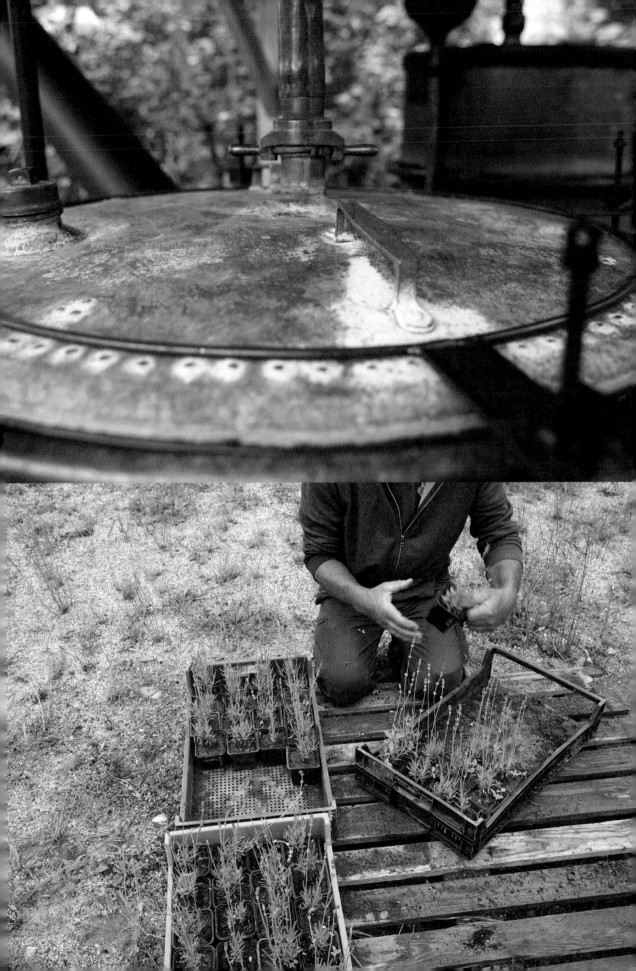

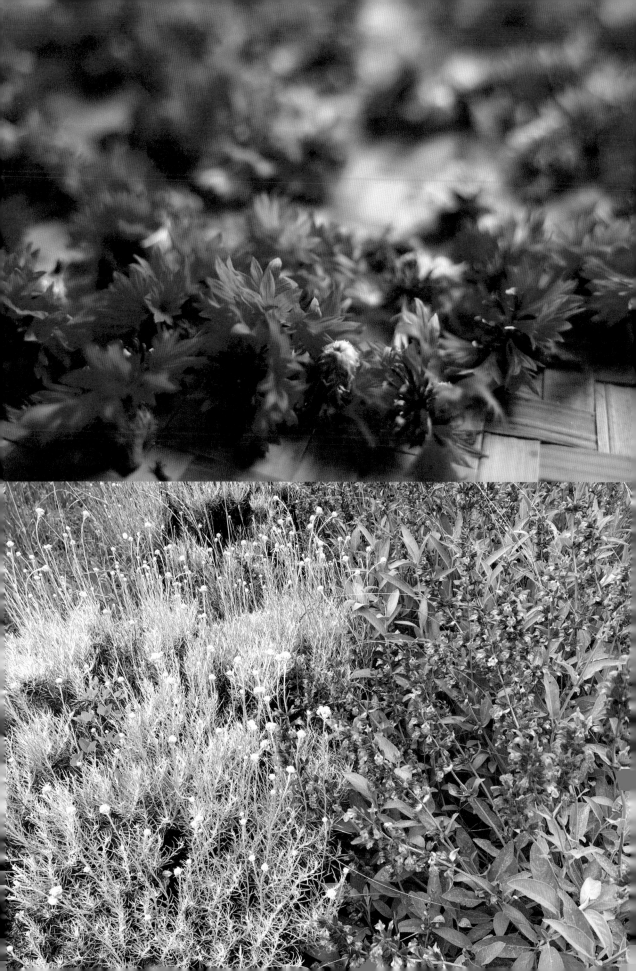

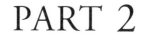

PART 2

植物療法を
巡る歴史

PART2では、植物療法が古代から現代に至るまで
どのような変遷をたどってきたのか、
歴史を紐解いていきます。
宗教儀式、人々を混乱させた疫病、
時の権力者と植物との関係や、
東西の重要な本草書などを解説していきます。

植物療法の歴史年表

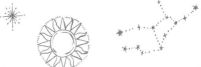

PART2では、植物療法を巡る歴史について、時代や地域ごと、
それぞれの植物療法ごと、また時の権力者や戦争との関わりなど、
テーマごとに解説します。まずは年表で俯瞰してみましょう。

時代		海外の出来事	日本の出来事
古代	～紀元前3000年頃	◆メソポタミア文明の中で、シュメール人たちが香料を使用する。 ◆エジプトで、シナモン、没薬(ミルラ)、乳香(フランキンセンス)、コリアンダーなどが医術や呪術に使用される。	
	紀元前3000年頃～ 紀元前1000年頃	◆太陽神ラーに乳香、没薬、キフィを焚いて祈りを捧げる。ミイラ作りが積極的に行われるようになり、没薬やシナモンなどの香料が活用される。 ◆アーユルヴェーダの源流といわれる聖典『ヴェーダ』の編纂が始まる。	●キハダの樹皮が生薬として使用される。
	紀元前1000年頃～ 紀元1年頃	◆「医学の父」と呼ばれるヒポクラテスが、臨床や観察を重んじる治療を行う。 ◆テオプラストスが『植物誌』を著す。植物を種類によって分類し、体系化していく。 ◆現存する中国最古の体系的な医学理論書『黄帝内経(こうていだいけい)』の編纂が始まる。 ◆クレオパトラが、ローズやジャスミンなどの香りを巧みに使って政治的・外交的成功を収める。	
	紀元1年頃～ 紀元500年頃	◆プリニウスが『博物誌』を著す。植物とその作用について多岐にわたる情報をまとめる。 ◆ディオスコリデスが『薬物誌』を著す。薬草を主とした薬物を徹底的に観察・研究し、作用や使用法を明らかにする。 ◆ガレノスが、ヒポクラテスの体液病理説を発展・集大成させ、後の医学に絶大な影響を与える。 ◆現存する中国最古の薬物学専門書『神農本草経(しんのうほんぞうきょう)』が編纂される。張仲景が医方書『傷寒雑病論(しょうかんざつびょうろん)』を著す。	
中世	6世紀頃～ 8世紀頃	◆イスラム世界で錬金術が行われるようになり、精油やハーブウォーターを生み出す蒸留装置が徐々に発展したとされる。	●聖徳太子(厩戸王(うまやとおう))が建立したとされる四天王寺に、薬草の栽培や調剤を行い貧しい人にも提供を行う施薬院(せやくいん)が併設される。 ●奈良県の兎田野(うだの)にて、薬草採集の薬猟(くすりがり)が宮中行事として行われる。 ●鑑真が来日。中国の医学や生薬の知識を伝える。
	9世紀頃～ 10世紀頃	◆サレルノ医学校が作られ、アラビアの医学書などを使って最新の医学を教える。	●醍醐天皇の命により『延喜式(えんぎしき)』が編纂され、朝廷に納められた生薬などがリスト化される。 ●丹波康頼(たんばのやすより)が、現存する日本最古の医学書とされる『医心方(いしんぽう)』を著す。

	時代	海外の出来事	日本の出来事
中世	11世紀頃～13世紀頃	◆アヴィセンナがユナニ医学のバイブルといわれる『医学典範』を著し、多くの薬草の作用や使用法を紹介する。 ◆十字軍の遠征によって、東西のハーブ、アラビアの医学、精油やハーブウォーターの蒸留法などがヨーロッパに伝わる。 ◆修道女ヒルデガルト・フォン・ビンゲンが『Physica(自然学)』と『Causae et curae(病因と治療)』を著し、ハーブの活用法を多数示す。	●臨済宗の開祖である栄西が『喫茶養生記』を著し、茶や桑を使った養生法を説く。
中世	14世紀頃～16世紀頃	◆猛威を振るうペストから身を守るために、薬草を燻す燻蒸やストローイング・ハーブスが行われる。	
近世	16世紀～17世紀	◆パラケルススがヒポクラテスやガレノスの「体液病理説」を否定。錬金術の技術を活かして化学物質を治療に用いる。 ◆ポルトガル、スペイン、オランダ、イギリスなどがスパイスを巡って争う時代に。 ◆ウィリアム・ターナー、ジョン・ジェラード、ジョン・パーキンソン、ニコラス・カルペパーなどが本草書を出版し、ハーブがヨーロッパで庶民にも受け入れられる。 ◆イタリアで香料技術が高まり、上流階級を中心に香水文化が発展していく。	●織田信長が伊吹山に薬草園を作らせたとされる。 ●林羅山が『本草綱目』を徳川家康に献上。 ●江戸幕府が、江戸や京都に薬用植物の栽培を行う御薬園を開く。 ●エンゲルベルト・ケンペルが長崎県の出島に上陸。ヨーロッパに日本の植物、動物、気候、歴史などを伝える。
近世	18世紀	◆カール・フォン・リンネが動植物をわかりやすく分類し、二名法を用いて名称を単純化。混沌とした生物の判別方法に一定の秩序をもたらす。 ◆ドイツ人医師のサミュエル・ハーネマンが、ホメオパシーの原理を提唱する。	●貝原益軒が『大和本草』を著す。後に『養生訓』を刊行。 ●杉田玄白と前野良沢らが中心となり、解剖書『ターヘル・アナトミア』を翻訳。『解体新書』として刊行したことで、漢学から蘭学へと人々の興味が広がる。 ●カール・ツンベルクが出島に到着。日本の植物を調査・研究し、祖国スウェーデンにて発表。
近代・現代	19世紀	◆ドイツの薬剤師フリードリヒ・ゼルチュルナーが、ケシの実の採取物である阿片から鎮痛剤となるモルヒネを分離。薬学のテーマは、薬草などの生薬から有用な物質を抽出することへと変化していく。後にキニーネ、コカインなども植物から単離され、1897年にはアスピリンが合成される。	●小野蘭山が『本草綱目啓蒙』を著す。 ●シーボルトが出島に到着。西洋医学や自然科学を教える鳴滝塾や植物園を開く。 ●明治政府が正式にドイツ医学を採用。日本における医学の基軸を西洋医学に置くことに。 ●札幌農学校が開校。その後、駒場農学校、徳川育英会育英黌農業科などが創立される。 ●「日本薬局方」が制定される。
近代・現代	20世紀～現代	◆イギリスの細菌学者アレクサンダー・フレミングが、世界初の抗生物質ペニシリンを発見。 ◆エドワード・バッチ博士により、フラワーエッセンスの基盤が作られる。 ◆ルネ＝モーリス・ガットフォセが精油の作用や療法を研究し、「アロマテラピー」と名付ける。 ◆ベルギーの医師ポール・ヘンリーが新芽の持つ成長力や再生力に注目し、ジェモセラピーの土台となる研究を始める。 ◆20世紀半ばから、病気の治療とともに自然治癒力の向上や心身のバランスを調整するケアも求められるようになり、植物療法を含む代替療法と西洋医学の得意分野をバランス良く活用する、統合医療への関心が高まっている。	●20世紀半ばから、健康長寿や病気の予防などへの意識が高まり、人生や生活の質を向上させるケアが求められるように。植物療法をはじめとした代替療法が注目されている。

古代の植物療法

（先史時代～500年頃）

古代、病気は悪魔や悪霊によるもので、
薬草は悪しきものを祓う不思議な力を持つと考えられていました。
植物が持つ作用は、人々が経験を重ねながら発見してきたもので、
かつては毒性の強いもので命を落とす人もいました。
はるか昔から行われてきた植物療法。その歴史を地域ごとに紐解きます。

★ 西アジア ★

香料使用が始まった先史時代
（～紀元前3000年頃）

西アジアの中で1番最初に栄えたのは、世界最古の文明といわれる「メソポタミア文明」が発祥した、現在のイラク周辺です。この地域は、温暖な気候と肥沃な大地に恵まれており、遅くとも紀元前7000年頃までには農耕牧畜が行われ、紀元前3200年頃までには都市文明も生まれ、広範囲に及ぶ交易ネットワークも形成されていたと考えられています。

また、シリア東部で発掘された、紀元前7000年頃～6500年頃のものとされる石製容器の中には、ペースト状になった油に樹脂などを溶かした「香膏」を入れていたと推測されるものが含まれていました。さらに、古代メソポタミアを中心に出土する粘土板には、さまざまな香料が使用されていたことが楔形文字で記されています。

都市文明の中で
香りが使われた古代前期
（紀元前3000年頃～紀元前1000年頃）

都市文明の発達とともに、法律を定めて秩序を保ちながら生活する必要性が出てきます。紀元前1700年代に発布された「ハンムラビ法典」では、医師が受け取る謝礼金や罰則などについても細かく定められました。例えば「手術で患者が死亡したり、眼球の切開によって失明したりした場合は両手を切り落とす」などと記されています。

また近年、紀元前1700年頃までに書かれたメソポタミア文明の粘土板が解読・翻訳され、世界最古のレシピといわれるものが明らかになりました。そこには、ルッコラ、コリアンダー、ネギ、ニンニクなどの香草や香辛料を、肉や野菜などと合わせるレシピがいくつも記されています。

シリアの遺跡からは、紀元前1700年頃～

1600年頃のものとされる香炉が発掘されました。上部には香料を焚いた際の煤（すす）も残っており、何らかの儀礼に使われたものだと考えられています。

イラクのアッシュル遺跡からは、紀元前1300年頃〜1200年頃のものとされる印章が発掘されており、その中の1つに、礼拝者が供物台に向かって香を捧げているとされる絵が描かれています。

この時代の墓からは、死者とともに副葬品が出土されており、その中に美しい彩色がほどこされた、非常に丁寧な作りの小瓶や小壺が含まれることがあります。中から残留物を検出することはできていませんが、死者が生前に好んだ香水や香膏、または死者を供養するための香油などが詰められていたものと考えられています。

香りが権力や祈りの象徴だった古代後期
（紀元前1000年頃〜紀元500年頃）

この時代の出土品の中にも、特別に精製した土で作られ、ひときわ丁寧な彩色文様がほどこされた土器や壺があります。いずれも貴重な香油や香水を入れるものだと以前から推測されていましたが、最近の研究によって、現在のシリアやレバノンの辺りを中心としたフェニキア地方から出土した土瓶に、シナモンの成分がこびりついていることが判明しました。東南アジアや南インドなどで産出されたシナモンが、遠路はるばる運ばれてきた後に、特別な容器で保管されていたのです。

紀元前6世紀頃から栄えた、現在のイランにあたるペルシアには、香りにまつわるエピソードが数多くあります。紀元前5世紀の歴史家ヘロドトスの『歴史』には、ペルシアの王に、エチオピア人などが隔年で黒

檀の丸材を200本、アラビア人が毎年乳香（フランキンセンス）を1000タラントン献上していると記されています。諸説ありますが、1タラントンは20〜40キロにあたる金の重さとされているので、1000タラントンは相当な量であったことがわかります。

また、西暦77年に完成したとされるプリニウス（p.136）の『博物誌』には下記のような興味深い記載もあります。

> 「香油は本来はペルシア人のものとすべきである。彼らは、それを体にたっぷりつけ、こうして得られたその場しのぎの魅力によって、不潔な体から出る悪臭を消すのである。」
> 『プリニウス博物誌《植物篇》』（プリニウス著、大槻真一郎編、八坂書房、1994年、P.52より）

一時はペルシアの国教にもなったゾロアスター教では、宗教儀礼の際に、樹皮を取って乾燥させた薪や葉の香料、動物の脂肪の小片を火の中に捧げるとされていました。また聖典『アヴェスター』では、葬儀の際に白檀（サンダルウッド）、安息香（ベンゾイン）、沈香（じんこう）、柘榴（ざくろ）の香りで穢れ（けが）を清めるようにと記されているといわれています。

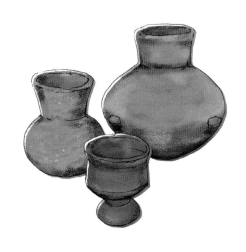

エジプト

既に植物療法が行われていた先史時代
(〜紀元前3000年頃)

エジプトを南北に流れるナイル川。毎年定期的に増水や氾濫が起こるこの川は、農耕に必要な肥えた耕地や用水を与えてくれました。また、物資や情報を南北に運ぶ、重要な交通路にもなりました。紀元前5500年頃〜5000年頃には、既に農耕や牧畜が始まっていたとされています。

この時代の植物療法については、『エーベルス・パピルス』という現在の医学書にあたる文書にも紹介されており、シナモン、没薬（ミルラ）、乳香（フランキンセンス）、コリアンダーなど数多くの植物とその使用法が記されています。『エーベルス・パピルス』は、紀元前1500年頃に書かれたものとされていますが、紀元前3400年頃の文章をベースに書き写されたものともいわれており、はるか昔からエジプトにおいて植物療法が行われていたことがわかります。

古代前期の宗教や儀式を彩る香り
(紀元前3000年頃〜紀元前1000年頃)

紀元前3000年頃には、エジプト全域を統一する王朝が登場しました。この頃の壁画には、花や花束が数多く描かれています。古代エジプト人は、花に神聖性と象徴性を見出し、神事や祭時に使っていたようです。パピルスやスイレンは特に多く使用されたといわれています。

この時代の香水や香膏入れは大英博物館にも展示されており、その中には乳香、没薬、シダーウッド、オレガノ、ジュニパー、コリアンダーなどの香水や香膏が入っていたとされています。

また彼らは、香水、香油、香膏を直接塗布するだけではなく、動物性の固形脂肪にハーブや香辛料で香りをつけておき、円錐形に成形してかつらや冠の上に乗せるといった独特な方法で、身体に香りづけをしていたとも考えられてきました。徐々に熱を含んで柔らかくなり、身体や服に香りのついた油が染み渡っていくという仕組みです。最近では否定する説もありますが、これは香りを身にまとう方法ともいわれ、壁画の中でも頭上に円錐形のものを載せている女性を数多く見ることができます。

また古代エジプトの人々は、太陽神ラーに対して香を焚き、祈りの儀式を行っていました。朝は日の出とともに乳香が、正午

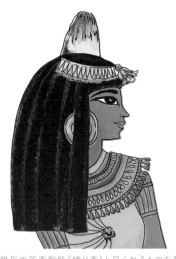

頭上に円錐形の芳香脂肪（練り香）と見られるものを載せる女性

には没薬が、そして日没時にはキフィが焚かれました。

キフィはブドウ酒や干しブドウ、ハチミツなどをベースにし、芳香植物や、樹脂を数種類ブレンドしたものです。神殿での宗教的・儀礼的な用途とともに、住居での芳香や口臭予防など日常生活の中でも活用されたといわれています。

また、古代エジプト人は来世での復活や再生を信じていたため、魂が戻る場所として肉体を永遠に残すべく、早い時期からミイラ作りの技術が発展したと考えられています。ミイラ作りにも香料が使用され、遺体から心臓以外の内臓や脳みそを取り出した後に、没薬やシナモンなどの香料を詰め、ジュニパーで香りづけをした油を遺体に塗ったり、アニス、マジョラム、クミン、クローブなどを防腐のために使ったという記録もあります。

ツタンカーメンは、古代エジプトのファラオ（王）の中でも最も有名な存在といえるでしょう。1922年にこの王の墓が見つかった際には、数多くの副葬品が発掘されました。その中には香膏を入れる瓶が複数あり、内容物が残存しているものもありました。香膏自体は既に凝固していましたが、乳香や甘松香（スパイクナード）が含まれていた

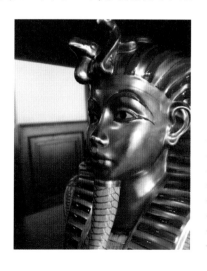

ことがわかっており、かつては大量の香膏が墓の中にあったと考えられています。また、コリアンダーやチャービルなど、ハーブの種が入ったカゴも納められていたとされています。

クレオパトラも
香りを活用した古代後期
（紀元前1000年頃〜紀元500年頃）

この時代のエジプトは、首都アレクサンドリアを中心に香料産業がとても盛んでした。古代における最大かつ最重要図書館「アレクサンドリア図書館」には、薬草園も併設されていたといわれています。

この頃、王位についていたのがクレオパトラです。彼女は、高価な香油や香料をたっぷりと全身に塗り、バラやジャスミンの花を浮かべて入浴し、ハーブで染めた豪華絢爛な衣装を身にまとっていました。語学堪能で教養もあり、非常に魅力的だったといわれる彼女は、香りの力をうまく利用し、政治や外交の上でも成功を収めました。ローマの政務官であり、名高き軍人でもあったマルクス・アントニウスを晩餐会に招待した際には、広い会場の床一面に、くるぶしまで埋まるほどのバラの花を敷き詰め、アントニウスや他の軍人たちは彼女に一目置くようになったといわれています。

古代前期〜後期におけるエジプトの医薬には、マジョラム、コリアンダー、パセリ、シナモン、クミンなど、薬草や香辛料が非常に多く利用されていました。これらの植物は、内服とともに湿布や香膏の塗布、吸入などでも用いられていました。この頃の医師たちは、特定の植物がなぜ治療に使えるのか、成分や根拠を十分に理解していたわけではなく、実践や経験によって利用法を身につけていたと考えられています。

インド

香辛料の活用

インドに生える卓木には香りの強いものが多くあります。白檀（サンダルウッド）などの香木とともにコショウ、クローブ、シナモン、ジンジャー、カルダモン、ウコンなど、多くの香料や香辛料がこの地で産出されてきました。これは、暑さのために減退しがちな食欲を増進したり、酷暑多湿による悪臭を防いだりするためともいわれています。

また、死者を火葬する際には、白檀、沈香、香辛料などを燃やし、香りとともに死者を来世に送る習慣があったとされ、現在でも富裕層の葬儀では最上級の白檀が使われることがあるといいます。

アーユルヴェーダ

古代インドでは、天・地・太陽・風・火などの自然神を崇拝するバラモン教が広まっていました。その聖典にあたる『ヴェーダ』の中には、貴族たちが植物から得られた香膏を塗り、香木を焚いて香りを楽しん

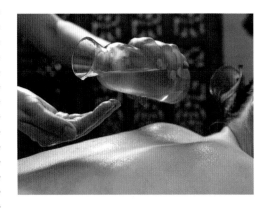

でいたことが記されています。

ヴェーダの中から、生命に関する知識を集大成したものがアーユルヴェーダ（p.46）です。アーユルヴェーダでは、病気は「ヴァータ」「ピッタ」「カパ」という3種類の性質それぞれのバランスが崩れることで起こると考えられています。

アーユルヴェーダの治療では、薬草の内服や香油を用いたトリートメント、食事指導や生活指導なども行われました。

例えば古典医学書である『チャラカ・サンヒター』にも、植物油を塗布すると皮膚が美しくなり、疲労や運動に耐えられるようになることや、寒い時期に香油でオイルトリートメントを行うことで身体が温まることが記されています。また、甘草（かんぞう）には顔色を良くしたり、痒みを止めたりする作用があること、白檀には火照りを鎮めたり、身体の痛みを緩和したりする作用があることなども記されています。

この書で紹介されているような香料や香辛料は、仏教とともにやがて日本にも伝わりました。奈良の正倉院には、こうした薬物や香料が現在も納められています。

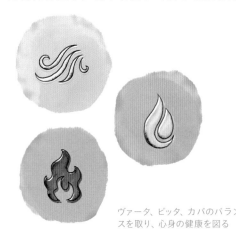

ヴァータ、ピッタ、カパのバランスを取り、心身の健康を図る

中国

古代における中国医学

　古代中国では、紀元前6000年頃までに農耕が行われ、紀元前2000年頃には中国最古の王朝ともいわれる夏王朝が存在したとされています。

　伝説では、この王朝よりも前の時代に神農や黄帝などの帝王が存在し、神農が中国の薬用植物学の基礎を、黄帝は中国医学の基盤を作ったといわれます。こうした中国の薬学や医学は、後に東アジアへ大きな影響を与えることとなりました。

陰陽五行説

　中国では、自然界に存在するあらゆる事物や事象は、「陰」と「陽」という相反する要素に分けられ、自然界は「木・火・土・金・水」という5つの要素からなり、それぞれ相互関係があるとされました。

　この2つを合わせた「陰陽五行説」が医学や哲学のベースになっており、人体でも陰陽や五行に対応する臓器のバランスが取れていれば健康、乱れ始めると未病になり、バランスを戻せなくなると病気であると考えられたのです。そこで、それらの調和を取るために、多くの薬草、鍼、按摩などが活用されました。

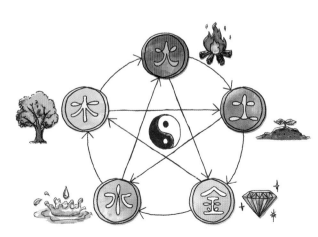

香草や香炉の利用

　中国では古くから祭祀において香草が使われていたようです。中国最古の詩歌集『詩経』には、ヨモギの一種を祭祀の前に摘み、牛脂を焼き、香りを天に届けると記されています。

　『詩経』には、多くの植物について形状・産地・採集方法・食用にすべき季節などが記載されました。薬用であるとは特筆されていないこれらの動植物のうち、100種類以上が後世の本草書に転載され、薬用と認められるようになったといいます。

　また、香料を燃やすことに特化した「香炉」は、戦国時代の末期から出土し始めました。例えば、紀元前2世紀頃の湖南省の墓から出土した香炉の中からは、炭化した香草が見つかっています。このことから、既に漢の時代には香料を焚く「薫香」が行われていたことがわかります。

　やがて仏教の伝来や東西の交流が盛んになると、西アジアやインドから香料が持ち込まれるようになり、さまざまな素材を用いたデザイン性豊かな香炉が多く出土するようになりました。

ギリシャ

神に捧げる香り

　地中海のバルカン半島南部にギリシャ人の古代国家が作られたのは、紀元前8世紀頃のことです。やがて彼らは、各地に都市国家を作りました。そこでは、哲学や科学、天文学、文学、美術など高度な文化が花開き、後のヨーロッパ文化へも大きな影響を与えることとなります。

　古代ギリシャ人は、純粋で希少な香りは神々がもたらすものと考え、神に香りを捧げました。ギリシャ神話には花やハーブに関するエピソードも多く残されており、バラは美の女神「アフロディーテ」とともに生まれたともいわれています。

香りで満ちた暮らし

　一方で彼らはハーブを、薬用・食用・化粧用・衛生用などとしても広く利用していきます。香り高い草花をつめた匂い袋を宴のテーブルに添えたり、乾燥ハーブを枕につめたり、消臭のために道路に撒いたりしていました。人々の集まる劇場、神殿、法

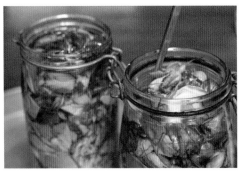

ローズをひまわり油、アプリコット油、ホホバ油などにつけこんだ美容オイル

廷などには、踏みつけられたハーブから立ち上る香りが漂っていたといいます。

　また、入浴後の市民たちは身体にハーブをこすりつけることもありました。力強さを象徴するミントは腕に、勇気と美徳を意味するタイムは胸にと、つける部位によってハーブを使い分けたといわれています。

　紀元前7世紀頃になると、バラやスミレ、ユリなどの香油や香膏が多くの人々に愛用されるようになります。アテネの政治家ソロンは、流行のあまり非常に高価格で取引されるようになったバラの香油、香膏、バラ水などの売買を禁止しましたが効果はなく、その後も多くの取引が行われたといいます。

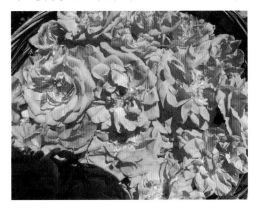

　また、ギリシャ人は古代から既にハーブによる喫煙を行っていたとされています。初めは焼けた石の上にハーブを置き、立ち上る煙の香りを楽しみました。後にパイプが発明され、タイム、ミント、マジョラム、バジルなどの葉や花がつめられるようになります。ワインやサラダをはじめとした多くの料理もハーブで香りづけされ、ギリシャ人の暮らしは植物の香りで溢れていたともいわれています。

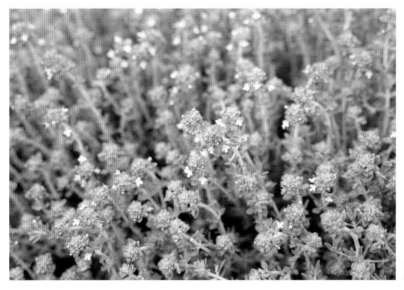

タイム。かつて入浴後に身体に
こすりつけられたという

植物療法の重要人物たち

　文化度の高かった古代ギリシャは、優れた思想家、科学者、芸術家などの知識人を多く輩出しました。「医学の父」と呼ばれるヒポクラテス（p.130）もその1人です。彼は、それまでの呪術ありきの治療法に疑問を呈し、臨床や観察を重んじました。そして、人の身体を構成する4種の体液バランスが取れている場合は健康であり、乱れると病苦が生じるという「体液病理説」を唱えたとされています。体液のバランスを整えるためには、食事や生活習慣などが重要であるとし、ハーブなどの芳香植物を燻したり入浴に用いたりして、病気の予防や治療に役立てました。

　ヒポクラテスの体液病理説は、後にガレノス（p.142）によって集大成され、やがてイスラム世界や中世ヨーロッパへと引き継がれていったとされます。

　また、「植物学の祖」と呼ばれるテオプラストス（p.134）は、植物の観察をつぶさに行い記録し、植物の分類や体系化において後世まで大きな影響を与え続けた『植物誌』を著しました。

世界の文献が集まる
アレクサンドリア図書館

　この頃に在位した、ギリシャ北方に位置する古代マケドニア王国のアレクサンドロス3世（アレキサンダー大王）は、香料好きとして有名だったようです。彼は戦術の天才といわれ、わずか10年程度でギリシャ、ペルシア、エジプト、インドなどのほとんどを支配下に治めましたが、進軍した理由の1つは、各地の貴重な香料や香辛料を手に入れるためだったともいわれています。

　この戦によって東西の文化が融合し、ハーブや香辛料の交易もより盛んになりました。アレクサンドロス3世は、征服地であるエジプトにアレクサンドリアという都市を建設します。この場所には後に、世界中の書物を集めるための「アレクサンドリア図書館」が建設され、前述のヒポクラテスをはじめとしたギリシャ医学の文献も、ここでまとめられたといわれています。

　やがてアレクサンドリアは多くの学者や詩人たちの集う地となり、学術・文化・交易などの中心地として栄えていくこととなりました。

ローマ

風呂好きの古代ローマ人

ローマは紀元前3世紀頃から対外戦争を繰り返し、領土を拡大していきました。紀元前1世紀末までには地中海のほぼ全域を支配し、戦場から凱旋する軍人たちは頭に月桂樹（ローレル）の葉で作った冠をかぶって行進したといわれています。文学、哲学、美術などではギリシャの模倣が多く見られましたが、軍事、土木、法制などには非常に強く、市民生活も比較的豊かでした。

古代ローマ人は非常に風呂好きで、都市政策の一環として皇帝が「テルマエ」と呼ばれる公衆浴場を建設しました。当時の様子は、ヤマザキマリさんのマンガ『テルマエ・ロマエ』でも知ることができます。公衆浴場は誰でも利用でき、サウナや運動をするための球技場や図書館などが併設されているものもあり、飲食、運動、読書、議論などを行う場として、社会生活の一部にも組み込まれているほどでした。

浴場は、花やハーブの良い香りが漂っていたといわれています。ローマ人は特に、バラ、ラベンダー、ミントなどの湯を愛好し、大浴場にはたくさんの浴槽があり、さまざまな香りの湯が用意されていたそうです。

浴場文化と香料の発展

このような浴場文化をベースに、ローマ人の香料熱はより一層高まっていきます。特にバラの香りに対する思いは熱狂的で、花を衣類や髪につけ、室内の装飾に使い、サラダやワインにも入れていました。バラの花には酔いを遅らせる作用があると信じられていたのです。上流階級の人々は、パーティーで噴水からバラ水を噴き上げたり、花びらを敷き詰めたベッドで眠ったりもし

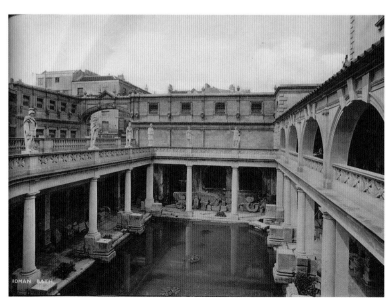

ていました。

1世紀の皇帝ネロもバラをこよなく愛し、宮殿では彼が合図すると天井が開き、バラの花びらやバラ水が降り注いだといいます。

3世紀初めの皇帝ヘリオガバルスは、バラの酒を飲み、バラ水を満たした風呂に入り、病気にかかった際には薬の主成分にもバラを入れるように命じたといわれています。彼は宴会の招待客の上に何トンものバラの花びらを一斉に落とし、窒息死していく様子を見物していたという逸話まであり、その様子は『ヘリオガバルスの薔薇』という絵画にも描かれています。

皇帝をはじめ、ローマ人の香料好きは大変なもので、「町にある4分の1の店は香料店だ」と揶揄されるほどでした。

プリニウス（p.136）は著書『博物誌』の中で、乳香（フランキンセンス）や没薬（ミルラ）など、しばしば混ぜ物でごまかされた香料が流通していたことを記しています。需要と供給のバランスが取れなくなるほど、ローマ人は香料を愛し、大量に消費していたということでしょう。

また、薬草の研究もさらに進みました。皇帝ネロ時代の軍医であったとされるディオスコリデス（p.140）は薬草を徹底的に観察・研究し、『薬物誌』の中でその作用や使用法を明らかにしました。この書はその後およそ1500年もの間、ヨーロッパにおいて薬学の基本文献とされました。

313年、ローマ皇帝であるコンスタンティヌス帝はキリスト教を公認します。これによって、皇帝ネロの時代から続いたキリスト教に対する弾圧が終わり、各地の教会が存在感を示すようになりました。そして、病人の治療や看護は、徐々に神殿から修道院へと場所を移していくこととなります。

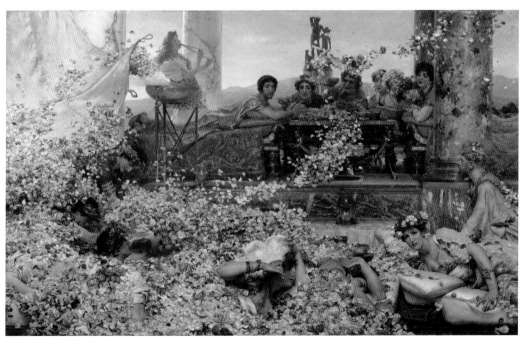

ローレンス・アルマ＝タデマ《ヘリオガバルスの薔薇》1888年
Lawrence Alma-Tadema（1836-1912）: The Roses of Heliogabalus（1888） Juan Antonio Pérez Simón, Mexico Painting / History painting / Oil on canvas / Height: 132.1 cm（52 in）; Width: 213.9 cm（84.2 in） Public domain, via Wikimedia Commons

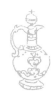

中世の植物療法

（500年頃～1500年頃）

古代ギリシャや古代ローマ時代に発達した文化、医学、科学技術などは、5世紀に西ローマ帝国の統治能力がなくなると急激に衰退していきました。哲学者、科学者、医者などの知識人たちは東ローマ帝国や中東へと移り、文化の中心はイスラム世界やその周辺地域へと変わっていきます。

★ イスラム世界 ★

アラビア錬金術の発展

　歴史を振り返ると、イスラム世界が植物療法や香料文化に与えた影響はとても大きいといえます。8世紀に成立したアッバース朝の時代は貿易が非常に盛んで、多くのハーブや香辛料が行き来しました。例えば、インドからはシナモン、コショウ、白檀（サンダルウッド）が、インドネシアからはクローブやナツメグが、インドシナからは

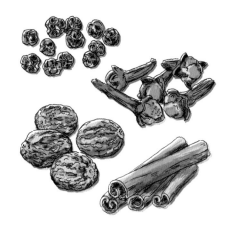

沈香（じんこう）が、中国からはムスクが運ばれたといいます。

　またこの時代は、アラビア諸国において錬金術がとても盛んでした。錬金術とは、不完全な物質から完全な物質を生み出そうとする試みです。鉛などの卑金属を金や銀などの金属に変性させることや、不老不死の万能薬を生み出すことなどを試みたのです。

　「アラビア科学の祖」と呼ばれ、化学、薬学、哲学、天文学、物理学、音楽など幅広い分野に精通していたジャービル・イブン・ハイヤーンやその弟子たちは、「すべての金属は硫黄と水銀から成り立っている」とし、それを調和させるための化学理論を確立したといわれています。

蒸留技術の確立

　こうした錬金術の研究を通じて、多くの発見がなされ、その成果は医学にも活かされていきます。諸説ありますが、その中で

精油やハーブウォーター（芳香蒸留水）を
生み出す蒸留装置も発展していったと考え
られています。

　また、この地域における伝統医学である
「ユナニ医学」を確立したとされるアヴィセ
ンナ（p.150）は、蒸留されたローズウォー
ターなどを治療の中で活用しました。

　このように、アラビア錬金術から発展した
蒸留技術は、後の精油やハーブウォーター
などの蒸留、薬剤の調合などに大きな影響
を与えたといわれています。

　また、優れた医師や科学者を輩出してき
たこの地域は、高度な医学教育が行われて
おり、貿易によってもたらされた各地の
ハーブや香辛料、香料などが治療の過程に
おいて利用されていました。ユナニ医学の
バイブルともいわれるアヴィセンナの『医
学典範』においても、数多くの薬草が紹介
されています。

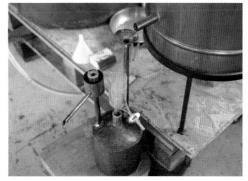
蒸留された精油やハーブウォーターが少しずつ出てくる

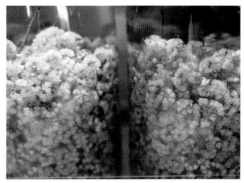
皮膚の再生を助けるヘリクリサムを植物油に漬け込む

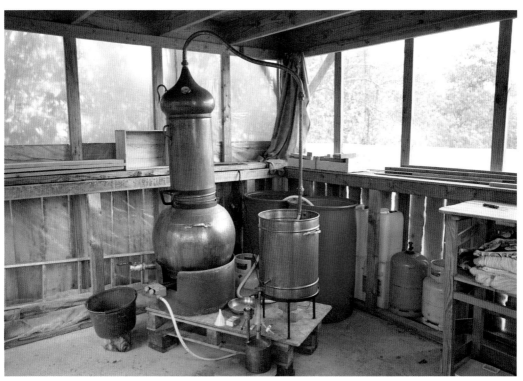
南フランス ヴァシェール＝アン＝カントの小さな集落にある蒸留器

ヨーロッパ

キリスト教の普及と医学
（6世紀頃〜13世紀頃）

　中世ヨーロッパはキリスト教が普及し、その信仰に根付いた価値観が広がった時代ともいえます。新約聖書には、イエス・キリストが奇跡を起こして病を癒やす場面がしばしば描かれ、聖人たちが医療や癒やしの象徴となりました。

　また、この時代はフランス語、イタリア語、ドイツ語、オランダ語、英語など各国語が発達しました。ギリシャ語の医学書が医療の現場で頻用されることがなくなり、ヒポクラテス（p.130）が提唱した、臨床や観察を重んじる医療は徐々に衰退していきます。そして、神や聖人に救いを求める宗教的・呪術的な医療へと一時的に還ることになるのです。

　11世紀の終わりになると、聖地エルサレムを奪回するために、ヨーロッパのキリスト教徒たちがイスラム世界に遠征しました。彼らは十字軍と呼ばれ、約200年にわたって何度も聖地奪還を試みます。彼らの往来によって東西の交通や商業の発達が促され、アラビア諸国で発展を続けた科学、

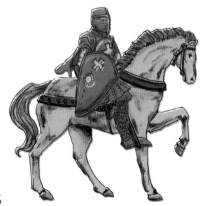

数学、医学、文化などが西ヨーロッパへと伝わりました。

　これによって、経験主義や科学的視点を持ったヒポクラテス、ガレノス（p.142）、アヴィセンナ（p.150）などの文献や、東南アジアの香辛料、アラビア半島の乳香（フランキンセンス）や没薬（ミルラ）、蒸留装置やローズウォーターなど、ヨーロッパにおける後の植物療法に大きな影響を与えるものが、数多くもたらされました。

　また、女性たちは十字軍に参加する夫や恋人のために、タイムの小枝を添えて刺繍したスカーフを渡して送り出したといいます。タイムは古代ギリシャ時代から、勇気と美徳を象徴するハーブでした。

サレルノ医学校と修道院の医学
（10世紀頃〜12世紀頃）

　アラビア諸国から伝わった医学はやがて地中海周辺で隆盛し、イタリアには「サレルノ医学校」が作られます。この頃、サレルノという町は聖地エルサレムへの中継点として賑わいを見せ、保養に訪れる人も多かったといいます。サレルノ医学校の起源には諸説ありますが、10世紀後半頃までには医学の教育が行われていたとされ、11〜12世紀に栄えました。異教徒のみならず女性も医学を学ぶことができ、カトリック世界では許されていなかった価値観が、アラビアに近いこの地では認められていたことがわかります。

　また、アラビアからの知識や技術は修道院にも伝わり、修道士たちが文献を翻訳し

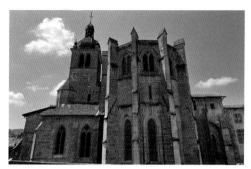
南フランスのSaint-Antoine修道院。今でも中庭で薬草が育てられている

て写本を作りました。修道院にはハーブを栽培するための薬草園や薬局、巡礼者のための宿泊施設などが作られ、一種の病院としての役目も果たしていました。ハーブ栽培においては、薬草学の基本文献ともいえるディオスコリデス（p.140）の『薬物誌』がおおいに活用されたといいます。

　修道士や修道女の中には、医療の分野で後世に名を残した人物もいます。ドイツの修道女ヒルデガルト・フォン・ビンゲン（p.152）は自然学や医学についての著作を著し、植物・鉱物・動物などの自然物を用いて、修道女ならではの視点で、魂と肉体のバランスを取るためのレシピを数多く紹介しています。

ペストから身を守る植物
(13世紀頃〜15世紀頃)

　14世紀のヨーロッパでは、ペストの大流行で人口の約3割が命を落としたといいます。貿易が盛んだった時代ゆえ、そのルートに沿ってスペイン、フランス、イングランド、ノルウェーなどへとみるみる広がっていったのです。当時は毒性の発散物による汚い空気や水が病の原因だと考えられていたため、人々は乾燥したオレンジにハーブや香辛料を詰め込んだ

ポマンダーを作ったり、香りの強いハーブを床に敷き詰めて踏みつけたり、ハーブや香辛料や花を熟成させてポプリを作ったりして、空気を浄化することでペストから身を守ろうとしました。

　この時期に修道院では、蒸留酒にハーブを混ぜた薬草酒「リキュール」が作られるようになりました。リキュールはペストにかかった際の苦しみを和らげるとされ、貴重な薬としても活用されました。なかでも「ハンガリー・ウォーター」という、ローズマリーを主体として作った香り高いリキュールは、その後ヨーロッパで発展する香水の原型としても広く知られています。

　この頃イギリスではハーブ栽培が広まり、上流階級に愛好者が増えていきました。特にロンドンでは、多くの教会や家の外壁に浄化のためのハーブや花輪が飾られ、屋外でハーブを売る「ハーブ・ウーマン」と呼ばれる人たちもいたといいます。

ペストが与えた影響
(14世紀頃〜15世紀頃)

　14世紀末まで何度も流行を繰り返したペストによって、ヨーロッパの社会や価値観は変化を遂げていきました。人口が激減した農村では、農民の地位が上がり待遇が改善します。また、ペストに対して無力な聖職者や教会に対する不信感が高まり、その後の宗教改革へとつながっていったのです。

　ペスト蔓延の要因になるとして一時止められていた貿易が再開した後も、それまでよりも物流が慎重になったこと、中東を通らない新しい貿易ルートが見つかったことなどから、ヨーロッパとの交易が盛んだったアラビア諸国は打撃を受け、徐々に文化の中心はイスラム世界からヨーロッパへと移っていくこととなります。

近世の植物療法
（1500年頃〜1800年頃）

この時代のヨーロッパは、自由と解放を求める人々の動きが活発化し、
教会中心の禁欲的な生活から一変、より人間的な品性や美を追求する思想が
広がっていきました。こうした中で、スパイスや香料を求める人々が増え、
医学や科学も飛躍的に発展していきました。

植物療法を巡る歴史

★ **スパイスや香料人気の高まり** ★
（16世紀頃）

ルネサンス期

中世ヨーロッパはキリスト教が普及し、植物学や医学が教会の教えに基づき実践された時代でもありました。しかし、14世紀頃〜16世紀頃までのルネサンス時代になると、古代ギリシャやローマの文化を再生・復興させることで、より人間的な品性や美を追求していこうとする運動が起こります。それによって、キリスト教が広まる前の自然科学も、復興を遂げていきます。

同時期にヨーロッパでは活版印刷が普及し始め、植物学に関する本も翻訳され、さまざまな国で出版されるようになりました。植物についての知識が広まった結果、町の薬局には多くのハーブが置かれるようになり、人々の暮らしに少しずつ根づいていったのです。

イギリスでは、ウィリアム・ターナー、ジョン・ジェラード、ジョン・パーキンソン、ニコラス・カルペパーなどイギリスの植物学者たち（p.162）が、ハーブをはじめとした植物の特徴や作用を記述した本草書（ほんぞうしょ）を出版し、多くの人々に愛読されました。

こうしてハーブはヨーロッパ中に広まり、庶民のものとなっていきましたが、上流階級の人々はより高級な香料や香辛料、特にペッパー、クローブ、ナツメグ、シナモンなどを求め始めます。これらはインドや東南アジア産の香辛料で、ハーブと区別して「スパイス」と呼ばれました。スパイスは従来のハーブよりも香りが強く刺激的でもあったため、貴族たちの美食の宴において欠かせない風味となり、悪霊払いや媚薬としても用いられたといいます。

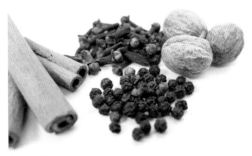
左から時計回りに、シナモン、クローブ、ナツメグ、ペッパー

大航海時代

スパイスや高級な香料を、より効率よく輸入したいという需要の高まりや、大型帆船の建造技術が発達したことによって、ヨーロッパは新しい航路を切り開き、大規模な航海を行う「大航海時代」に突入しました。

1498年、ヴァスコ・ダ・ガマがアフリカ経由でインドへと行く航路を開拓し、大量のスパイスを持ち帰ります。それによって、ガマのパトロンだったポルトガル王室は莫大な富を手にしたといいます。

こうして、一攫千金を夢見てヨーロッパからアジアを目指す、冒険家たちとそのパトロンが増え、後にポルトガル、スペイン、オランダ、イギリスなどはその利権をめぐって争うことになります。スパイスがヨーロッパの力関係を左右するような時代となったのです。

香水文化の発展

この頃、ヨーロッパの主要都市では公衆浴場の運営が禁止されました。理由の1つは、男女混浴の浴場で飲酒や売春などが行われるようになり、風紀の乱れを取り締まるためでした。もう1つの理由は、再び感染者が増えていたペストが、汚れた水や空気を通じて感染すると考えられたからです。入浴の習慣がなくなると、体臭を一時的に消すために香水の需要が高まっていきました。

このような流れの中で、香料技術は16世紀の初めにイタリアで高まります。中世から僧院の庭でハーブを栽培し、植物学や化学についての知識を持ち合わせていた修道士たちは、この時代においても蒸留や香水作りを盛んに行いました。

ヴェニスで高まっていた香料人気は、すぐにフィレンツェまで広まりました。今でも現存する最古の薬局として注目を集める「サンタ・マリア・ノヴェッラ」は、前身が

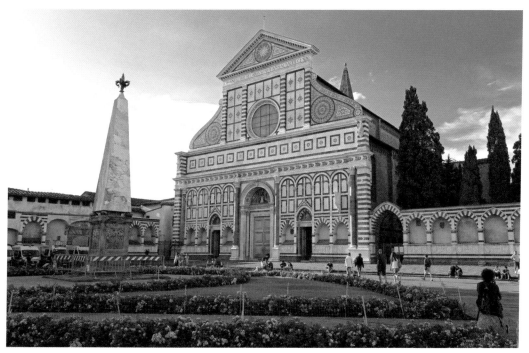

イタリア フィレンツェのサンタ・マリア・ノヴェッラ教会

79

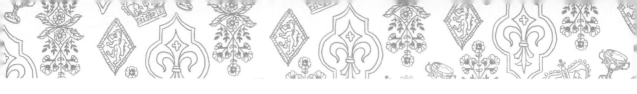

1221年に設立され、後に修道院内で薬剤、軟膏、鎮痛剤などを調合しました。1381年にはローズウォーターを販売し、ペスト流行時の消毒にも役立てられます。そして16世紀になると、香料製造研究所も作ったとされています。

また、フィレンツェの富豪メディチ家は、お抱えの調香師に香水やリキュールを作らせました。1533年にカトリーヌ・ド・メディシス（イタリア名：カテリーナ・デ・メディチ）がフランスに嫁いだ際には、調香師や衣装の仕立て人、料理人を同行させ、香りの文化や洗練されたファッション、料理などもフランスに伝わったといわれています。

魔女狩り

このように、ルネサンス、遠方への大航海、香水の製造など、新時代の幕開けを迎えたヨーロッパですが、ほぼ同時期に、「魔女狩り」によって犠牲になった人々が数多くいました。異常気象や不作、飢餓や疫病など社会に不安要素が現れると、悪魔と手を組んだ魔女によるものだとして、老女や貧しい人々、異教徒的な考えを持つ人々がターゲットとなり、火炙りなどの刑に処されたのです。15世紀から18世紀までに、数万人が魔女として処刑されたといいます。

上流階級を魅了した香り
（17世紀頃〜18世紀頃）

王や王妃が愛した香水

17世紀頃になると、上流貴族たちは調香師にお気に入りの香りを調合してもらい、自分のためだけの香水瓶を特注しました。フランス国王ルイ14世は香料を好み、「最もかぐわしい帝王」とも称されたほどでした。専属の調香師をいつも私室に迎え入れ、入浴しないことで放たれる体臭やかつらの匂い、手袋・ベルト・帽子などの革製品の匂いなどをかき消すために、毎日違った香水をつけたといわれています。

現在「香水の都」と呼ばれることもある、南フランスのグラース。もともと、なめし革の製造が盛んな場所で、特に革手袋は非常に人気が高かったものの、革の独特な香りが手袋を外した後も残ってしまうことが難点でした。グラースは気候も穏やかで、芳香植物が育つのに適した地です。そこで、花々から作られた香水を手袋につけて販売するようになり、この地は香料の中心地として栄えていくこととなりました。

また、ルイ16世の王妃マリー・アントワネットは、植物や香水を愛したことでも有名です。当時のベルサイユ宮殿はトイレの数が少なく、宮殿を訪れる貴族は自分のおまるを持参したといいます。そのため宮殿内は、常に耐え難い糞尿臭が漂い、それをかき消すため、主に動物性香料などを用

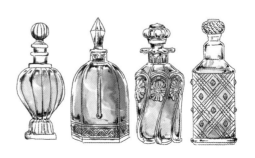

いた強い香りの香水が使われていました。しかしマリー・アントワネットは、すみれやバラなど植物由来の自然な香りを好んだといわれています。そして、ベルサイユ宮殿にある庭園の一角に「プチ・トリアノン」という別荘を建て、香水にするための花々を多く栽培しました。今でいうファッションリーダー的存在でもあった彼女は、貴族の間にフローラル調で優しい香りの香水ブームを巻き起こしました。

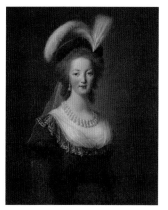

フランス王妃マリー＝アントワネットの肖像
提供：東京富士美術館

世界最古のオーデコロン

この頃、ベルガモットなどの柑橘を基調に、ローズマリーなどのハーブを高濃度のアルコールに漬け込んだアルコール水が、ドイツのケルンで発売されます。はじめは、身体を拭いたり消毒薬として使用されたりしたようですが、後に香りを楽しむ目的で使われるようになりました。

諸説ありますが、このアルコール水を、当時ドイツにいた駐留兵が持ち帰ってフランスでも広まったとされ、これが世界最古のオーデコロンといわれています。きれい好きで香りにもこだわりがあったナポレオンは、この爽やかな香りのコロンを1日に数本も愛用したそうです。ちなみに、フラ

ンス語の「オーデコロン（eau de Cologne）」は、直訳すると「ケルンの水」という意味。「ケルン発祥の香りのついた水」という起源から命名されました。

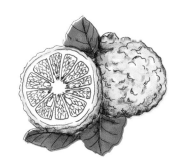

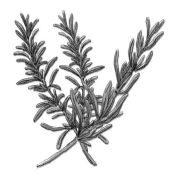

医学の発展やリンネの二名法

16世紀後半から17世紀にかけて、顕微鏡の発明や改良が行われたことで、細胞・血球・毛細血管などを発見し観察できるようになりました。18世紀になると人体の構造もかなり正確に把握できるようになり、解剖学や外科の重要性が認知され、やがて天然痘の予防接種である種痘が試みられるようにもなりました。

また、カール・フォン・リンネ（p.171）は動植物をわかりやすく分類し、ラテン語で記述する二名法を用いて名称を単純化することで、混沌とした生物の判別方法に一定の秩序をもたらしました。

このように16〜18世紀において、医学や自然科学は急激に発展を遂げることとなります。

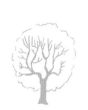

近代・現代の植物療法
（1800年頃〜現在）

19世紀に入ると、天然物を合成する技術が発達し、
化学合成薬や合成香料などが誕生します。西洋医学が発展する中で、
植物療法の立ち位置も徐々に変化していきました。

植物療法を巡る歴史

★ 化学合成技術の発達 ★
（19世紀頃）

化学合成薬の誕生

　18世紀後半から19世紀は、化学合成薬誕生の時代といえます。技術の進歩により、植物から有用成分だけを分離することや、必要な成分を化学合成することが可能になりました。

　19世紀に入って間もなく、ドイツの薬剤師フリードリヒ・ゼルチュルナーが、ケシの実の採取物である阿片から鎮痛剤となるモルヒネを分離しました。これによって薬学のテーマは、薬草などの生薬から有用な物質を抽出することへと変わっていきました。

　そして、キナの樹皮からマラリアの特効薬となるキニーネ、コカの葉から麻酔薬にもなるコカインが単離され、1897年には、ヤナギの樹皮から解熱鎮痛剤となるアスピリンを合成することに成功しました。炭疽菌、結核菌、コレラ菌、ペスト菌なども発見され、病原菌に直接作用して病を治療することができる薬剤の研究が本格化します。

合成香料を使った香水たち

　19世紀半ばになると、合成香料が作られるようになります。薬剤を使って花から効率よく精油を抽出する方法も確立し、製造技術の進化により合成香料やガラス瓶が大量に生産できるようになりました。特権階級の象徴であった香水は、市民階級でも楽しめるようになっていったのです。

　1882年には、マリー・アントワネット、ポンパドゥール夫人など、フランスの王侯貴族も愛した香水ブランドのウビガン社が、合成香料のクマリンを使って「フゼア・ロワイヤル」という香水を発売。瞬く間に流行しました。また、1889年には、ゲランがクマリンやバニリンなどから名香「ジッキー」を生み出しました。

　このように、薬剤や香料の製造が本格化し、安価で強い作用や香りを持つ合成剤を作ることができるようになると、ハーブや精油などは、医療や香料の現場で使われる機会が減っていきました。

82

植物療法の新たなるポジション
（20世紀〜現在）

香水の大流行時代

　20世紀前半は、シャネル、ニナ・リッチ、クリスチャン・ディオールなどのブランドから、合成香料を駆使した香水が発売されました。エミール・ガレ、ドーム兄弟、ルネ・ラリックなど、ガラス工芸家による芸術性の高い香水瓶も作られるようになり、香水文化は最高潮に達します。

　その後香水は、イメージに合わせて瓶、ラベル、箱、コマーシャルなどがトータルでデザインされるようになりました。こうして、香水は一大産業へと成長していくこととなったのです。

魔法の弾丸「ペニシリン」

　医学の世界では1928年にイギリスの細菌学者アレクサンダー・フレミングが、世界初の抗生物質ペニシリンを発見。実用まで10年以上かかりましたが、細菌の繁殖を防ぐことが可能となり、肺炎や破傷風の患者など、それまで治療困難とされた多くの人々を救いました。第二次世界大戦では傷口の治療などに利用され、戦後は民間でも広く使われて、人類が苦しめられてきたさまざまな感染症に著しい効果をあげていきます。あまりに劇的な作用があったため、抗生物質は病に打ち勝つ「魔法の弾丸」などと称されることもありましたが、徐々に副作用や薬害なども注目されていきます。

西洋医学と代替療法

　病気を局所的にとらえて集中的に治療を行う、西洋医学的アプローチだけでは力の及ばない分野があることも再認識されました。例えば、精神的要素が関与する疾患、原因が未解明で複雑な発症要因を持つ慢性的疾患、不定愁訴などです。

　1960年代になると、アメリカの西海岸を中心に自然回帰運動が起こります。ベトナム戦争の泥沼化やソ連との冷戦の拡大、新薬・合成調味料・添加物などの副作用、産業化による公害問題などに対し、若者たちが「自然に帰れ」を合言葉に運動を広げました。こうした流れの中で、植物療法への関心が再び高まります。

　近年では先進国を中心に、「統合医療」というアプローチが広まっています。これは植物療法を含む代替療法と西洋医学を組み合わせて、それぞれの得意分野をバランス良く活用するものです。

　今後は、健康維持や病気の予防、生活の質を高めるためのケアがより求められるようになり、個人個人に合った健康を保つ選択肢も増えていくでしょう。植物療法はこうした需要の中で、大きな役割を担っていくに違いありません。

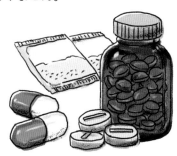

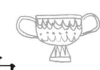

植物療法
それぞれの歴史

植物療法を巡る歴史

ここまで、古代から現代までのさまざまな文化や地域で、
植物療法がどのような変遷をたどってきたのかを紹介しました。
では、それぞれの植物療法がどのように生まれ発展していったのか、
各療法ごとに分けて詳しく見ていきましょう。

アロマテラピーの歴史

錬金術から誕生した
ハーブウォーター

　芳香植物と人々との関わりは紀元前まで遡ることができ、古代文明が発達した頃には、既に植物療法がさまざまな形で暮らしの中に取り入れられていました。

　現在のアロマテラピーで使用される、精油やハーブウォーター（芳香蒸留水）を生み出す水蒸気蒸留の歴史をたどるならば、8

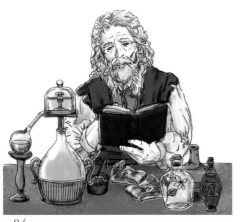

世紀以降のアラビア錬金術に目を向ける必要があります。あらゆる物質の中から一番優れた要素である「精髄」を取り出すことを目的とした錬金術の中で、この時代は特に、自然界のものから、そのものの本質を抽出するために蒸留技術が発達しました。その結果、植物を蒸留する過程で精油やハーブウォーターの原型が生まれたといわれています。「ユナニ医学」を確立したとされるアヴィセンナ（p.150）は、蒸留されたローズウォーターなどを治療の中で活用しました。

　また、アルコールの蒸留も行われるようになり、後にヨーロッパの修道院で作られる薬草酒「リキュール」や、蒸留酒にハーブを漬け込んだ「チンキ剤」などへと応用されていきます。修道士や修道女たちによる僧院医学の中では、リキュールやチンキ剤とともに、精油やハーブウォーターを使った療法も盛んに行われていたようです。

心と身体に働きかける精油

「アロマテラピー」という言葉が登場したのは20世紀の初めで、フランス人のルネ＝モーリス・ガットフォセ（p.190）によって名付けられました。彼は、火傷の傷にラベンダーの精油を塗布したことで改善への大きな助けとなったことから、精油の研究に励みました。

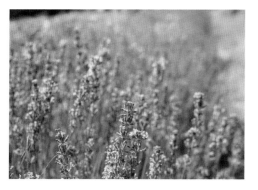

フランスのアロマテラピーは、その後ジャン・バルネ（p.200）が精油をより化学的に分析して特性を体系化したことで、医療の現場でも活用できる植物療法へと後押しされていきます。

イギリスでは、マルグリット・モーリー（p.196）がさまざまな代替療法を追究していく中で、精油が神経系に良い影響を与えることに気づき、精油を植物油で希釈してトリートメントするための理論と実践結果を紹介しました。そして、アロマテラピーは身体の一部分だけに働くのではなく、身体，心、感情、精神を含めたその人全体をケアすることができると説きました。彼女の提唱した「ホリスティックアロマテラピー」の概念は、アロマセラピストであるロバート・ティスランドの著書『The Art of Aromatherapy』によって、より一層広まっていきます。

ストレス社会ともいわれる現代、心身の両面に働きかけるアロマテラピーは、今後ますます重要な役割を果たしていくことでしょう。

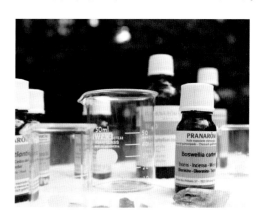

ハーブ療法の歴史

ヒポクラテスの「体液病理説」

人類は古代から、身近な薬草を病気の治療に役立ててきました。当時、病気は悪魔や悪霊によって引き起こされると考えられており、神官や祈祷師が浄化のためにハーブを使うことも多くありました。

このような医術を疑問視し、観察や経験を重視したのが、紀元前400年頃に活躍した古代ギリシャの医師ヒポクラテス（p.130）です。彼は、身体を構成する血液・粘液・黄胆汁・黒胆汁という4種類の体液のバランスが乱れることで病が起こるという「体液病理説」を唱え、諸説ありますが、その

均衡を取るためにハーブを使用したといわれています。

重要文献の誕生と医学の普及

1世紀になると、医師であり植物学者でもあるディオスコリデス（p.140）が、『薬物誌』を著し、薬草の特性や実用法を幅広く紹介します。この本はおよそ1500年もの間、ヨーロッパにおいて薬学の基本文献とされました。

同時期の1世紀頃〜2世紀頃、中国では薬物の知識が集約された『神農本草経』が編纂されたといわれています。365種類の植物・動物・鉱物が薬として紹介され、そのうち植物は250種以上を占めています。中国伝統医学や植物由来の生薬は、遣隋使や遣唐使によって7世紀頃から日本へ伝わり、日本で独自の発展を遂げました。

ヒポクラテスの時代から脈々と受け継がれてきたギリシャやローマの医学は、やがて中東へともたらされ、10世紀頃にはユナニ医学へと継承されて発展します。そして、医師であるアヴィセンナは、11世紀の初めに『医学典範』で、多くの薬草の使用方法を症状別に記しました。

また、中世ヨーロッパの修道院ではさまざまなハーブが育てられ、修道士や修道女によってハーブ療法が行われました。12世紀になると、ドイツの修道女ヒルデガルト・フォン・ビンゲン（p.152）が、ハーブや医学についての本を著しました。彼女は、ハーブティー、ワイン、料理などを通じて、日々の暮らしにハーブを取り入れる方法も幅広く提唱しています。

交易で広まるハーブやスパイス

15世紀から17世紀半ばにかけての大航海時代では、東南アジアやアフリカなどのハーブやスパイスがヨーロッパへと持ち込まれ、より多様なハーブ療法が行われるようになりました。

日本でも16世紀の半ばにポルトガルとの交易が始まると、物資とともにキリスト教や西洋の医学も伝来します。薬草の新しい処方も伝わり、織田信長は現在の岐阜県と滋賀県にまたがる伊吹山に、広大な薬草園を作らせたともいわれています。

医学の発展とハーブ療法の今後

16〜17世紀になると、人体の構造が徐々にわかるようになり、近代医学の黎明期を迎えます。その一方で、ニコラス・カルペパー（p.165）が唱えるような、占星術的な医学や伝統的なハーブ療法も根強く行われていました。

19世紀に入ると、植物から有用成分だけを分離することや、必要な成分を化学合成することが可能になり、薬草をそのままの形で医療や治療に利用する機会は徐々に減っていきます。しかし近年では、健康維持や病気の予防、生活の質を高めるために、ハーブティーなどの気軽に始められるハーブ療法は、再び需要が高まっています。

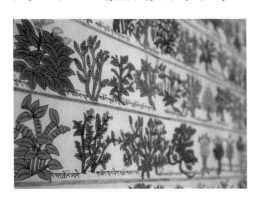

森林療法の歴史

世界が注目する森の癒やし

「森林浴」という言葉は、1982年に当時の林野庁長官であった秋山智英氏によって提唱されました。海水浴や日光浴のように、森林の空気に浸り、自然と触れ合うことで心身の健康につなげようと考案されたものです。

日本は森林浴発祥の地ですが、心身の健康回復や維持のために意識的に森林を活用する「森林療法」としての活動は、ヨーロッパやカナダなどが先駆けて行っていました。例えばドイツでは100年以上前から、健康増進に適した自然環境の豊かな場所として「保養地」を設け、治療のための施設を併設したり、専門医や自然療法士が常駐したりする場が多くあります。

また、イギリスでも20世紀初頭から、森林をはじめとした自然豊かな場所を散歩して健康増進に役立てる試みが行われていました。さらにデンマークやドイツでは、特定の園舎や園庭を持たずに、園児や保育士が毎日自然環境の中で過ごす「森の幼稚園」が、1960年代には作られたといいます。

日本で「森林療法」という言葉が公式に発表されたのは、1999年に開催された日本林学会大会とされています。農学博士の上原巌氏が、森林でレクリエーション、作業活動、休養、カウンセリングなどを行うことで心身のリハビリテーションが期待できると報告しました。

2003年には林野庁が「森林環境を総合的に利用した健康増進のセラピーのことを森林療法（フォレストセラピー）と呼称する」と発表しています。

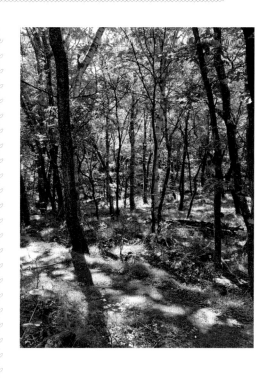

森林活用が生み出す未来

2004年からは、林野庁と厚生労働省がオブザーバーとなり「森林セラピー研究会」が発足します。翌年にはこの研究会の成果を実践の場に活かし、森林療法を行うのに適切な場所として「森林セラピー基地」「セラピーロード」の認定制度も設けられました。

こうして日本でも、レクリエーションやリハビリテーション、カウンセリングや教育などを目的に森を活用する森林療法が、徐々に普及していきます。近年は地方自治体が主導して広報活動を行ったり、ボランティアを募集・育成したりと、森の有効活用、町おこし、人材育成などの目的も果たすようになりました。

園芸療法の歴史

心のケアと園芸

　園芸療法の歴史は古く、古代エジプト時代から医師が患者に対して庭園散策をすすめていたという記録が残っているとされています。それ以降もヨーロッパやアメリカにおいて、精神医学がまだ確立されていなかった時期から、園芸は心のケアに利用されていました。

　18世紀末から20世紀半ばにかけて、主に精神疾患を抱える患者のいる施設で農作業を行うようになり、その過程で治療を助ける作用があることがわかってきました。

療法としての確立

　現在につながる園芸療法が本格的に始まったのは、第二次世界大戦後のアメリカとされています。傷痍軍人たちのリハビリや社会復帰のための職業訓練として、園芸が作業療法の中に取り入れられたのです。また、ベトナム戦争によって心身ともに傷ついた軍人たちも、園芸によって前向きな心を取り戻す事例が多く、園芸療法の評価は高まっていきました。

　その後、多くの大学において園芸療法に関する講義が行われるようになり、1970年代にはアメリカとイギリスで、園芸療法の推進や療法士の育成などを目的とする専門機関が生まれました。アメリカの機関はその後「アメリカ園芸療法協会」となり、医療の分野における園芸療法の確立や普及など、さまざまな活動を行っています。

　近年は、身体的・精神的リハビリテーションが必要な人、社会的支援が必要な人だけではなく、日常生活の中でストレスを感じる人、高齢者、ガーデニング愛好家など、あらゆる人々が園芸を楽しめるように、愛好家グループや協会、ボランティア団体などが増えてきています。

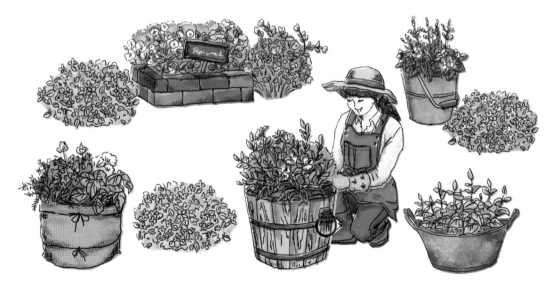

フラワーエッセンス／ジェモセラピー／ホメオパシーの歴史

3つの療法の共通点

フラワーエッセンスとジェモセラピーは、いずれもホメオパシー医師の経験を持つ人物が発展させた療法です。そのため、いくつかの共通点があります。

例えば、植物のエネルギーやスピリットを身体に取り入れるという考えを持つこと、病気そのものだけではなくその人の性格や体質も考慮して解決法を見出すことなどです。

では、それぞれの療法はどのように生まれ、発展していったのでしょうか。

ホメオパシーの体系化

現代西洋医学が幕開けした時代においても、すべての医師たちが化学合成薬に頼ったわけではなく、植物・動物・鉱物など自然界に存在するものを活用し、治療や健康維持に役立てようとする医師もいました。

ホメオパシーを体系化した、ドイツ人医師のサミュエル・ハーネマンもその1人です。18世紀末、彼はマラリアの治療に使用されていたキナの樹皮についての文献を読み、実際に煎じて飲んでみました。すると、マラリアの急性症状に似た状態に陥ったそうです。マラリア患者にとっては治療薬となるものが、健康な人間には逆にマラリア同様の症状をもたらすことにヒントを得たハーネマンは「類似の法則」を導き出し、ホメオパシーの根本原埋へと体系化していきました。

感情に働きかける
フラワーエッセンス

フラワーエッセンスの起源は、花びらの上に溜まった朝露にあるとされています。古くから、花の朝露には花そのもののエネルギーが宿っていると考えられており、心身のケアに用いられてきました。その原理を体系づけたのが、エドワード・バッチ(p.194)博士です。

1928年、彼はホメオパシーの理論に従い、インパチェンス、ミムラス、クレマチスという3つの植物から「レメディ」と呼ばれるエッセンスを作ります。その後も彼は、恐れ、不安など、誰もが日常的に体験するような感情に働きかけるレメディを開発し、現在のフラワーエッセンスの基盤となる38種類のレメディを完成させました。

再生力を活かすジェモセラピー

新芽、新葉、蕾など、細胞分裂が盛んな植物の部位を療法に用いるジェモセラピーの起源は中世まで遡ることができますが、本格的な研究が始まったのは1950年代のことです。

ベルギーの医師ポール・ヘンリーが新芽の持つ成長力や再生力に注目し、新芽から抽出したジェモエッセンスが身体にどのような影響を与えるのか、さまざまな研究を行いました。その後、ホメオパシー医師のマックス・テトーらが研究をさらに発展させ、ジェモセラピーと名付けて現在に至ります。

日本における
植物療法

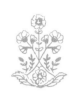

他国の療法や文化を取り入れながら、
時代に合わせて独自の進化を遂げた日本の植物療法。
近年、海外からも日本産精油や和ハーブの需要は高まっています。
日本の植物療法が、どのように始まり変化してきたのか、
日本ならではの流れを紹介します。

★ 暮らしに植物が根付いていた 縄文時代〜古墳時代 ★

狩猟採集の時代に糧となった植物

現在でも、国土の7割近くを森林が占める日本。古代の狩猟採集の時代においても人々は森の恵みを享受し、植物とともに暮らしていました。

縄文時代は、多くの木の実が食料源でした。実りの多い季節には、地面に掘った貯蔵穴に備蓄をして採集量の少ない冬に活かしたり、苦味の強いドングリを食べるためにアク抜きや加工を行うなど、かつての痕跡が遺跡や発掘品などから見つかっています。また、住居跡からはクリやカシの実とともに、キハダの樹皮が発掘されています。これは、考古学上で使用が確認された日本最古の生薬といわれています。

縄文時代の後期になると、中国大陸から九州北部に稲作が伝わり、半世紀ほどの間に東海地方の西部まで伝わったといわれて

います。しかし、落葉樹が多く十分な食糧が確保されていた東日本では、稲作の必要性がさほどなかったのか、重労働を伴う農業はなかなか広まらず、引き続き狩猟採集が主に行われていました。

稲作と薬草利用の始まり

弥生時代になると、稲作は急速に全国へと広がりを見せます。諸説ありますが、理由の1つは寒冷化とされ、縄文時代の終わり頃から、豊かだった東日本の植物採集量が減っていったといわれています。それによって、食糧が不足するようになりました。そこで、安定して食糧を確保するために、稲作が受け入れられていったのです。

また、4世紀頃の古墳時代になると、中国大陸とともに朝鮮半島からも、薬草とその使用法の知識などがもたらされました。

現存する日本最古の書物『古事記』には、

薬にまつわる物語がいくつか記されています。例えば「因幡の白兎」では、大国主命という神様が、怪我をしたウサギに止血と抗炎症のために蒲の花粉をつけるように教えたというくだりがあります。

また、593年には聖徳太子（p.146）が四天王寺を建立し、そこに併設された施薬院で、薬草の栽培や調剤を行ったといわれています。

595年には、淡路島に沈香という香木が漂着したと『日本書紀』に記されています。島の人たちが薪として燃やしたところ、とても良い香りが遠くまで漂い、特別な木だと感じた彼らはそれを朝廷に献上したそうです。

また、611年には現在の奈良県兎田野にて、薬草採集が宮中行事として行われたことも、『日本書紀』には記載されています。

このように、古代から日本では植物を食料や薬として活用しており、徐々にその香りを宗教的な場面でも使うようになっていきました。

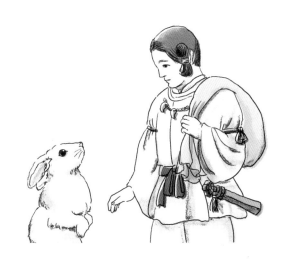

大陸から医薬が持ち込まれた
飛鳥時代～奈良時代

鑑真がもたらした植物

飛鳥時代からは、遣隋使や遣唐使を通じて大陸文化の影響を大きく受け、彼らに随行する形で、日本からも隋や唐へと渡り薬物や医療について学ぶ人々が出てきました。

奈良時代になると、唐から僧侶が少しずつ渡来するようになります。彼らは医薬に関する多くの知識を持っていました。鑑真（p.148）もその1人です。彼の渡航は5回にわたって失敗し、6回目にようやく日本の地を踏むことができました。2回目の渡航を試みた際、日本に持参しようと用意したもののリストが、『唐大和上東征伝』という文献に掲載されています。その中には、麝香、沈香などの香料や、薬の原料になるものが含まれていました。

貴重な薬目録『種々薬帳』

また、この時代に東大寺の盧舎那仏（大仏）に献納された薬の目録が『種々薬帳』という書物の中にあり、約60種類の薬草名や数量、包装の状態などが記載されています。その中には、現在も漢方薬や香料などに配合される麝香、人参、大黄、甘草、胡椒、桂心なども見られます。

香りを楽しんだ平安時代
実用を重んじた鎌倉時代

教養や文化としての香り

　奈良時代後期から平安時代になると、仏に供える香料とは別に、貴族たちが暮らしの中に香りを取り入れていきます。沈香、白檀（サンダルウッド）、丁子（クローブ）などの香料を粉末にし、蜂蜜や梅肉などと練り合わせて熟成させたものを炭火などで温め、香りを着物や頭髪、部屋や手紙などに焚き込めたのです。このような風習を「薫物」や「空薫物」といい、貴族たちは四季に合わせて香を使い分けたり、自分だけの香りを持っていたりしました。『枕草子』や『源氏物語』などの王朝文学の中でも、彼らが優雅に香りを楽しむ様子が描かれ、香りを使って自分をアピールしたり、残り香で愛する人を偲んだりする場面もあります。

　また、宮中では5月5日の節句の頃にさまざまな草を集め、香りの良さや色の美しさなどを競う「草合わせ」という遊びも行われました。これは鎌倉時代になると子どもたちの遊戯として、庶民の間でも行われるようになったといわれています。

薬物書や医学書の登場

　平安時代は、中国大陸経由で中東やインドなどの産物が入ってくるようになり、多様な薬、香料、染料などを扱う薬店が増え、薬の売買も盛んになりました。そのため、『本草和名』や『延喜式』といった書物の中で、薬物の産地や朝廷に納められた品々がわかりやすくリスト化されました。

　984年には日本に現存する最古の医学書とされる『医心方』が、丹波康頼によって編纂されます。この書は、隋や唐などのさまざまな医書からの引用がまとめられ、薬物の作用、医師の心得、病気の原因や治療法、養生法などが全30巻にわたって記されました。

　また、禅僧である栄西は『喫茶養生記』を書き、茶が養生において非常に役立つことを説きました。これ以降日本では、本格的に喫茶の習慣が普及していったといわれています。そして禅宗が広まったこの時代は、香木とじっくり向き合い香りを鑑賞する「門香」が、公家から武家の間に広がっていきました。

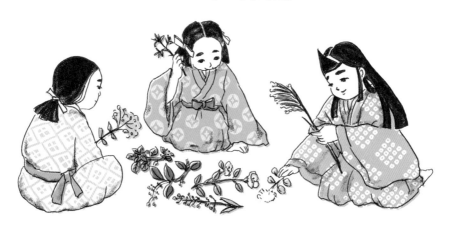

香道の確立した室町時代
南蛮医学が始まった安土桃山時代

芸道としての香りの追求

室町時代になると中国大陸から安定して香木がもたらされるようになり、門香の文化がさらに広がります。室町幕府8代将軍・足利義政の時代になると、礼儀作法や立居振舞をより重視した門香が芸道として体系化されていき、茶道や花道などの諸芸能の1つとして「香道」が確立していきました。その中には、古典文学や和歌をイメージして香りを組み合わせ、その香りを当てるという「組香（くみこう）」という遊びもあり、教養やセンスが問われたといいます。香り文化をここまで洗練させて芸道にまで昇華させたのは、まさに日本ならではといえるでしょう。

日本で独自に発展した
中国医学

室町幕府は、当時の中国にあたる明（みん）との貿易に積極的で、医者や鍼師たちが明へと渡って医学を学ぶことも増えました。帰国した彼らは自分なりの経験や創意を加え、この時代から江戸時代にかけて、中国医学は日本で独自の発展を遂げていくこととなります。

その後、戦乱の時代が訪れると、学問的な医薬の発展は一時的に止まりますが、戦場で負った傷に対する治療法は進歩し、多くの薬草が使われました。

ポルトガル医療の伝来

16世紀半ばにポルトガルとの交易が始まると、物資とともにキリスト教や西洋医学も伝来しました。1552年にポルトガルの貿易商として来日したルイス・デ・アルメイダは、医師免許も持っていました。彼は日本で宣教師たちと交流するうちに、彼らの宗教的奉仕活動に感銘を受け、自らもキリスト教の布教とともに、人々を救済するための医療活動を行い、現在の大分県に、私財を投じて乳児院を建てました。その後も、外科・内科・ハンセン病科などを備えた総合病院を建てて治療を行います。これが日本における西洋医学的治療の始まりとされ、当時は「南蛮医学」などと呼ばれていました。南蛮医学では、皮膚疾患の薬物として植物油や樹脂などを練り合わせた薬剤を使っていたとされています。

織田信長はこうしたポルトガルとの交易を奨励し、南蛮文化に深い理解を示しました。京都にキリスト教布教の拠点として「南蛮寺」を建てることを援助し、宣教師たちの勧めに従って、人々を救済する際の薬草を栽培するため、現在の岐阜県と滋賀県にまたがる伊吹山に広大な薬草園を作らせたともいわれています。

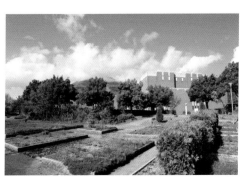

画像提供：伊吹薬草の里文化センター

93

日本独自の学問とともに
蘭学が広まった江戸時代

本草学と養生論の確立

　江戸時代になると印刷技術が普及し、多くの中国医書が刊行されました。またこの時代は、薬用となる植物・動物・鉱物の作用や形態などを研究する「本草学」が、日本で成立した時期でもあります。

　儒学者である林羅山は『本草綱目』を長崎で入手し、徳川家康に献上しました。この文献は、明の李時珍が25年以上の歳月をかけて編纂した本草書で、1800種以上に及ぶ薬物の名称、産地、薬効、処方などをまとめた52巻から成る大作です。『本草綱目』は江戸時代を通じて印刷を重ね、本草学の基本文献として江戸時代の博物学にも大きな影響を与えました。その後、本草学者の小野蘭山（p.180）が、この書の研究を行い、記載されている動植物や鉱物について、名称、産地、産出状況、形態、特徴などを独自の観察に基づいてまとめた『本草綱目啓蒙』を著しました。

　本草学の普及によって薬用植物の需要が高まると、それらを栽培、維持、鑑賞できる場として、御薬園と呼ばれる薬用植物園が作られるようになります。現在の小石川植物園の前身も、この時代に幕府によって作られました。

　また江戸時代は、長きにわたる不安定な戦乱の世が終わり、人々の間に健康を気遣うゆとりが生まれた時期でもありました。そのため、福岡藩の儒学者であった貝原益軒（p.168）がまとめた『養生訓』では人生を楽しみ、健康に長生きするための教えが説かれ、多くの人々に愛読されたといいます。

蘭学や西洋植物学の伝来

　鎖国制度が続いたこの時代は、洋書の輸入が禁止されていましたが、8代将軍の徳川吉宗は禁書制度を緩和します。多くの洋書が読めるようになり、西洋の学問に対する関心が高まりました。1774年には、医師の杉田玄白と前野良沢らが中心となり、解剖書『ターヘル・アナトミア』を翻訳し、『解体新書』として刊行しました。これによって、中国の古典をもとにした漢学から、オランダ語を通じて西洋の知識を学ぶ蘭学へと人々の興味が広がりました。

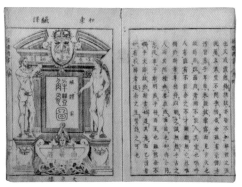

『解体新書 4巻附序図1巻』（京都大学附属図書館所蔵）部分

　また、長崎県の出島には、ケンペル、ツンベルク、シーボルトの三学者（p.174）が駐在し、日本の自然や文化についての調査を行うとともに、博物学者として西洋医学や植物学の知識ももたらします。

　1854年、日本は日米和親条約を結び、200年以上に及ぶ鎖国は終わりを告げます。こうして、西洋の学問や医学は、ますます広く受け入れられるようになりました。

医学の西洋化と農学校の創立

明治維新以降、西洋文化の流入や海外貿易の拡大が進みます。新政府は医療の近代化を目指し、日本における医学の基軸を西洋医学に置くことを決めました。それは、中国医学を独自に発展させてきた日本ならではの医学を、西洋式に変えることを意味します。当然、治療に用いる薬剤も西洋のものへとシフトしていき、一時的に薬草や漢方の存在は排除されていきました。

またこの時代は、農業従事者を育成するための農学校も創立されました。1876年には、北海道大学の前身となる札幌農学校が、1878年には東京大学農学部などの前身となる駒場農学校が開校、1891年には東京農業大学の起源となる徳川育英会育英黌農業科が創立されました。

再注目される植物療法

1886年には、医薬品の規格基準書ともいえる「日本薬局方」が制定され、この規格書に掲載されているものが、政府のお墨付きを得た「法律上の薬」となりました。そして、それまでなじみの深かった生薬や薬草も、日本薬局方に記載のないものは「規格外の薬」という分類になったのです。

後に訪れた20世紀は、抗生物質や手術などの西洋医学的アプローチが多くの命を救ってきました。

現代では、病気の治療とともに、自然治癒力の向上や心身のバランスを調整するケアが求められるようになり、植物療法をはじめとした代替療法も注目されています。

20世紀の終わりからは、さまざまな植物療法に関する民間団体も設立されました。1995年には日本アロマコーディネーター協会（JAA）が設立、1996年には日本アロマテラピー協会（AAJ）が設立し、後に日本アロマ環境協会（AEAJ）となります。1998年にはナード・アロマテラピー協会（NARD）が設立、翌年にはメディカルハーブ広報センターが設立し、後に日本メディカルハーブ協会（JAMHA）となります。

また近年は、日本産精油、和ハーブ、和のフラワーエッセンスなどが、海外からの注目を集めています。

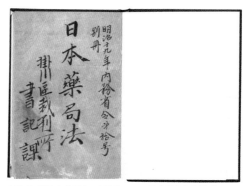

内務省 編『日本薬局方』,内務省,1886. 国立国会図書館デジタルコレクション https://dl.ndl.go.jp/pid/2938123（参照 2023-10-27）

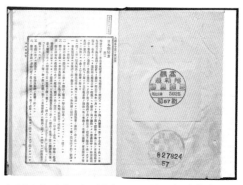

内務省 編『日本薬局方』,内務省,1886. 国立国会図書館デジタルコレクション https://dl.ndl.go.jp/pid/2938123（参照 2023-10-27）

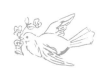 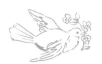

儀式と香り

香りは古代から邪悪なものを遠ざけ、神の魂を呼び覚ましたり、
祈りを届けたりするために必要なものだと考えられていました。
時代や地域を超えて、宗教や儀式の中で香料が使われる場面は多く、
壁画、出土品、聖典、献納品などからも痕跡をたどることができます。

★ 古代エジプトの祈りと復活 ★

太陽神ラーへの祈り

　古代エジプトの人々は、毎朝東の空に現れて大地を照らし、豊かな実りをもたらしてくれる太陽を神として尊び、神殿では太陽神ラーのために1日3回香りを焚いて、祈りの儀式を行いました。

　時刻によって焚かれるものは異なり、朝は太陽が無事に東から昇るように乳香（フランキンセンス）が、太陽が頭上に来る正午には没薬（ミルラ）が、そして太陽が沈むときには不安を鎮め、人々を安眠へと誘うキフィが焚かれました。キフィのレシピはいくつか見つかっていますが、ブドウ酒や干しブドウ、ハチミツなどをベースにし、そこにジュニパー、レモングラス、サフラン、ショウブ、シナモンなどの芳香植物や、乳香、没薬などの樹脂を数種類ブレンドしたものです。

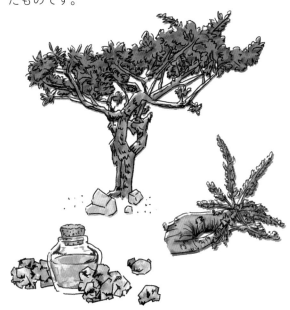

祭壇で焚く香料は錠剤のような形に成形され、王が左手に持った香炉に右手で投げ入れて香りを立てたといいます。香料の調合自体もとても重要な儀式として行われ、キフィが寺院で作られる際には聖典が読み上げられたといわれています。

再生と復活を願って行う
ミイラ作り

古代エジプト人たちは来世の存在を信じていました。現世での行いのすべてが来世への準備であると考え、善行に努めたとい

います。死後も来世で自分として生き続けること、つまり再生と復活を望んでいたのです。また、来世に行った魂は1年に1度この世に戻り、残した家族に会うことができると考えられたといいます。そのために、魂が戻る場所としての肉体が滅びないよう、遺体をミイラにしたのです。

初めは王にのみ許されていた再生と復活は、やがて王以外の人々にも認められるようになり、ミイラ作りは発展していきます。ときには人間だけでなく、神とつながりがあると考えられる、ヒツジやウシなどの動物たちもミイラにされました。

ミイラ作りの手順

ミイラの制作過程ではさまざまな種類の香料が使われ、制作が非常に盛んだったといわれる紀元前2600年頃には、膨大な量の香料が消費されたといいます。制作の主な手順を見てみましょう。

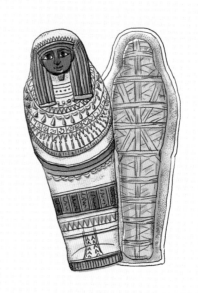

1 遺体を洗浄し、頭髪を除く体毛を除去する。左脇腹を開腹し、心臓を残して内臓を除去する。

2 パーム椰子の酒などで消毒後、腹部に没薬やシナモンなどの香料や香草、リネン、ナトロン(塩)などの詰め物を入れる。その後、鼻の奥の骨に穴を開け、脳みそを取り出す。

3 ナトロンで身体を覆い、約40日間かけて乾燥させる。ジュニパーの実をナトロンと混ぜて乾燥させることもあったとされる。

4 災いから身体を守る「護符」と呼ばれるお守りとともに、包帯を巻きつけて完成。この際に、包帯をアトラスシダーなどの芳香物質に浸すこともあったとされる。

このように、芳香植物はミイラ作りのあらゆる工程で登場し、それぞれが防腐や殺菌の作用をもたらしていました。そのおかげで、何千年も経過した今日まで微生物の侵攻を防ぎ、そのままの姿で外観が見事に保たれているのです。また、こうした芳香植物には、遺体を神の前に差し出すために、清らかな香りを付けるという意味も込められていたと考えられています。

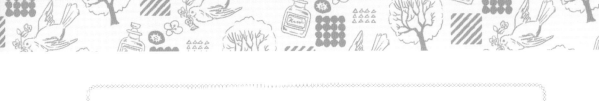

古代メソポタミアの儀式

神々に捧げた香り

古代西アジアの神殿や宗教儀礼においても、香りは重要な意味を持っていました。例えば、香料を焚いて出てくる煙で神像を燻す行為は、像の浄化をするとともに、神々への奉献をあらわすものとみなされたといいます。当時、神像は生きた神そのものと考えられており、神々は人間が建てた神殿に住み、人間が捧げる食べ物を食べ、人間が焚いた香を嗅いで生活すると信じられていたのです。

また、香料を焚いて出てくる煙は人体を清め、厄災をもたらすあらゆるものを駆除するとも考えられていました。

アッシリアとバビロニアでは、宗教行事、病気の手当て、悪霊を追い払うなどのために、ヒマラヤスギ、ショウブ、サイプレスなどを神前で焚いて祈りを捧げていました。バビロニアの遺跡からは、その様子が書かれた粘土板が発見されています。また、歴代の王たちは、病気をした後に吊り香炉と松明（たいまつ）を使って住居を清める慣習があったといいます。

イラク中部に位置するアッシュル遺跡では、紀元前2500年頃の神殿が発掘されていますが、神々に祈祷する男女を模した人物像などとともに、香炉台が置かれたままの祭壇も出土しています。

ゾロアスター教と香料

火にくべられた香料や木々

紀元前1000年前後に成立したとされ、一時はペルシアの国教にもなったのがゾロアスター教です。火・水・空気・土などを神聖なものととらえ、さまざまな宗教儀礼が執り行われ、特に火への儀式を重要視していました。聖典『アヴェスター』によると、燃え続ける火の中に、樹皮を取って乾燥させた薪や葉の香料、動物の脂肪の小片を捧げ、薪と香料は1日3回祈祷の際に供えられたといいます。

また、紀元前6世紀頃に発掘された小像の中に、手に数本の小枝を持つゾロアスター教の神官の姿があります。この枝は「バルサム」と呼ばれて芳香があり、儀式の内容によって神官が持つ本数も決められていたといわれています。

葬儀は、ハゲワシなど肉食の鳥類に遺体を食べさせる「鳥葬」で行われ、その際には4つの香りで穢れ（けがれ）を清めるようにと定められました。おそらくこの香料は、白檀（サンダルウッド）、安息香（ベンゾイン）、沈香（じんこう）、柘榴（ざくろ）だと考えられています。

正教会と振り香炉

祈りと敬意を象徴する香り

　キリスト教の教派の1つである正教会では、旧約聖書の時代からの伝統として、香を焚く儀式（炉儀）の習慣が守られています。結婚式や埋葬式、夜に行われる晩祷、そして日曜日に行われる非常に重要な聖体礼儀など、さまざまな場面で香炉が用いられているのです。

　炉儀を行うのは主教、司祭、彼らを補佐する補祭で、長い鎖で吊り下げた振り香炉の中に、乳香などの香料を入れて焚きます。

　この儀式は、畏敬の念と祈りを象徴するものであると同時に、神によって創られた人間の中にある神性への敬意を表するとい

う意味も込められているといいます。そのため香りは祭壇、聖体、イコンなど崇敬の対象だけではなく祈祷者たちにも届けられ、人々は香りとともに祈りを捧げるのです。

　振り香炉の鎖には鈴がついていることが多く、香炉が振られるたびに神聖な鈴の音が聖堂内に響き渡ります。

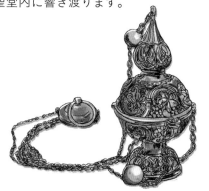

日本における儀式と香り

大嘗祭や春日祭で使われるクロモジ

　『日本書紀』によれば、595年、淡路島に沈香という香木が漂着しました。島の人たちがその木を薪として燃やしたところ、素晴らしい香りが立ち上りました。その木が非常に高貴なものだと感じた彼らは、それを朝廷に献上したといいます。日本においても、香りが特別なものだと認識されていたことがよくわかるエピソードです。

　天皇の皇位継承の際に行う「大嘗祭」。こ

の大切な儀式の際に、クロモジで作られた柴垣という垣根に熱湯をかけて、香りを立たせる儀式があります。クロモジの神聖な香りが辺り一面に漂い、儀式の荘厳さがより一層際立つのです。

　また、奈良県にある春日大社では毎年3月13日に「春日祭」が行われています。この例大祭では、宮中から勅使を迎えて国家の安泰や国民の繁栄を祈ります。この儀式の中で使われる御棚もまた、クロモジから作られているといいます。

時の権力者と植物

古くから、病の治療や予防、宗教儀式や死者の埋葬など、
さまざまな場面で用いられてきた植物。
ときに権力の象徴として利用されることもありました。
時の権力者たちが魅了された植物を、人物ごとに紹介します。

アレクサンドロス3世
（紀元前356年〜紀元前323年）

クレオパトラ
（紀元前69年〜紀元前30年）

香料を求めた戦術の天才

古代マケドニア王国のアレクサンドロス3世（アレキサンダー大王）は、わずか10年程でギリシャから北インドにまで広がる大帝国を築き上げ、「戦術の天才」とも呼ばれました。

香料好きとしても有名で、乳香（フランキンセンス）や没薬（ミルラ）などを常に焚かせていたといわれています。彼が東方へと次々に軍を進めたのは、家庭教師であったアリストテレスに「香料が豊富であるシバの国を征服するまでは、乳香を節約しなければなりません」と諭されたことも理由の1つとされています。

アレクサンドロス3世が、自ら遠征してまで手に入れたかった香料は、乳香や没薬はもちろん、ペッパー、クローブ、シナモン、ナツメグなどのスパイスや、麝香、霊猫香など動物の分泌液を原料とした香料で、いずれも非常に高価なものでした。

香りで人々を魅了した女王

エジプトのプトレマイオス朝の最後を飾った女王、クレオパトラ。彼女は社交性に富み、教養と品格も備えたチャーミングな女性だったといわれています。

高価な香料や香油を全身に塗り、バラやジャスミンの花を浮かべた風呂に入り、麝香や霊猫香など濃厚な香りの漂う動物性香料を愛用し、ローマ帝国の英雄でもあるユリウス・カエサル（ジュリアス・シーザー）やマルクス・アントニウスを魅了しました。

あるとき、船に乗ったクレオパトラは、自らの身体はもちろん、帆布や船員にも香水をつけ、数々の香炉からも香りを漂わせ、周囲の人々を陶酔させたといいます。

また、晩餐会の会場ではくるぶしまで埋まるほどのバラの花を敷き詰め、招待した軍人たちに権威を誇示するなど、植物の香りの力を上手に利用し、政治や外交の上でも成功を収めました。

ネロ
(37年〜68年)

桁外れな香料消費をした皇帝

ローマ帝国第5代皇帝は「暴君ネロ」として知られていますが、実は芸術や植物を愛する、感受性豊かな一面もありました。

なかでもバラはお気に入りで、宮殿では彼が合図すると天井が開き、バラの花びらやバラ水が降り注いだといいます。また、妻ポッパエアが死去した際には、葬儀に大量の香料や香油を使用し、その量は当時ローマに香料を供給していたアラビアの年間産出量を超えていたともいわれています。

ネロをはじめとした歴代ローマ皇帝の香料好きは常軌を逸するもので、その支払いに使う銀が瞬く間に流出したことで、ローマ帝国の国力が弱まる一因になったとまでいわれているのです。

ヘリオガバルス
(203年頃〜222年)

バラに執着した悪名高き皇帝

ローマ帝国第23代皇帝のヘリオガバルスは、度重なる奇行によって「ローマ帝国史上最悪最凶の皇帝」などと評されてしまう人物です。彼もバラ好きとして有名で、バラの酒を飲み、バラ水を満たした風呂に入り、体調不良の際には薬にもバラを入れるように命じたといわれています。

また、p.73で紹介している絵画《ヘリオガバルスの薔薇》にも描かれている、宴での逸話も知られています。なんと彼は、招待客の上に何トンものバラの花びらを一気に落とし、窒息死していく様子を見物して楽しんだといいます。まさに、彼の奇行を如実にあらわすエピソードでしょう。

楊貴妃
(719年〜756年)

香りに包まれた傾国の美女

唐の皇帝玄宗の皇妃であった楊貴妃。玄宗皇帝が、彼女を寵愛するあまりに政治を疎かにして戦が起きたといわれ、「傾国の美女」とも呼ばれます。

彼女には、香りにまつわるたくさんの逸話があります。例えば、香りの良い果物として知られるレイシ(現在のライチ)を好み、皇帝に謁見する際には、口に沈香や丁子(クローブ)などの香料を含んでいたそうです。

玄宗は、彼女に貴妃の地位を与えた数年後に匂い袋をプレゼントしたといいます。袋の中には、龍脳樹という木の樹脂が結晶化した龍脳と、動物性香料である麝香に、さまざまな香料がブレンドされたものが入っていました。

彼女は貴妃となった約10年後に、「安史の乱」という戦の最中、国難の原因を作ったとして処刑されます。何とか生き延びた玄宗は、彼女の遺体を長安まで運ばせ、手厚く葬ろうとしました。そのとき、かつて彼女に贈った匂い袋が遺体についているのを見て、悲しみにくれたというエピソードがあります。改葬された棺からは、龍脳の香りが立ち込めたといいます。

エリザベート

(1305年〜1380年)

若返りの水を手にした王妃

ローズマリーをアルコールに漬け込んだ「ハンガリー水（ハンガリーウォーター）」は、古くから知られる芳香水の1つで、数百年にわたって使われ続けてきました。起源といわれているのが、ハンガリー王妃エリザベートにまつわるものです。

70歳の頃、しびれるような身体の痛みに悩んでいた彼女に、1人の隠者（修道士や錬金術師ともいわれる）が、ローズマリー、バラ、ミントなどをアルコールに漬け込んだ化粧水を献上したといいます。王妃がこれを常用したところ、痛みが緩和しただけでなく、若返って美しさに磨きがかかり、ポーランドの王から求婚されたほどだったとか。

あくまでも伝説として語られていますが、ハンガリー水のレシピの中には、皮膚の引き締めや毛穴のケアに役立つような植物も含まれています。

ヘンリー8世＆
(1491年〜1547年)
エリザベス1世親子
(1533年〜1603年)

香料や庭園に魅了された親子

イングランド黄金期の女王といわれる、エリザベス1世。香料を非常に好み、イタリアやフランスから輸入したバラ水、ローズパウダー、ドライパフュームなどを愛用

し、香水をしみこませた革製のマントや靴を身につけたといわれています。

父親のヘンリー8世も無類の香料好きで、バラと麝香などを組み合わせた濃厚な香りをまとっていたようです。彼は庭園づくりにも並々ならぬ情熱を注ぎました。

邸宅であったハンプトン・コート宮殿には、斬新なデザインが施された広大な庭園を作らせました。後に建てたノンサッチ宮殿は、娘のエリザベス1世が別荘地として気に入り、美しく整備された庭園で草花を愛で、狩りも楽しんだといわれています。

カトリーヌ・ド・メディシス

(1519年〜1589年)

フランスに香料を広めた王妃

フィレンツェの富豪メディチ家に生まれた、カトリーヌ・ド・メディシス（イタリア名：カテリーナ・デ・メディチ）。1533年、彼女が14歳でフランスに嫁いだ際には、莫大な持参金とともに、お気に入りの調香師と化粧品技術者を同行させたといいます。

彼女は、香水を革手袋に染み込ませた「匂いつき手袋」をフランスに持ち込み、宮廷内で流行を巻き起こしました。この時代、上流階級の婦人はなめし革の手袋をして外出する習慣がありましたが、特有の香りが気になるという声も多く、その匂いを隠すために動物性香料をつけたのです。

夫の国王アンリ2世が急死すると、カトリーヌは夫が愛妾に与えたシュノンソー城を取り戻し、新たな庭園を造営しました。彼女はここで花火を打ち上げたり、庭を囲む川を利用して水上でのショーを行ったりしました。またフォンテーヌブロー宮殿の

庭園にも富をつぎ込み、動物園や酪農場を作らせたといいます。

真の愛情を注がれないまま夫に先立たれてしまった彼女は、香料や庭園によって自分の存在感を示すことで、アイデンティティを保とうとしたのかもしれません。

マリー・アントワネット
（1755年～1793年）

花々の香りを身にまとう王妃

ルイ16世の王妃、マリー・アントワネットは、お抱え調香師を従え、オリジナルの香水を作るために専用の庭園を持っていたそうです。

当時の宮殿では、動物性香料などを用いた強い香りの香水が主に使われていましたが、彼女はすみれやバラなどを使った植物由来の香りを好み、フローラル調の香水ブームを作ったといわれています。

こうした贅沢は、化粧品や衣装にまで及び、後にフランス国内の財政を圧迫したことで、民衆の反感を買いました。

ナポレオン・ボナパルト
（1769年～1821年）

オーデコロンを愛用した皇帝

フランス皇帝ナポレオンは非常に綺麗好きで、石鹸とオーデコロンを大量に使用していました。例えば、柑橘やスパイスの香りを基調とした石鹸や、ネロリの石鹸を愛用していたといわれています。また、軽や

かなオーデコロンをふんだんに振りかけることを好みました。

一方、皇后のジョセフィーヌは、動物性香料などのエキゾチックで強い香りの香水を好み、彼女の化粧室はむせかえるような濃厚な香りで充満していたため、ナポレオンはいつも苦情を申し立てていたようです。

日本の権力者

選ばれし者が魅了された香木

奈良・平安時代の重要な物品を納めた正倉院。時の最高権力者たちにとって正倉院の宝物は、魅力的かつ特別な存在でした。「勅封」という天皇の許しがあったときのみ正倉院の扉を開けることができ、それができるということは自らがこの国の最高権力者であることの証にもなるからです。

現在に至るまで何人かの権力者たちが正倉院の扉を開き、ときには宝物を持ち出しました。持ち出された宝物の例として、「蘭奢待」という高貴な香木が挙げられます。記録にあるだけでも、足利義政、織田信長、明治天皇は一部を切り取ったことが明らかにされているのです。

それ以外にもさまざまな年代において計50回程度、この香木が切られた形跡があり、足利義満や息子である義教も切り取らせた可能性があるといわれています。

選ばれし特別な立場にある人が、権力の象徴としてはもちろん、気持ちを鼓舞するためにも香りを役立てたいと考えるのは、万国共通の価値観なのかもしれません。

戦争と植物療法

戦時中は、傷ついた人を癒やすためにも植物療法が行われていました。
また、戦争で多くの人々や物資の移動が起こり、文化や技術が
国を超えて伝播しましたが、その中にはハーブやスパイスなど、
植物療法に関わるものたちも多く含まれていました。

★ 戦士の傷を癒やすヤロウ ★

英雄アキレスの薬草

精油としてもハーブとしても、植物療法に役立てられることの多いヤロウ。この植物の学名は、*Achillea millefolium* です。ギリシャ神話の英雄アキレスが、負傷した戦士を治療するために使ったため、彼の名にちなんで「Achillea」と名付けられたといわれ、このエピソードはプリニウス（p.136）の『博物誌』にも記載されています。

> 「アキレウスも傷を癒す植物を発見した。だからそれはアキレオス（傷を癒すとみなされた様々な植物を指す）と呼ばれている。彼はこれによってテレフォスを癒したといわれている。」
> 『プリニウス博物誌《植物薬剤篇》』（プリニウス著、大槻真一郎編、八坂書房 、1994年、P.317、318より）

「アキレウス」は英雄アキレス、「アキレオス」は傷の手当に使用できる植物を指しています。テレフォスはアキレスに追われて傷ついた王とされ、後にアキレスがこの植物を使って彼の傷を癒やしたといわれています。

ヤロウは古くから応急の止血薬として幅広く用いられ、剣やナイフでついたあらゆる傷を癒やす植物とされてきました。今日では、アロマテラピーやハーブ療法の中で、傷のケアはもちろん、皮膚の抗炎症、筋肉や関節、消化器や呼吸器のケアなど幅広く活用されています。

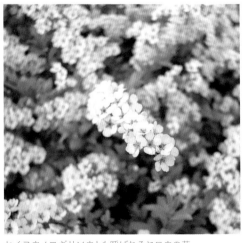

セイヨウノコギリソウとも呼ばれるヤロウの花

軍医ジャン・バルネと精油

ティートゥリーや
ラベンダー精油を使った治療

　化学的な視点から精油を研究し続け、「メディカルアロマの父」とも呼ばれるジャン・バルネ (p.200)。彼は、第二次世界大戦中から外科医助手として、負傷者の手当を行いました。

　1950年からはインドシナ戦争に軍医として赴任し、苦しい戦況の中、前線から送られてくる多数の戦傷者たちに、ティートゥリーやラベンダーなどの精油を使用し、怪我や感染症などの改善に成果をあげたといわれています。

　こうした経験を活かし、戦後も臨床と化学という視点に基づいて、精油を医療の現場でも他の治療法や薬剤と併用できるよう研究を続けました。

十字軍がもたらした植物

スパイス・香料・
ダマスクローズなどの流入

　1096年の第1回遠征以来、12〜13世紀にかけて何度も中東に派遣された十字軍。ヨーロッパのキリスト教徒たちが、イスラム勢力から聖地を取り戻すという目的で結成されました。

　第1回の遠征時には、アラビアとヨーロッパの医学には雲泥の差があったといいます。症状に対してハーブ療法や食事療法などで対応していたアラビア医学と、主として血液を体外に排出する瀉血や悪魔祓いなどを行っていたヨーロッパ医学。十字軍兵士たちは、アラビア諸国で自分たちよりもはるかに進んだ技術や知識を持つ人々や文化を目の当たりにして、驚いたといいます。

　十字軍遠征は軍事的に成功とはいいがたい側面もありましたが、文化や技術がヨーロッパへと流入したきっかけを作りました。

　例えばコショウ、クローブ、シナモン、アニスなどのスパイス類がもたらされ、イチジク、デーツ、アーモンド、レモン、オレンジなどもヨーロッパの食卓に少しずつ並ぶようになります。また、アラビア半島の乳香 (フランキンセンス) や没薬 (ミルラ) などの香料、ローズウォーターのような芳香蒸留水も持ち帰られました。

　現在でも、ローズウォーターやローズ精油の多くは「ダマスクローズ」という品種から得られますが、ダマスクローズもまた、十字軍の兵士たちによってシリアの古都ダマスカスから西ヨーロッパへと伝えられたといいます。

　また、十字軍で怪我をした帰還兵たちを治療するため、ヨーロッパにおける外科の技術も磨かれていきました。

スパイス戦争

香辛料の育つ地を求めて

　戦争によってヨーロッパへともたらされたスパイスは、皮肉なことに新たな戦争の火種となります。

　16世紀になるとヨーロッパではスパイスが比較的手に入りやすくなり、庶民の間でも大量に消費されました。とはいえ、コショウ、クローブ、ナツメグなど一部のスパイスは、インドやインドネシア周辺の一部地域でしか産出しなかったため、ヨーロッパ諸国はこの地を巡って争奪戦を繰り広げます。特に16〜17世紀にかけて、ポルトガル、スペイン、オランダ、イギリスなどの攻防は激しさを増していきました。

　ところが、100年以上にわたって繰り広げられた領地争いは、フランスによって思わぬ形で終息に向かいます。フランスはスパイスの産地を直接奪いに行くのではなく、スパイスの苗木を生育地から盗み出し、それをフランスの植民地へと移植して育てるという意外な作戦に出ます。その後、イギリスも同様の作戦に移行していきました。

　こうして、スパイスの産地自体が少しずつ広がっていくことで領地争いの意味は薄れていき、スパイス戦争は自然と終焉を迎えました。

園芸療法で戦後のケアを

心身のリハビリに役立つ園芸

　園芸療法（p.42）もまた戦争によって注目され、進歩してきたものの1つです。

　アメリカでは第二次世界大戦後、傷痍軍人の社会復帰を支援するために、さまざまな取り組みが行われます。その中で園芸を作業療法の一貫として導入したところ、大きな成果をあげました。それ以降、さまざまな退役軍人病院で園芸療法プログラムが実践されるようになったのです。

　例えば、カリフォルニア州にあるロングビーチ退役軍人病院では、戦前に農業を営んでいた人たちが復帰できるよう、療法士が農具を改良してリハビリに役立てました。ボランティアの人々なども、植物や庭に関するさまざまなプロジェクトに帰還兵が参加しやすくなるように尽力し、園芸療法の認知度が著しく上がっていきました。

　1950年頃、「リハビリテーション医学の父」と呼ばれるハワード・ラスク医師が、世界で初めてのリハビリテーション専門機関を設立し、第二次世界大戦に従軍した兵士たちへの成果をあげます。後に温室を設置し、治療プログラムの中で園芸が活用されました。

戦争と食材としてのハーブ

第二次世界大戦と食文化

　兵士たちは、派兵された土地で自分たちとは違う食文化を持つ人々に触れ、新しい嗜好を身につけていきます。対戦国の料理はもちろん、連合軍の兵士たちは仲間からレシピや食材を学び祖国に持ち帰ったといいます。

　第二次世界大戦では、アメリカ北東部ニューイングランド出身の兵士たちが、テキサス州発祥のバーベキュー料理やメキシコ風味の料理を初めて知り、それに伴いハーブやスパイスが広まったといいます。ヨーロッパの兵士たちはアメリカ料理を覚え、アメリカ兵たちはイタリアでピザの味を知り、その後ドライオレガノがアメリカの食卓に並ぶようになりました。

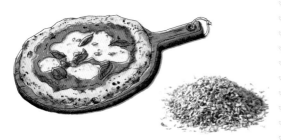

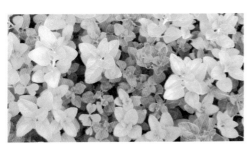

　第二次世界大戦が終わると、各国で戦闘機を作っていた工場が自動車や旅客機を作るようになり、国内外への旅行者が増えま す。旅先での料理を地元でも再現しようとする人や、観光地で郷土料理を振る舞う人が増えたことで、ハーブやスパイスの輸出入も盛んになっていきました。

ベトナム戦争とハーブ

　1960年代のアメリカでは、ベトナム戦争に反対する若者たちを中心に自然回帰運動が起こり、反戦意識から東南アジアの文化や食生活に注目したり、インド哲学や仏教への興味からエスニック料理への関心が芽生えたりしました。

　ベトナム戦争が終わり、難民などがベトナムからアメリカに移住するようになると、故郷の味を提供するための飲食店を開く人々が出てきました。当然アメリカでは手に入らないハーブなどもあるため、その地に合うハーブで代用しながら調理法をアレンジし、新たなベトナム料理が発展していきました。

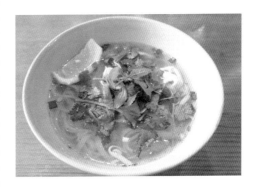

　こうしてアメリカでは、それまであまりなじみのなかったハーブやスパイスを使ったエスニック料理が普及し、徐々に食文化へと取り入れられるようになったのです。

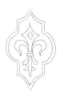

疫病と植物療法

人類の歴史の中で、疫病は常に人間社会の存続を脅かしてきました。
抗生物質や合成抗菌剤が登場したのは比較的最近のことで、
それまで人類は古くから、植物をうまく活用してきたのです。
ここでは、疫病との闘いにおける植物療法について紹介します。

★ 薬草によるペストへの防護対策 ★

ヨーロッパを襲った「黒死病」

　かつてペストは、罹患した半数以上の人々の命を奪う病でした。人類はペストのパンデミック（世界的な大流行）を少なくとも３度経験しているとされ、流行の周期は何世紀に及ぶこともありました。

　なかでも14世紀頃〜18世紀頃までヨーロッパ全土を襲ったペストは、感染すると腫れた後の肌が黒くなるため「黒死病」とも呼ばれ、ヨーロッパ全人口の３割以上が命を落としたと推定されています。

　パンデミック以前から、ヨーロッパでは人口の増加とともに農作物の不作が続き、飢饉に悩まされていました。治安も悪化し、人々の免疫力も落ちていたタイミングで広まったペストは、あっという間にヨーロッパの人々を飲み込んでいきました。

　未知の病に為すすべもなく、町中が死者であふれ、不安に苛まれた人々は、この事態を引き起こした犯人を罰することで解決すべきだと考え、魔女とされる人々、異教徒、異国人、売春婦などに疑いをかけました。彼らは火あぶりや袋叩きなどにされてしまいます。

薬草を活用した防護服

　このような状況を打破すべく、ペストに立ち向かう医師や聖職者や看護人たちは、専用の防護服を着用して診察や治療を行いました。つばの広い帽子で頭を守り、蝋引きしたズボンとマントで危険な微粒子を跳ね除けました。くちばし状に突き出したマスクは内部に薬草を入れることができ、ペストの原因とされていた、汚れた空気を吸い込むことから身を守りました。例えば、バラやカーネーションの花を乾燥させたもの、ミントなどのハーブ、スパイス、樟脳、酢を浸したスポンジなどがマスクに入れられたといいます。また手袋にも香料を染み込ませ、空気の浄化に役立てました。

市民たちのハーブ活用法

身を守るための芳香植物

市民たちも、さまざまな方法で自己防衛をしていました。

◎燻蒸や煙草

古代ギリシャの医師ヒポクラテス（p.130）の時代から、病は腐敗した水や汚染された空気に触れることで起こるものとされ、その考えは中世ヨーロッパにおいても引き継がれていました。ペストも町に充満している悪臭が原因と考えられ、悪臭駆除を目的とした衛生政策や屠殺場の閉鎖、死者の速やかな埋葬などが行われるようになります。同時に、ハーブや芳香樹脂などを燻して空気を浄化する「燻蒸」が行われるようになり、乳香（フランキンセンス）や安息香（ベンゾイン）などが使われました。

1500年代半ば以降、ロンドンではペスト対策として芳香植物、樹木の薪、木炭などを町中で焚くようになります。1665年に起こったパンデミックでは、午後8時に町中で火を焚き、12時間ごとに繰り返すよう命令が出されたといいます。その際、刺激の強い香りを出す、マツなどの薪で焚き火をすることが最も効果的であると考えられました。また、煙が死神を追い払うという宗教的な考えに基づき、汚染された部屋で石炭に樹脂をくべていたともいわれています。

同様の考えから、植物に火をつけることで煙を生じる煙草も、疫病から逃れるためのアイテムと考えられ、子どもにさえも煙草がすすめられたといいます。

◎ポマンダー

ポマンダーと呼ばれる香り玉を身につけることも、疫病から身を守る方法の1つでした。はじめは乳香やナツメグ、動物性香料であるアンバーグリスなどにハーブ類を練り合わせて小さな丸い玉にしたものや、中身をくり抜いたオレンジに香油やハーブ、香辛料を詰めたものなどが身につけられていました。

徐々に高級なものも作られ、金・銀・象牙などで作られた豪華な容器に、ハーブやスパイスなどの香料が詰められるようになります。着飾ることの多い王侯貴族たちはこれらをジュエリーとして、感染症予防とともに体臭のマスキングのためにも身につけました。

一般庶民はこのような高級品を持つことができないため、手作りの香り玉や、ハーブやスパイスを容器に入れたポプリなどを予防のために活用しました。

◎ストローイング・ハーブス (Strewing herbs)

中世のイギリスでは入浴の習慣があまりなく、下水道も発達していなかったことから、町には悪臭が漂っていました。衛生観念も低く、肉や魚を切り落とした腐敗物やゴミなども溢れていたといいます。そこで、疫病の蔓延防止や消臭を目的として行われたのが、香りの良いハーブや花を定期的に家の床や道路に撒く「ストローイング・ハーブス」です。

撒かれた植物たちは、床や道路に落ちてい

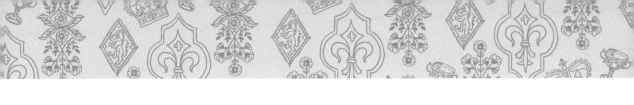

るあらゆるものを吸着し、人々がその上を歩くと良い香りを放ちました。なかには、害虫やネズミを寄せ付けないハーブもあったため、結果的に疫病の蔓延を防ぐことにもつながりました。ローズマリー、ラベンダー、バジル、カモミール(カモマイル)、レモンバーム、セージなどは特に重宝されたといいます。

　市民たちは自分で野生のハーブを撒いていましたが、王室には香りの特に良いハーブが集められ、それを城の床に撒き、役目を終えたらすぐに片付けをする「ハーブ・ストリューワー」という専門の仕事までありました。

◎ハーブの蒸留酒

　中世の修道院では、蒸留酒にハーブやスパイスを加えた薬草酒「リキュール」が作られるようになりました。ペストにかかった際の苦しみを和らげるともいわれ、貴重な薬として活用されたのです。

　ラテン語の文献に触れ、蒸留技術を学ぶことのできた修道士たちによって多くのレシピが開発され、ジュニパーベリーで香りをつけたジン、ラベンダー水、レモンバーム水などさまざまな種類が作られました。

◎4人の盗賊の酢

　ペストにまつわるエピソードの1つに、4人の盗賊の話があります。南フランスで17世紀にペストが流行した際に、亡くなった人々の金銀財宝を奪っていた盗賊たちがいました。彼らはペスト患者に接していたにもかかわらず、感染しませんでした。それは、セージ、クローブ、ローズマリーなどを漬け込んだハーブ酢で感染を防いでいたからだといいます。

　このレシピは「4人の盗賊の酢」と呼ばれ、感染予防法の1つとしてその後も広まっていきました。ペストは多くの場合ノミを媒介にして感染するため、これらのハーブに昆虫忌避作用があったことも、感染を免れた理由だと考えられています。

疫病が与えた影響

　ペストが社会に及ぼした影響は大きく、それまでの価値観、人とのつながり、経済、政治、宗教など、すべてに変化をもたらしました。公衆衛生対策や海上検疫の強化など、後世へとつながる施策も生み出されましたが、孤児、貧困家庭、失業者なども増大しました。

　流行が収まった後も原因や治療法がわからないまま、人々にはペストへの恐怖が常について回りました。これらの原因や治療法が解明されるようになったのは、19世紀になってからのこと。後述のルイ・パスツールやロベルト・コッホなどによって微生物の詳細な研究が行われてからなのです。

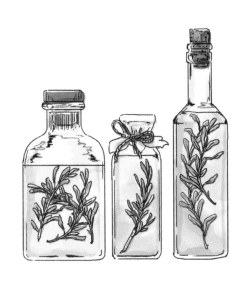

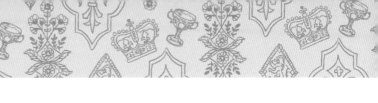

大航海時代における壊血病

船員たちを救った柑橘類

15世紀以降の大航海時代、疫病ではないものの、多くの船員に発症して多数の死者を出した「壊血病」。現在では、食生活の改善やビタミンの補給などで対抗策が取れる病ですが、かつては発症すると脱力感、歯茎の出血、全身の痛み、下半身のアザなどの症状が起こり、治療を行わなければ衰弱して死に至ることもありました。病の原因は、重度のビタミンC欠乏です。

大航海時代、数か月以上にわたって船の中で過ごす船員たちは、乾き物や塩漬けのような保存食を食べていましたが、いずれもビタミンが著しく不足したものばかりでした。やがて多くの船員たちが壊血病で死亡するようになり、「大航海の病」と呼ばれるようになったのです。

18世紀の半ば、イギリス海軍の船医であったジェームズ・リンドは、壊血病にかかった船員に、さまざまな食事メニューを与えて比較実験を行いました。その結果、オレンジやレモンなどの柑橘類を食べた患者が、最も早く明確な回復を見せました。彼はこの結果を著書の中で発表しますが、イギリス海軍本部に認められたのは、40年以上経ってからのことでした。

その後、航海に出てから2週間を過ぎた船員は、砂糖とレモン果汁を混ぜたものを毎日摂取することが義務付けられました。これによって患者数は激減し、壊血病は徐々に過去の病気となっていったのです。

しかし、壊血病のメカニズムやビタミンCとの関係などが明確になるまでには、ペストと同様に長い時間がかかりました。

病の原因と薬剤の追究

感染症の正体とは

長きにわたり、人類は植物を病気の治療や予防に役立ててきました。それは試行錯誤の連続でした。

しかし19世紀に入ると、ルイ・パスツールやロベルト・コッホなどの研究者たちが微生物の研究に取り組み、感染症が特定の病原体によって引き起こされることが明らかになります。これらの研究により、「病は腐敗した水や空気から引き起こされる」という考え方が大きく変わっていきました。

1894年、北里柴三郎とアレクサンドル・エルサンがほぼ同時期にペスト菌を発見したことで、対応する薬剤の研究も本格化しました。こうして、植物由来の生薬は、抗生物質や合成抗菌剤にその座を明け渡すこととなったのです。

養生論の歴史

「養生」とは、心と身体を健康的に保つために英気を養い、
生活にうるおいを与え、人間本来の自然治癒力を活性化させることです。
日々の心がけから生き方の知恵まで、自分で心身をケアすることでもあります。
ここでは、東洋と西洋の養生論や地域ごとの歴史を紹介します。

中国における養生論

荘子『荘子（そうじ）』

　中国では、戦国時代から後漢時代にかけて、多くの思想家や医家たちが養生についての理論や方法を研究しました。

　なかでも、代表的な古典が『荘子（そうじ）』です。現存の『荘子』33篇の中で養生について述べられた箇所は多く、呼吸を整え、身体と精神を消耗させないという「静をもって生を養う」アドバイスをしています。また、身体の健康や長寿にだけとらわれることを批判し、喜怒哀楽に流されず、自己に固執せず、自然のままに生きることの大切さも説きます。

　身体だけでなく精神の養生も重視するこの書は、中国医学の古典『黄帝内経（こうていだいけい）』や、後の日本における養生論にも影響を与えたといわれています。

『黄帝内経（こうていだいけい）』

　現存する中国最古の体系的な医学理論書『黄帝内経』は、現在に至るまで中国医学の根幹をなす文献の1つといえます。

　養生についての記載も非常に多く、「未病」という言葉が初めて登場したのもこの書といわれています。「聖人は既病ではなく未病を治す」として、道を極めた人は病気になってから治療をするのではなく、あらかじめ予防するとしているのです。まさに養生思想の基本姿勢といえるでしょう。

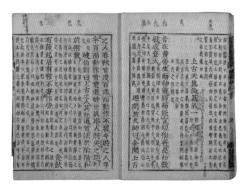

『重広補註黄帝内経素問 24巻』（京都大学附属図書館所蔵）部分

『神農本草経』

長い中国医薬史の中で、最も古い薬物学に関する専門書とされるのが『神農本草経』です。

365種類の薬物を上・中・下の3ランクに分け、予防のための薬を上位に、治療のための薬を下位に置き、養生の大切さを示しています。健康維持の目的を持つ「上薬」には甘草、人参、胡麻など、現在でも漢方でおなじみの植物や健康食品が挙げられています。

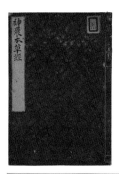

『神農本草経』
（京都大学附属図書館所蔵）部分

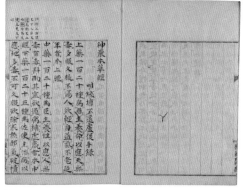

『神農本草経』（京都大学附属図書館所蔵）部分

葛洪『抱朴子』

葛洪は、中国三大宗教の1つである道教の発展に大きく貢献した人物で、4世紀の初め頃、『抱朴子』を完成させます。この書で養生の理論と実践、不老長生薬の製造法、修行の方法などを記し、養生論に理論的な根拠を与えました。

彼は、不老不死の仙人になるための霊薬について、豚の脂肪や酢に黄金を漬け込むなど、レシピも詳細に書きました。材料には鉱物が用いられることが多く、植物はわずかなものに限られています。植物は命あるものなので、人間の体内に取り込んでも不死にはなれないという理論に基づいているのです。現在では荒唐無稽な考えともいえますが、一方で彼は、現代人の生活にそのまま役立てることができそうな養生法も紹介しています。

例えば、米・麦・粟・キビ・豆類などの五穀を食べない「穀断ち」は、続けると調子が良くなり、食費の節約にもなるとしています。また、現在でも呼吸法で重視される「丹田」という場所の概念も葛洪が作ったといわれ、エネルギーの中枢である丹田を意識しながら呼吸を行うことも、不老長生の肉体を得るために大切であると述べました。

★ 西洋における養生論 ★

『ヒポクラテス全集』

紀元前460年ごろ、古代ギリシャのコス島に生まれたヒポクラテス（p.130）。彼は、病気と迷信的呪術を強く結びつけてきた時代において、理性に基づいた合理的・科学的な視点で医療をとらえ、環境・食事・生活習慣などが健康に大きな影響を与えると説きました。

約70篇にも及ぶ『ヒポクラテス全集』に

は、食事、睡眠、休息、入浴、運動などの養生法が詳細に記され、それらを春夏秋冬の季節に合わせて行うことで現在の身体の状態を知り、病気の予兆をとらえることができるとしました。ハーブについての記載もあり、例えば身体を温める植物として、メグサハッカ、マジョラム、キダチハッカ、タイムなどを挙げています。

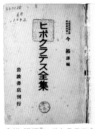

今裕 訳編『ヒポクラテス全集』,岩波書店,昭和6. 国立国会図書館デジタルコレクション https://dl.ndl.go.jp/pid/1051763（参照 2023-10-25）

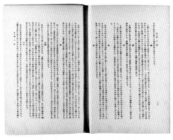

今裕 訳編『ヒポクラテス全集』,岩波書店,昭和6. 国立国会図書館デジタルコレクション https://dl.ndl.go.jp/pid/1051763（参照 2023-10-25）

イブン・ブトラーン『健康表』

　11世紀初頭、イラクの医師イブン・ブトラーンはバグダッドで学んだ医学をもとに、健康に関する情報を表としてまとめた『Taqwim al-sihha（健康表）』という文献を著しました。この書は人気となり、後にアラビア語からラテン語へと翻訳され、美しい絵のついた写本『健康全書』として発表されました。

　この文献ではさまざまな植物の特性を、身体を温めるのか冷やすのか、体液を分泌するのか排出するのかに分け、数値化して記しています。例えばマジョラムは「熱性3・乾性3」のため、秋や冬の使用、寒い地

域での使用、冷えて湿っぽい気質の人におすすめで、胃や脳の冷えにも良いとされています。

　また健康を得るために重視すべきこととして、適度な食事と飲み物、新鮮な空気、運動と休息、睡眠と覚醒、体液の分泌と排出、感情のコントロールの6つを挙げています。これらの養生法は、後述の『サレルノ養生訓』にも受け継がれていきました。

『サレルノ養生訓』

　アラビア諸国で発展を続けた科学、数学、医学、文化などは、十字軍の遠征によって、11世紀の終わり頃から西ヨーロッパへと伝わり、イタリアには「サレルノ医学校」が作られました。

　この学校の教師たちを中心に書かれた、衛生学についての読本が『サレルノ養生訓』です。全編ラテン語のリズミカルな詩の形で書かれ、生活習慣に関する注意事項や養生法などを声に出して覚え、日常生活に活用できるような工夫がされています。

　序文には、「快活な心、休息、適度の食餌があなたの医師になるだろう」と健康の指針があり、そのためにすべきことの詳細を、簡単な言葉でわかりやすく解説しました。ウイキョウ（フェンネル）、アニス、ハッカ（ミント）、ラベンダー、ヒソップ、ヘンルーダなどハーブについての記載も非常に多く、それぞれの作用も詳しく述べられています。

　また、体液病理説、食事のアドバイス、四季を意識した摂生法など、ヒポクラテスが説いたとされる養生法と重なる健康指針が見られるのも特徴です。

　後に英語、イタリア語、フランス語などさまざまな国の言葉に翻訳され、版を重ねて広く知られるようになりました。

日本における養生論

丹波康頼『医心方』

日本では、古代から薬草を中心とした経験的な治療法や養生法が伝承されてきました。具体的な「養生」という概念が成立した時期は不明ですが、『古事記』や『日本書紀』にも、植物由来の生薬とその利用法についての記載が見られます。その後、遣隋使や遣唐使が派遣され、大陸文化とともに医書なども輸入されるようになり、中国医学が体系的に伝わりました。

984年に丹波康頼によって朝廷に献上された『医心方』は、日本に現存する最古の医学書です。隋や唐などの医書200冊以上を幅広く検証し、30巻に及ぶ医学大全にまとめています。養生についての記載も多く、中国で成立した養生論を正しく日本に普及する上で大きな役割を果たしました。『医心方』によって、

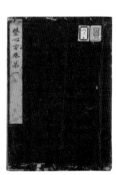

『医心方』
（京都大学附属図書館所蔵）部分

『医心方』（京都大学附属図書館所蔵）部分

『荘子』の時代から説かれた養生法や日常生活における注意点などが、わかりやすく整理されたのです。その引用は非常に正確で、中国では既に失われてしまった医書や養生書の内容が確認できるという意味でも、非常に貴重な文献といえます。

全30巻のうち、26巻には不老長生や若返りの方法が記されています。「美人になる方法」「体臭をかぐわしくする処方」「寒さと暑さを避ける方法」など、人間のさまざまな願望とそれに対する処方を集め、現世利益を追求するような内容です。

処方には植物由来の生薬も数多く記載され、なかには前述の『神農本草経』で上薬に分類されているものも含まれています。「美人になる方法」という章では、10種類以上の処方を紹介していますが、その中にはこのようなレシピもあります。

> きよらかな白い肌にする処方。
>
> 瓜弁（かべん）　三分
> 桃花（とうか）　四分
> 橘皮（きっぴ）　一分
> 白芷（びゃくし）　二分
> 蘖米（げっぺい）　二分
>
> 『医心方　巻二十六　仙道篇』（丹波康頼撰、槇佐知子全訳精解、筑摩書房、1994年、P.73、74）

瓜弁はウリ科冬瓜（とうがん）の種子、桃花は桃の花、橘皮はミカン科の果皮を乾燥させたもの、白芷は野生のセリ科植物の根、蘖米はイネのもやしを指します。そして、これらをすべて篩（ふるい）にかけ、蜂蜜と混ぜた後、直径6ミリくらいの大きさにして、5粒を1日3回酒で服用するとあります。なかなかハードルの高い処方のように思えますが、100日

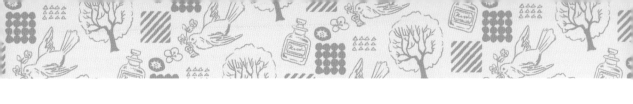

で美しい白い肌を得るには、これくらいの努力は必要ということなのでしょう。

他にも「頭をよくする処方」や「金持ちになる方法」まであり、門の中の土を約1メートル掘って、スモモの木の灰をおよそ1.5kg埋めると持っている富が100倍になるなど、神頼み的なレシピまでもが記載されているのです。

27巻には身体と精神を健康に導く方法が記され、呼吸法、四季を意識した養生法、運動と休息、衣服や住居、生き方の知恵などについて詳細に述べられています。前述の『ヒポクラテス全集』『健康表』『サレルノ養生訓』にある健康指針と、同様のテーマが取り上げられている点も興味深いことです。

『医心方』は古代から中世初期の中国医学や養生論を総括した最後の文献ともいえ、以降、日本の養生論は禅宗の僧侶が実践し、記録を残す時代へと移行していきます。

栄西『喫茶養生記』

日本では、鎌倉時代から戦国時代に至るまで約400年にわたり、ほとんど養生論が記されませんでした。さまざまな理由が考えられますが、武家社会において養生思想の基礎となる「不老長生」の願望が希薄になったからではないかといわれています。

そのような背景のもとで著された、中世日本の代表的な養生論として、栄西の『喫茶養生記』が挙げられます。栄西は2度にわたる宋への留学で禅宗を修め、修行を重ね、臨済宗の開祖となりました。

禅寺では坐禅を続ける際の睡眠欲を晴らすために、カフェインを多く含む茶を飲む習慣が生まれ、後に儀礼化していったと考えられています。宋の禅院でこうした習慣に触れた栄西は、51歳で2度目の留学から帰国した際には茶の種子を持ち帰って各地

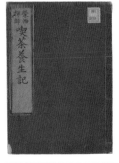

で栽培を奨励し、日本における茶の普及に貢献しました。

明庵栄西 記『喫茶養生記 2巻』、銭屋惣四郎,刊年不明. 国立国会図書館デジタルコレクション https://dl.ndl.go.jp/pid/2535733 (参照 2023-10-27)

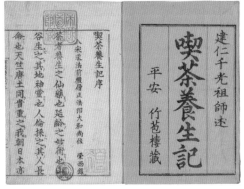

明庵栄西 記『喫茶養生記 2巻』,銭屋惣四郎,刊年不明. 国立国会図書館デジタルコレクション https://dl.ndl.go.jp/pid/2535733 (参照 2023-10-27)

彼は晩年に『喫茶養生記』を完成させます。上巻と下巻があり、上巻では、肝臓・肺臓・心臓・脾臓・腎臓の特性を述べた上で、五臓の中心は心臓であり、茶が心臓を強くして病を防ぐことができると述べています。そして、茶の性質、効能、摘み取り、加工法などについて説明し、医師たちは茶の効果を詳らかにしてほしいと説きました。下巻は多くの内容が桑療法で、桑の葉、実、木などを利用した病気の予防法や治療法を紹介しています。

栄西は、帰国後すぐ日本で禅宗を広めるのは時期尚早であると考え、茶の持つ作用や

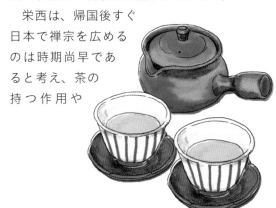

その養生法を先に説いて禅宗を普及する布石にしたとも考えられています。

貝原益軒『養生訓』
（かいばらえきけん）

　江戸時代になると、日本独自の養生書が医学専門書とは別に出版されるようになります。それは、民衆の健康に関する啓蒙書的な性格も持ち、日常生活でのさまざまな注意点や旅の用心集などをまとめたものもありました。なかでも貝原益軒（p.168）の『養生訓』は、日本における養生書の代表ともいえる1冊です。

　彼は自身の虚弱体質を克服し、健康に晩年を過ごすために取り組んできた養生法を反映させ、84歳の頃にこの書を書き上げました。自分の身体を大切にすることは天地と父母への感謝の表現であるとし、人生を楽しみながら健康に長生きするための知恵を、誰もが理解できる簡単な言葉で、何度も繰り返し述べています。

　また、気持ちを養うことも重視し、心を穏やかにし、怒りや欲を抑え、憂いを減らし、心を苦しめないことをすすめています。益軒は50代の前半に、養生に関する古人の言葉を集めた『頤生輯要』という本を出しています。この書では、どちらかというと身体の養生についての記載が目立ちますが、約30年後に記した『養生訓』では心の養生も重視しており、30年もの間に養生の根幹にある心のあり方に気づいたと考えることができます。

　この書の中で益軒は、薬を用いることについて詳細な記載をしています。例えば、中国の薬量に比べて日本の薬量は非常に少ないといいます。その理由として、中国人よりも日本人は胃腸が弱いこと、日本は薬の種類が少なく輸入に頼っているため、多量に飲むとコストがかかること、医師が副作用や薬害を恐れて多くを処方しないことを挙げています。その上で、薬量が少なすぎれば、当然作用が及ばず病気が治らないので良くないとし、日本人に適したさまざまな薬の適量や飲み方を記しました。

　また、香りの大切さも述べ、良い香りは正気を助け、邪気をはらい、悪臭を消し、穢れを去り、精神を保つとし、静かな部屋でお香を焚いて黙座することで心を養うことができると説いています。

　彼は決して禁欲に終始するわけではなく、ある程度の欲は満たし、ある程度の贅沢も容認し、「適度」をわきまえることを説きました。後世の養生論の中で、こうした不徹底が批判されることもありましたが、あくまでも益軒は、調和の取れた中庸の精神で人生を謳歌すべきという理念を示したのです。

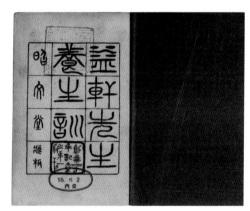

貝原益軒 [原著] ほか『益軒先生養生訓』,昭文堂,大正15. 国立国会図書館デジタルコレクション https://dl.ndl.go.jp/pid/935735（参照 2023-10-27）

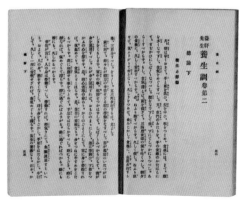

貝原益軒 [原著] ほか『益軒先生養生訓』,昭文堂,大正15. 国立国会図書館デジタルコレクション https://dl.ndl.go.jp/pid/935735（参照 2023-10-27）

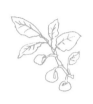

本草書の歴史
ほんぞうしょ

本草学とは薬用の植物・動物・鉱物などの自然物を研究し、
薬物としての利用価値を追究する学問です。
本草書は中国で古くから編纂され、後に日本でも記されました。
さまざまな地域で特に有名な本草書とその歴史を紹介します。

★ 西洋の本草書 ★

テオプラストス『植物誌』

テオプラストス (p.134) は、哲学、自然科学、歴史、法律、文学、音楽、政治など、幅広い分野において著作を残していますが、全文献の約3分の2を占める量の大作が、『植物誌』と『植物原因論』です。

『植物誌』は、紀元前314年頃から書き始められたといわれています。この書で彼は、葉・花・果実・根など、植物の「部分」を重視しており、まず個々の植物に特有な部分はどこなのか、互いに類似している部分はどこなのかを考察しなくてはいけないと記しています。そして、植物を徹底的に観察し、重要な特徴をとらえました。

例えば、全植物界を高木・低木・小低木・草本に分類し、さらにそれぞれを栽培と野生に分類しました。また、エジプト、リビア、ペルシア、インドなど地域別に特有とされる植物も分類しています。

このように、形状や環境に基づいて植物をグループ分けする道筋を立てることで、「植物の体系化」という概念が広がっていくことになりました。

そして彼は最晩年まで加筆や修正作業を続け、顕微鏡が存在しなかった時代に、驚くほど詳細な文献を書き上げたのです。

古代の植物や薬草、農業や林業の様子を知るための貴重な資料として、『植物誌』は現在でもその価値を失っていません。

プリニウス『博物誌』

古代ローマの博物学者プリニウス (p.136) は、歴史に残る大著『博物誌』を西暦77年に完成させたといわれています。植物学・動物学・鉱物学・生理学・天文学・地理学など、膨大な量の題材を扱い、プリニウス本人が見聞きして検証した事柄だけでなく、多数の文献を参照し、そこに自らの思想や

観察を折り込むことで多岐にわたる情報を
まとめ上げました。

　幅広いテーマを扱う中でも、植物とその
作用についての記載は特に多く、全37巻
のうち「植物篇」が8巻、「植物薬剤篇」も8
巻を占めます。この2篇で彼は自然界を惜
しみなく賛美し、農業国ローマの古き良き
時代を懐かしみながら、人々が自然への畏
敬の念を忘れつつあることを嘆いています。

　テオプラストス『植物誌』からの引用も多
くありますが、2人の植物に対する姿勢に
は大きな違いがあります。正確で科学的な
観察眼を持ち、植物の重要な特徴をすべて
とらえようとしたテオプラストスに対し、
ときには迷信や非科学的な空想上の話など
も織り交ぜながら自然界と向き合い、著作
できることの喜びや社会批判なども率直に
述べるプリニウス。時代を超えた客観性を
持つ『植物誌』と、人間臭いユニークな視点
で自然と向き合う『博物誌』は、どちらも植
物に対する敬意に溢れた、西洋本草書の金
字塔というべき文献です。

ディオスコリデス『薬物誌』

　西洋本草書を語る上で忘れてはいけない
文献の1つです。ディオスコリデス（p.140）
は、医師の仕事を通じてさまざまな地を訪
れ、地元の医師や患者と話をし、足で多く
の情報を集めました。そして、植物を主と
した薬物を徹底的に観察・研究して、作用
や使用法を明らかにしました。

　掲載されている生薬の多くは薬草で、現
在のアロマテラピー（p.26）、ハーブ療法
（p.30）、フラワーエッセンス（p.34）などで
もおなじみの植物を数多く見つけることが
できます。実践にこだわり、薬草をアルファ
ベット順や外見の類似性で並べず、あくま
でも実用性や使用方法などを基準に分類し
ているのも特徴です。

　この書は後に多くの写本が作られ、実用
書として活用され続けました。「症状がわ
かれば治療法はすべて『薬物誌』で見つける
ことができる」とまでいわれ、その後およ
そ1500年もの間、ヨーロッパにおいて薬
学の基本文献とされたのです。

中国の本草書

『神農本草経』

しんのうほんぞうきょう

　中国には「中国医学の三大古典」があります。医学理論と鍼灸療法などについて著された『黄帝内経』、3世紀初めに張仲景（p.144）が著したとされる医方書『傷寒雑病論』、そして中国に現存する最古の薬学学に関する専門書『神農本草経』です。

こうていだいけい　　　　　　　　　　　　ちょうちゅうけい
しょうかんざつびょうろん

　なかでも『神農本草経』は、1世紀頃〜2

世紀頃に完成したとされ、薬物学の知識や
処方の知識を系統的かつ包括的にまとめて
中国薬物学の基礎を築き、臨床医学の発展
にも多大な貢献をしたといわれています。
著者については多くの説がありますが、特
定に至っていません。

　この書には1年の日数に合わせた365種
の薬物が収録されており、このうち植物は、
人参、芍薬、葛根、杏仁など250種以上を

にんじん　しゃくやく　かっこん　きょうにん

占めています。すべての薬物は薬効や性質に基づいて「上薬」「中薬」「下薬」の3ランクに分類されています。それぞれの区別は次のように定められています。

[上薬]
予防や健康維持の目的を持ち、無毒か毒性が弱いものであるため、長期服用が可能な120種

[中薬]
体力を養う強壮作用のあるもので、使用方法によって無毒にも有毒にもなる120種

[下薬]
治療目的で使われるもので、有毒なものが多数を占めるため、長期服用はしてはいけない125種

この3分類は、中国薬学史において初めて行われた分類とされています。予防のための薬を上ランクに置いて養生の大切さを示し、下薬に頼るのは最後の手段で長期服用はできないと明記しているのは、現代の予防医療の考え方にも通じています。

薬物配合の割合についても系統立てて述べ、複数の薬物を組み合わせた際の増強・相乗作用、拮抗作用、毒性相殺作用などが記されています。この考え方も、精油やハーブのブレンドなど、現代の植物療法でも意識したいポイントといえるでしょう。

『神農本草経』に掲載されている薬物は、長年の研究や臨床経験によって、多くの薬効に信頼性があることが示され、まさに中国における薬物学の土台を築き、後世に大きな影響を与えた1冊といえます。

李時珍『本草綱目』

世界の本草学・博物学に多大な影響を与え、中国本草学の集大成ともいわれるのが

『本草綱目』です。現在の中国湖北省出身の医師である李時珍が、25年以上かけて書き上げた全52巻の巨著で、1800種類以上にのぼる薬物について記しています。

『神農本草経』以来採用されてきた、薬物のランクによる分類法を打破し、植物・動物・鉱物など自然物の種類で分け、名称・産地・採取加工法・薬効・使用法などに関する過去の学説を集約しました。さらに、16世紀以前の中国薬物学を整理するとともに、それまでの本草書の誤りや非科学的な見解を正し、独自の新たな考察を加えています。

李時珍は、実際に薬草を栽培している農民や狩人などにも教えを請い、自らの足で植物・動物・鉱物標本の収集と考察に励みました。また、自分で栽培した植物を試しに服用して、結果を文献の中に反映させたともいわれています。

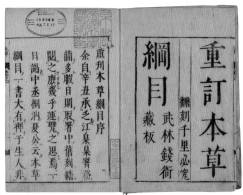

『(重刊)本草綱目52巻(序目・図・巻1-52)』(京都大学附属図書館所蔵)部分

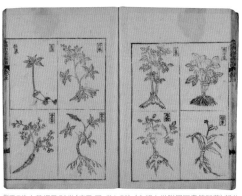

『(重刊)本草綱目52巻(序目・図・巻1-52)』(京都大学附属図書館所蔵)部分

日本の本草書

林羅山『多識編』

日本本草学の本格的な幕開けは、江戸時代に『本草綱目』が明から渡来したときに始まりました。それ以前にも、『本草和名』や『本草色葉抄』など、中国における本草書を研究した書はありましたが、その内容をいかに日本に適合させることができるかを追究し、日本独自の本草学を確立するに至ったのは、江戸時代からといえるでしょう。

前述の『本草綱目』は、初版から数年のうちに日本へと伝えられ、儒学者の林羅山が最初に入手し、徳川家康に献上したといわれています。

『多識編』は、林羅山が主に『本草綱目』から名詞を抜き出し、和訓を加え、一部解説も加えた対訳字書

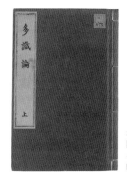

林道春『多識編 5巻』[1],慶安2 [1649]. 国立国会図書館デジタルコレクション https://dl.ndl.go.jp/pid/2556076（参照 2023-10-27）

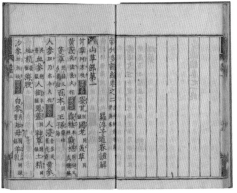

林道春『多識編 5巻』[1],慶安2 [1649]. 国立国会図書館デジタルコレクション https://dl.ndl.go.jp/pid/2556076（参照 2023-10-27）

といえます。そして、この書とその後補訂された『新刊多識編』が、後の日本における『本草綱目』研究の基点となり、日本語読みや対訳が後続の本草書における和名の基準となりました。『多識編』は『本草綱目』研究の扉を開き、日本本草学の土台を築いた書といえるのです。

貝原益軒『大和本草』

林羅山によって『本草綱目』の研究が始まりましたが、当時の研究者たちは、中国にある植物はすべて日本にも分布していると考え、『本草綱目』に記載された植物が日本のどの植物に相当するのかを考証する、文献学的な研究方法をとっていました。

この研究方法を大きく転換したのが、貝原益軒（p.168）です。彼は日本各地で実際の植物を観察し、『本草綱目』には収載されていない日本固有の植物の存在を見つけました。そして、80歳で刊行した『大和本草』の中で、『本草綱目』に収載の772種の植物とともに、日本にしかないものを「和品」として358種、海外伝来のものを「蛮種」として29種、『本草綱目』以外の中国の書に収載されているものを「外」として203種加えて紹介しています。

『大和本草』はその名のとおり「日本における本草学」という意図で書かれたもので、『本草綱目』を参照しながらも、独自の方法で植物・動物・鉱物を分類しています。また生物の生息分布は地域によって異なり、方言や呼び方もさまざまであることなども、非常にわかりやすい言葉と文章で説明され

ており、益軒の啓蒙的な姿勢が一貫して表れています。加えて、学問研究の基本姿勢や啓蒙学者としての心得までもが記され、日本本草学の発展において重要な一歩を踏み出すきっかけとなりました。

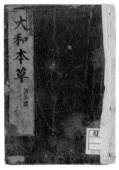

『大和本草』（京都大学理学研究科所蔵）部分

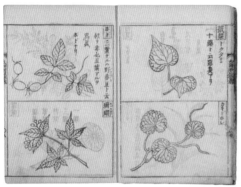

『大和本草』（京都大学理学研究科所蔵）部分

小野蘭山『本草綱目啓蒙』

林羅山によって始まった『本草綱目』の研究は、貝原益軒をはじめとした本草学者たちによって発展し、小野蘭山（p.180）の『本草綱目啓蒙』によって、集大成を迎えたといえます。

『本草綱目啓蒙』は、蘭山の孫にあたる小野職孝によって筆記・整理され、蘭山自身がその原稿を検証しました。48巻からなるこの書は、『本草綱目』に取り上げられた薬物について、蘭山が行った口述解説の記録です。

体裁としては『本草綱目』を読み解き注釈を加えたものですが、それに終始せず、動植物や鉱物について、名称、産地、産出状況、形態、特徴など、蘭山自身の観察に基づく記述が豊富になされています。

特に、それまでの研究者たちが植物に対して使用してきた名称や、日本各地で用いられている方言名を整理して、それぞれの異同を追究しました。膨大な方言名の集積は、それまで呼び方の違いによって異種として分類されていたものを正すことにもつながったのです。

このような観点からも、『本草綱目啓蒙』は『本草綱目』の翻訳本や解説本では決してなく、『本草綱目』に収録されている薬物や分類項目を参照しつつも、それらを蘭山独自の切り口で研究したオリジナル作品といえ、日本における本草学を啓蒙するための書ともいえるでしょう。後にシーボルト（p.178）は『本草綱目啓蒙』を見て、日本はドイツに比べて遅れていると思っていたが、現実はそうではないと述べたといいます。

またこの書から大きな影響を受けた牧野富太郎（p.182）は、後に日本国内のみならず中国やヨーロッパで刊行された本草書も幅広く収集・研究することとなりました。

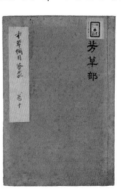

『本草綱目啓蒙 48巻』
（京都大学附属図書館所蔵）部分

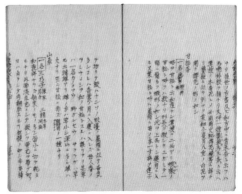

『本草綱目啓蒙 48巻』（京都大学附属図書館所蔵）部分

インド／タイの本草書

インドの本草書

　中国医学やユナニ医学と並び、世界三大伝統医学の1つとされる、アーユルヴェーダ（p.46）。その三大医学書ともいわれる、『チャラカ・サンヒター』『スシュルタ・サンヒター』『アシュターンガフリダヤ・サンヒター』にはいずれも非常に多くのハーブが掲載されています。

　本草書というより実用的な医学書のため、植物の形状や薬理作用が具体的に述べられている部分は少なく、現存する植物では何にあたるのかを同定することが難しいものも数多く掲載されています。しかし、「幸福で有益な人生と長寿をもたらすための知恵を学ぶ」というアーユルヴェーダの定義に基づいて、病気の治療のみならず、健康維持や増進のためのハーブが目的別に紹介されています。その多くは、現在でも薬や食料として活用されているものばかりです。

タイの本草書

　タイには数百年の歴史を持つ古来の医学があり、インドのアーユルヴェーダ医学に大きな影響を受けているといわれています。治療の多くはハーブをはじめとした生薬を使い、これらは「タイ古医薬」や「タイ薬」などと呼ばれることがあります。

　料理の材料を見てもわかるように、タイには多くのハーブが植生しています。その大部分は、現在も人々が暮らしの中に取り入れたり、民間医が利用したりしているのです。その反面、歴史や特徴など総合的な研究があまりなされておらず、いまだに不明な点も多いといわれています。薬草文献も非常に少ないのですが、薬学や薬用植物学の専門家である木島正夫氏の論文に詳細があり、以下の3書が取り上げられています。

> Sangiam Phongbunrot 著
> 『Maithet Muang Thai（タイ国薬用植物）』
> 1959年に出版され、790種の薬物と若干の処方が紹介されている。
>
> Samakhom Rongrien Phaet Phaen Boran 編纂
> 『Pramuan Sapphakhun Ya Thai Pt.1（タイ国薬物効能集成 第1巻）』
> 1964年に出版された、上記『タイ国薬用植物』の増補改訂版。554種の薬物を収載している。
>
> Technological Research Institute 編
> 『An Initial List of Thai Medicinal Plants』
> 1966年にまとめられた19ページの小報告書で、198種の生薬を薬効別に13項に分類している。

　タイには多くのハーブが生育し、頻繁に利用されています。これらの作用や使用方法は、ほとんどが古くからの経験に基づいて口承されています。今後、これらの情報が整理され、体系化された文献が出版されることを期待します。

COLUMN 2

リヨン植物療法
専門学校での学び

Ecole Lyonnaise de Plantes Médicinales
https://www.ecoledeplantesmedicinales.com/

入学までの道のり

「フランスで植物療法を学んでみたい！」
そんな夢を昔からぼんやりと描いていました。アロマスクールを開校し、フランスの農場の方々とお会いするようになってからは、その思いが募っていきました。
そんなときに起こった、新型コロナウイルスのパンデミック。毎年春の恒例行事となっていた南仏への取材旅行がキャンセルになり、アロマレッスンもしばらくお休みすることに。途方に暮れつつも情報を集めていたところ、私が1番通いたいと思っていた「Ecole Lyonnaise de Plantes Médicinales（リヨン植物療法専門学校）」が、1年間の通信コースを開設していることに気がつきました。今年度の締め切りまで、あと1週間！本当は現地で学びたいけれど、この状況ではいつ海外に行けるのかさえもわからない……。
悩みに悩み、ふと気がつくと「アロマテラピー学科 申込完了」の文字が、目の前のディスプレイに堂々と表示されていたのでした。

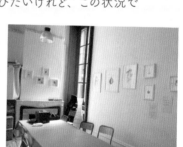

知識と感性を磨く学び

植物療法先進国のフランスでは、多くの学校で植物について学ぶことができます。その中でもリヨン植物療法専門学校は、アロマテラピー、ハーブ療法、フラワーエッセンス、ジェモセラピーなどを総合的に学ぶことができる、フランスを代表する植物学校です。
私が入学したアロマテラピー学科のテキストはかなりのボリュームで、当然すべてフランス語です。気づくのが遅すぎるのですが、私のフランス語能力は、植物療法のテキストをすんなりと理解できるほど高くはなかったのです……。というわけで、毎回課題は想像を絶するほどの大変さでした。

テキストの内容は、アロマテラピーの基礎、精油の成分、化学、解剖学まで多岐にわたります。課題はほとんどがレポート形式で、テキストの内容をただ答えるだけではなく、自分の言葉で見解を述べなくてはいけません。

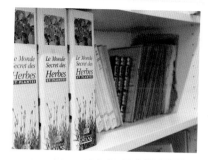

「精油の学名や作用をまとめ、最後にキャッチコピーをつけなさい」という課題があったり、ボートレールの植物を題材にしたポエムが紹介されていたりと、知識を身につけるだけでなく感性も磨かれるような内容で、「フランスっぽい!」とテンションが上がることもしばしばでした。課題に行き詰まったときは、オンラインフォーラムで元気をもらったり。そして、すべての課題を終えたときには、植物や精油に対する知識と想いがいっそう深まっていたのです。

満を持して現地へ

「いつか学校を訪れて、先生がたに直接お会いしたい!」
卒業後もずっとその思いを持ち続けていました。2023年5月、とうとうその日がやってきました。学校に行って直接話をうかがいたい旨をお伝えしたところ、快諾してくださったのです。取材はディレクターのフランソワーズ先生と、植物療法の専門家であるリチャード先生が応じてくださり、各植物療法の特徴、現在のフランスの植物療法事情、植物に触れるフィールドワークの大切さなど、貴重なお話をたくさんお聞きすることができました。

驚いたのは、日本の植物療法や植物にまつわる文化や歴史に、非常に興味を持ってくださったことです。こうした情報はほとんど入ってこないので、知りたいとおっしゃるのです。ふと、無謀なアイデアが閃きました。

「日本の植物療法について、この学校で講義をしてみたい!」
いやいや、初対面でそんなお願いをするなんて図々しいし、講義をするほどの語学力もないし……と自問自答タイムに入ったところ、「あなたに、特別講座をやってもらえたら面白いわ!」とフランソワーズ先生。思わず、「はい!ぜひ!!」と即答してしまいました。

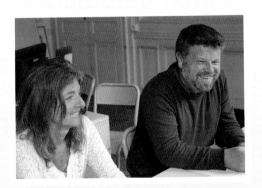

フランスの方々にも、日本に根付く植物を使ったケアを暮らしに取り入れていただけるように。いつの日か、その一歩を踏み出すお手伝いができたら嬉しいです。

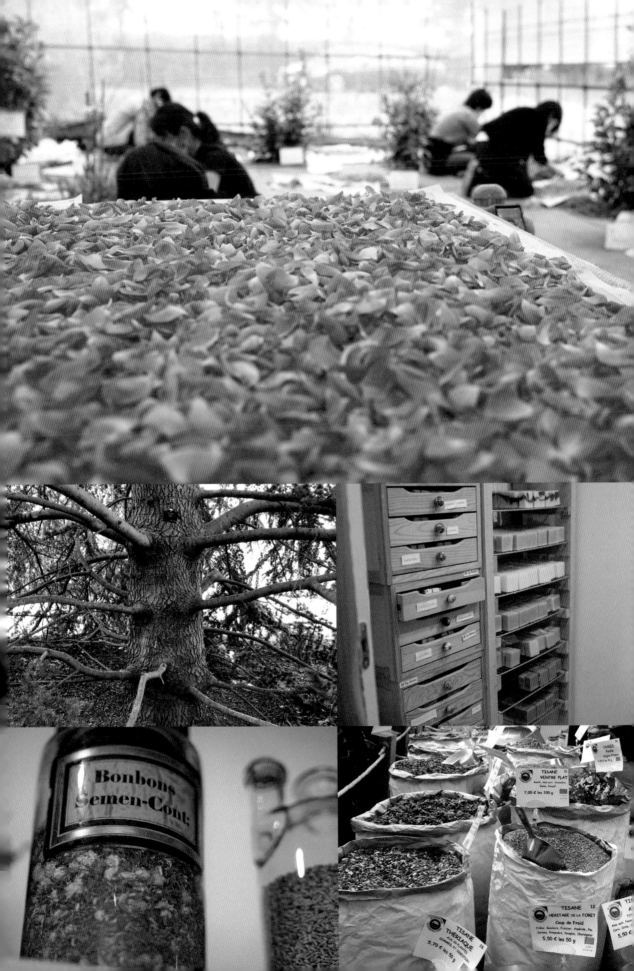

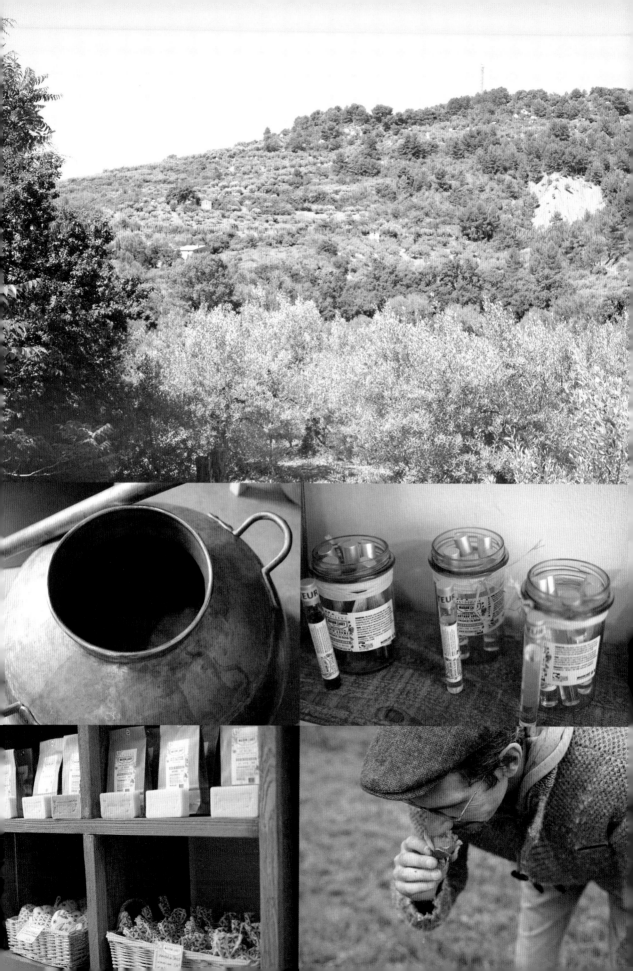

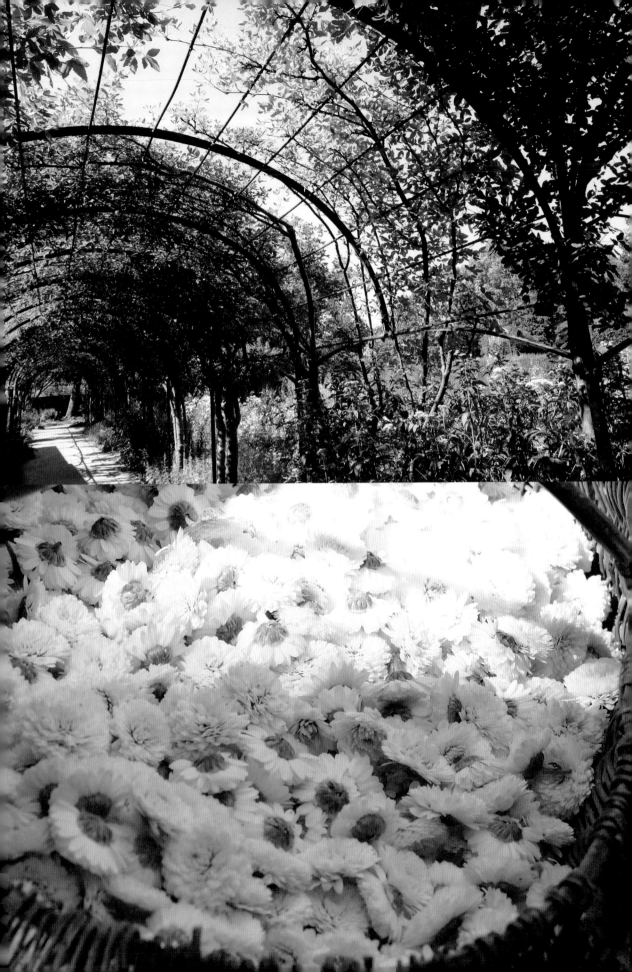

PART 3

植物療法と
重要人物

植物療法の長い歴史の中で、その発展を支えてきた人々がいます。
植物学者、医師、哲学者、軍人、高僧など、肩書きはさまざま。
人生をかけて採集を続けた研究者や、薬草で人を癒やした修道女など、
それぞれが植物に魅了され、濃密な人生を送りました。
PART3では、そんな26人の重要人物について、
彼らの生涯と功績をたどっていきます。

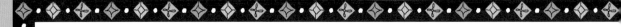

病と呪術を切り離し、現代医学の礎を作った医聖

ヒポクラテス

（紀元前460年頃〜紀元前370年頃）

Hippocrates

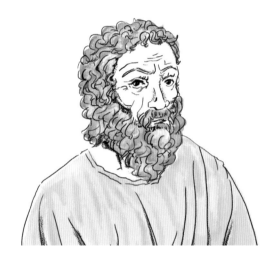

植物療法と重要人物

病や治療の概念を
根本から覆したイノベーター

　古代において病は、神の怒りに触れたり、何者かに呪われたりすることで生じると信じられており、治療は神々の教えに従って行われていました。そのため、病気になると人々は神殿に集まったといいます。神殿内の宿舎で眠りにつくと、夢に神が現れて治療をしたり、夢のお告げに従って祈りを捧げると病が治癒したりすると考えられていたのです。その際に祈祷やお祓いを行うのは神官や祈祷師などであり、彼らが現在の医師のような役目を果たしていました。

　このような呪術ありきの治療法に疑問を呈した人、それがヒポクラテスでした。彼は、病気も治療法も神から与えられるものではなく、理性に基づいた合理的・科学的な説明ができるはずだと考え、環境、食事、生活習慣などが大きな影響を与えると説きました。

　今となっては当たり前のことといえますが、長きにわたり病気と迷信的呪術を強く結びつけてきた時代において、これは非常に先進的なことでした。

ギリシャ哲学からの影響

　ヒポクラテスは紀元前460年頃、古代ギリシャのコス島に生まれました。親族の多

130

くが医師であり、恵まれた環境で英才教育を受けてきたようです。ただ彼は、父をはじめとした当時の医師たちが、神の力に頼る治療を行っていることに疑問を持ち始めます。疑問の理由は、当時のギリシャ哲学にも関係しているといわれています。

紀元前6世紀頃からギリシャでは、「この世界はどのようにできているのか？」という万物の起源を問いかける自然哲学が発展していきます。それを率いたタレス、アナクシメネス、ピタゴラスなどは、神話的伝説における世界の起源に疑問を投げかけ、「万物の根源は何なのか？」「世界の法則は誰が決めたのか？」など、さまざまな問いかけを行いました。

若かりし日のヒポクラテスは、こうしたギリシャ哲学の影響を受けることで、命、病、健康というものが何なのかを追究し、病気には呪術とは切り離された原因があり、合理的な治療法があるはずだという主張に行き着いたと考えられています。

体液病理説とは

やがてヒポクラテスは、人の身体には4種類の体液（血液・粘液・黄胆汁・黒胆汁）があるとし、これらの体液が穏やかでバランスが取れていれば健康、乱れると病気になると考えるようになったといいます。こうした、病気の原因は体液バランスの乱れから来るという考え方を「体液病理説」といいます。体液病理説はその後、彼の後継者たちによって体系化され、2世紀にガレノス（p.142）が、それぞれの体液に該当する気質などを分類することによって肉付けされていきました。

体液病理説は現代から見ると誤りといえる点もありますが、「体質」や「気質」という生まれながらに備わる性質に注目して治療

法を構築するという考え方は、現代にも大きな影響を与えているといえるでしょう。

例えば、p.124で紹介しているフランスのEcole Lyonnaise de Plantes Médicinales（リヨン植物療法専門学校）のアロマテラピー学科テキストにおいても、この概念はかなりのページ数を割いて紹介されています。

「日常生活では絶対的な体質や気質の人に出会うことはなく、1つまたは複数の性質に支配された個人が多い。」
「神経系に作用する精油のアプローチにおいては、その人を支配する体質や気質を観察することで、バランスを整えるためのアロマテラピーをより正確に行うことができる。」
（Ecole Lyonnaise de Plantes Médicinales テキスト『module aromathérapie 3ème』P.38より引用。著者訳）

現代医学にも通じる治療方針

ヒポクラテスは膨大な資料を残しており、後世の医学に大きな影響を与えました。

根幹には常に病気に対する合理的な考察があり、病気は栄養、季節、気候、風土、温度など、自然界の一定の法則によって引き起こされると考えていました。また、そのような理屈を患者にわかりやすい言葉で説明することにも、こだわっていたといわれています。彼は患者が医師に寄せる信頼の大切さを説いており、この医療精神は今日まで生き続けているといえるでしょう。それでは、彼はどのような治療を行っていたのでしょうか。

体液病理説を説く中でヒポクラテスは、人間は過剰な体液を、尿、便、痰、汗などとして排出する自然治癒力があると考えました。そこで、食事療法や休養などによって排出力を高めることを重視し、ときには薬草を主とした下剤や嘔吐剤、利尿剤など

を用いて不要な体液を除去することも行っ
たようです。

　また、体液は季節や生活習慣や環境など、
外部の要因によっても影響を受けるため、
それらの改善を促すことも医師の役目と考
えました。患者を観察し、現在のカルテに
あたる詳細な記録を重視し、症状の予測も
行いました。また、野菜、薬草、オリーブ
オイル、ワイン、ハチミツなどを食事の中
に取り入れることもすすめたといいます。

　「医学の父」といわれるヒポクラテスは、現
代医学の世界で常識となっている、カルテの
管理、インフォームド・コンセント、食事療
法などを提唱した人物でもあったのです。

　ギリシャでは昔から薬草が多く採取され、
健康のために活用されてきました。後述の
『ヒポクラテス全集』にも、ハッカ（ミント）、
ウイキョウ（フェンネル）、月桂樹（ローレ
ル）、ローズなどの作用や使用方法が記さ
れています。ただ最近の研究では、生活改
善を重視して自然治癒力を高めようとした
ヒポクラテスは、薬草の研究や処方をあま
り積極的には行っていなかったのではない
かとも考えられています。

『ヒポクラテス全集』とは

　彼の思想や功績をたどる際に外すことが
できないのが、『ヒポクラテス全集』の存在
です。約70篇にも及ぶこの書はヒポクラ
テスの死後、エジプトのプトレマイオス1
世が作らせたアレクサンドリア図書館に運
び込まれました。この中には、ヒポクラテ
スが学校の講義に使った教科書や、治療に
使ったメモのようなものも含まれています。
また、ヒポクラテスのものではない、むし
ろ彼の思想と相反する医師の著作物も紛れ
込んでいるといわれています。

　当時のアレクサンドリア図書館には医学

の専門家がおらず、医学書の寄せ集めであ
れば、とりあえず当時最高の医師とされた、
ヒポクラテスの名前を冠として付けておこ
うと考えたようです。そして、『ヒポクラテ
ス全集』とネーミングし、それが今日まで
伝わっていると考えられています。現在で
も、この全集の中でヒポクラテス自身が記
した部分はどこなのか、彼の意志を継いで
いる後継者が正確に情報を伝えている部分
はどこなのかという議論は尽きません。

　全集の中でも話題に上ることの多い著作
「箴言（しんげん）」は、15 ～ 16世紀頃までヒポクラテ
スの真作とされていましたが、今では後継
者にあたる複数の医師たちがまとめ上げた
と考えられています。1章の出だしにはこ
のように書かれています。

> 「人の命は短く、医学は永遠だ。好機はつ
> かのまで、実験は裏目に出ることが多く、
> 判断は難しい。医者はその本務をつくすだ
> けでなく、患者、看護人、それに環境を味
> 方につけることが必要だ。」
> 『ヒポクラテスの西洋医学序説』（ヒポクラテス著、常
> 石敬一訳、小学館、1996年、P.28）

『ヒポクラテス全集』には前述の体液病理
説も記されており、体系化しやすい体液の
部分がフォーカスされ、あたかも全集の主
要な骨組みのように語られることもありま
す。ただ、この全集の中で一貫して述べら
れているテーマは、単純な体液分類の思想
だけではありません。先の引用部分にもあ
るように、患者のために医学を正しく使っ
て全うするためには、事実をつぶさに観察
して患者1人1人の違いを把握し、環境に
応じてより良い治療が行えるよう、研鑽を
積むことに徹するべきであるということな
のです。

ヒポクラテスの誓い

『ヒポクラテス全集』の中で、「箴言」同様に取り上げられることが多いのは「誓い」という著作です。これは医師が守るべき倫理について記したもので、例えば下記のようなものが挙げられます。

- 授業料を取らず、束縛することなく医学を教える
- 力の限り治療を行い、病人にとって有害無益なことを行わない
- 死に導くような薬を与えない
- 中絶や結石除去の外科手術を行わない
- いかなる患者にも不正を働かない
- 患者の秘密を守る

しかし最近では、「誓い」はヒポクラテス自身が語ったものでも、彼の後継者が記したものでもないといわれています。ヒポクラテスは報酬を受け取って授業を行い、彼と思想をともにする医師たちは堕胎や外科手術を行っていたとされるからです。そのことから、彼の死後かなり経過してから、『ヒポクラテス全集』に追加されたとする説が有力になっています。

また「誓い」は、10世紀や11世紀に作られた全集の写本にはほぼ掲載されていないのですが、12世紀以降になるとほとんどの写本が全集の一番最初に掲載するようになりました。一度はヒポクラテスが記したものではないと排除されましたが、12世紀に入り、医学が教会や修道院以外でも教えられるようになったことで、神への誓いを何らかの形で宣言したり、モラルを統一化したりする必要性が出てきたため、再掲載されるようになったという見方が濃厚です。

1948年には、世界医師会が「誓い」を時代に沿うように改変し、その精神は医の倫理を定めた「ジュネーブ宣言」に採択されています。その後も改定を重ねているため、ヒポクラテスの誓いからは受け継がれていない部分や追加されている項目もありますが、医師の倫理を問うその真髄は、大きな影響を受けているといえます。

ヒポクラテス以降

ヒポクラテスが偉大な医師としてその地位を確立したのは、内容の正確さはともかく、彼の功績をまとめ上げた『ヒポクラテス全集』のおかげともいえます。そして彼の学説を受け継いだ、もう1人の偉大な医師ガレノスの影響も大きいでしょう。ガレノスは、ヒポクラテスを最も理想の医師として崇めました。体液病理説はガレノスによって体系化され、さらに彼の新しい理論とともに集大成され、その後、約1500年間にわたって医学や薬学を支配することとなるのです。

ヒポクラテスに関する著作は、現代の視点で見ると誤った解釈がされていたり、資料そのものに歪曲や加筆がなされていたりする箇所も少なくありません。しかし現在でも、医療の原点に立ち返ることを「ヒポクラテスに還れ」と表現することがあります。それは、病の種類や状態を診るというミクロの視点だけではなく、個々の生きてきた環境や病を引き起こした原因などに注目するというマクロの視点も持ち、本来の自然治癒力を高めることこそ大切なのだという教えを意味しているといえるでしょう。

従来の西洋医学だけでは立ち向かうことのできない病が増えてきた現代だからこそ、こうしたヒポクラテスの精神は再び注目を集めているのです。

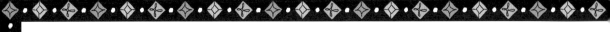

『植物誌』を著した植物学の祖

テオプラストス

（紀元前372年頃〜紀元前288年頃）

Theóphrastos

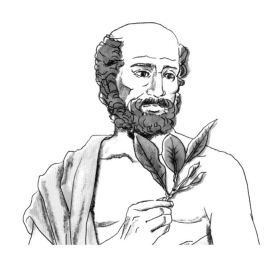

テオプラストスとアリストテレス

テオプラストスは紀元前372年頃、古代ギリシャのレスボス島に生まれました。父親は毛織物の仕上げや洗濯をする現在のクリーニング業のような仕事をしており、比較的裕福な家庭に育った彼は、高等な教育を受けることができました。

テオプラストスが生きた古代ギリシャ時代の驚くべき点は、現在のような科学理論やそれを立証するような実験器具などがなかったにもかかわらず、現在へとそのまま受け継がれるような自然科学の礎を既に築いていたことです。

さらにこの時代からは、植物や動物をた

だ利用するだけではなく、系統立てて分類しようという試みが行われるようになりました。それを初めて大々的に行ったのはアリストテレスです。彼はプラトンと並ぶギリシャ最大の哲学者といわれており、同様に優れた博物学者でもありました。アリストテレスは動物の分類を主として行いましたが、その後、後輩でありながら研究心を高めあう同志でもあったテオプラストスが、植物の観察をつぶさに行い分類し、「植物学の祖」と呼ばれるようになったのです。

テオプラストスは、聡明かつ面倒見の良い人柄ゆえに人望を集め、アリストテレスも厚い信頼を寄せていたといわれています。そのため、アリストテレスが創設した「リュ

ケイオン」という学園において指導者となり、アリストテレスの次にあたる2代目学頭として約35年間も勤め上げました。彼の講義には、非常に多くの学生たちが集まったといいます。

鋭い観察眼と分類の美学

テオプラストスは、哲学、自然科学、歴史、法律、文学、音楽、政治など、幅広い分野において著作を残していますが、現存するものはごくわずかです。全文献の約3分の2を占める量の大作が『植物誌』と『植物原因論』で、これらは散逸することなくほぼ完全な形で現在まで伝えられています。

彼はこの2作を通じて、植物の誕生から死までの過程、繁殖の形態、気候による影響などをつぶさに観察して特徴をとらえるとともに、形状に基づいて植物をさまざまなグループに分ける道筋を立てました。それにより、「植物の体系化」という概念が広がっていきました。特に植物の分類に関しては以下のように述べています。

「植物を種類によって分類して研究する方が、［認識が］明解になることもあるので、可能な限りそうするのが良いであろう。」
『植物誌 1』（テオプラストス著、小川 洋子訳、京都大学学術出版会 、2008年、P.36より）

そこで、次のようなさまざまな分類基準で植物を把握しようと試みました。

- 高木、低木、小低木、草本植物などの形態
- 花や実をつけるもの、つけないもの
- 野生種と栽培種
- 常緑植物と落葉植物
- 水生植物と陸生植物

また、リビア、エジプト、ペルシア、インドなどの固有植物を列挙し、地理的な位置や気候の影響によって、植物にどのような特徴が生まれるのかも記しています。アラビア、シリア、インド周辺の芳香植物をまとめている記載には、乳香（フランキンセンス）、没薬（ミルラ）、カシア（シナモン）など、蒸留することで現在精油として使われている植物も多く紹介されています。

このように『植物誌』は、現在において植物を特定する際にも役立つほどの、鋭い観察眼に基づく正確な記述が多く見られます。

全9巻からなる『植物誌』ですが、薬用植物の作用や利用法などについて書かれた第9巻の内容のみ、それまでの8巻とは異なり魔術や迷信を扱った記述が多いことなどから、長きにわたって偽作であるとする説が唱えられていました。しかし近年では、多くの俗信を取り上げながらも、それらを信用できるものとできないものに区別し、科学的に批判する部分が見られることから、第9巻も真作だとする説が有力になってきており、現在でも議論が続いています。

テオプラストスはこの『植物誌』を紀元前314年頃から書き始め、加筆や修正などを行いながら晩年まで書き続けていたと考えられています。そこには、植物を人々の暮らしや健康に役立てるための分類と研究に力を尽くした、彼の真摯な姿勢を垣間見ることができます。

ちなみに彼の「分類すること」への情熱は、植物に対してだけではなく人間にまで注がれており、著書『人さまざま』では30章にわたってギリシャ庶民の性格を分類しています。「けち」「お節介」「ほら吹き」など、それぞれの特徴や行動パターンを淡々と描写しており、その徹底した客観性が逆にユーモラスさを際立たせています。

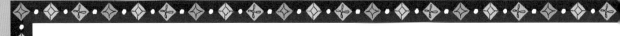

森羅万象を観察し続けた博物学者

プリニウス

（23年頃〜79年）

Gaius Plinius Secundus

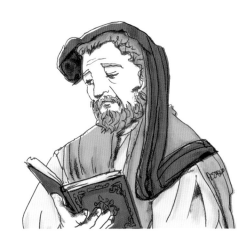

研究に没頭する勤勉さと
強靭な精神力

　ガイウス・プリニウス・セクンドゥスは、西暦23年頃イタリア北部のノウム・コムム（現在のコモ）に生まれたといわれています。比較的裕福な騎士階級の家で育った彼は、若くしてローマに出て教育を受けました。そこで、ストア派と呼ばれる学派の哲学に出会ったといいます。ストア派は、富や名誉といった人間の欲望や感情に飲み込まれることなく、自然や宇宙の摂理にのっとって生きることで心の安らぎが得られると説いていました。プリニウスはこの哲学に大きな影響を受け、自然界への理解を深めようとします。また、彼は記録上で最も古い個人植物園を所有したとされるアントニウス・カストルのもとをたびたび訪れ、薬草への関心や知識を深めたといわれています。

　プリニウスは23歳の頃から軍務についていましたが、そのかたわらで、軍事技術や、駐留していたゲルマニア（現在のドイツ、ポーランド、チェコ、スロバキア、デンマークの辺りを含むエリア）における戦の様子を克明に記しました。これらの文献のほとんどは失われてしまいましたが、後述の『博物誌』の中に、一部同じテーマが書かれています。

　ゲルマニアでの駐留後は、皇帝ネロの圧

政を受け、約10年間は軍人としてではなく著作や勉学に励む文人として活動しました。

その後、ネロが帝位を追われて自殺し、混乱の時代を経て新皇帝ウェスパシアヌスが誕生します。彼の息子であるティトゥスはプリニウスとかつて戦友だったこともあり、ウェスパンアススはプリニウスに厚い信頼を寄せました。プリニウス自身もこの皇帝を信頼し、再び公職について地方をまわることで博物誌的な見聞を広めたといいます。

地方での公務を終えてローマに戻ってきた彼は、夜明け前に起床してはウェスパシアヌスを訪問し、政策などに関わる見解を述べてから自分の仕事に従事するという日々を過ごすようになりました。

今でいうショートスリーパーだったとされるプリニウスは、仕事の後も真夜中まで研究や執筆を行っていました。そして、食事中や風呂で身体を洗っているときも、参考資料の朗読や書き取りを朗読者や速記者にさせていたといわれています。このような勤勉さと強靭な精神力が、歴史に残る全37巻の超大作『博物誌』を生み出すことへとつながっていきました。

『博物誌』の独創性

『博物誌』は、西暦77年に完成したといわれています。それは、ウェスパシアヌスの息子で後に皇帝となるティトゥスに捧げられました。この著作は、植物学・動物学・鉱物学・生理学・天文学・地理学など、驚くべき量の題材を扱っています。

ティトゥスに宛てた序文にて、プリニウスはこの作品を次のように表現しています。

「わたくしの扱う分野は無味乾燥なもの、つまり自然の世界であり、いわば生命に関するものであります。
（中略）
ギリシア人の中でもこの分野のすべての主題に、独力で取り組んだものは一人もおりません。」

『プリニウスの博物誌 1』（プリニウス著、中野定雄、中野里美、中野美代訳、雄山閣 、1986年、P.5より）

そして、困難を克服して有益な作品を書く試みをすることに対する誇りや、途方もなく奥深い自然界と向き合うことができる喜びも記しています。

『博物誌』の功績の1つに、参照した膨大な資料の作者一覧を設けていることが挙げられます。それによって、原本が失われてしまった数多くの文献内容を、『博物誌』を通して知ることができるのです。さらに、参照した内容に自らの観察や研究内容を織り込み、その上で批評や思想を述べていることも特徴的です。

『博物誌』に登場する植物

多岐にわたるテーマの中でも植物とその作用についての記載は特に多く、全37巻のうち「植物篇」が8巻、「植物薬剤篇」も8巻を占めています。

「植物篇」には現在の植物療法でも使われるものが多く紹介されており、そのエピソードも下記のように非常に詳細です。

- 乳香（フランキンセンス）の混ぜ物として白い樹脂の粒を使うことがあるが、純粋なものと見分けるには、白さや大きさ、炭の上に置くとすぐに燃えること、歯で噛むと細かく砕けることなどを確認すると良い。

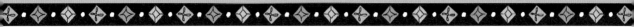

・乳香と没薬（ミルラ）の樹液は、どちらも乳香の木から取れると誤って主張していた人々がいた。
・月桂樹（ローレル）は平和の使者とされ、武装した敵と相対するときでさえ、月桂樹を差し出すことは休戦の申し出を意味した。
・イトスギ（サイプレス）の森は、後に非常に大きな利益をもたらしてくれることから、古代の人々はその苗床を「娘の持参金」と呼んでいた。

また、肥料の種類、挿し木や移植の方法と注意点、さまざまな土壌の特性とそれに合う植物など、現在でもそのまま農業や園芸に役立てられそうな情報も満載です。

「植物薬剤篇」でも、メボウキ（バジル）、タイム、ハッカ（ミント）など、現在の植物療法でもおなじみの植物を数多く見つけることができますが、興味深い点は、プリニウスが薬用植物の成分を安易に混ぜ合わせることに、非常に懐疑的なところです。軟膏や湿布などで、薬用成分を混ぜ合わせた際の作用は認めつつも、それは自然の生み出した完全な作品ではなく、貪欲というものが作り出したものだとし、成分を少量ずつ集めたり混ぜたりするのは恥知らずのなせる業とまで書いているのです。ここにも、プリニウスの「ありのままの自然」に対する畏敬の念が、強くあらわれているといえるでしょう。

火山での死

プリニウス最後の公職の地は、イタリア南部のミセヌムでした。彼はここで、艦隊司令官として駐在していました。

西暦79年8月のヴェスヴィオ火山噴火の際には、陸路を断たれて脱出できなくなった人々を救助するために艦隊を用意し、自らも船に乗り込みました。その際も周囲の状況をよく観察し、目についたものや何かの前兆と思われる事柄を口述筆記させていたそうです。一度は引き返すべきか迷ったものの、住民たちを救助したいという思いで、ポンペイの南西部にあるスタビアエへと向かいました。そして、上陸後には恐怖に震える人々を励まし、陽気にふるまいながら一夜を過ごしました。

噴煙に覆われて真っ暗な翌朝、プリニウスは出航できるかどうかを海岸で調査していました。そのとき、硫黄の匂いとともに炎がすぐそこまで迫ってきたのです。逃げようと立ち上がった彼は、そのまま倒れて息を引き取りました。煙による窒息死であったといわれています。

彼の最期がここまで詳細にわかっているのは、プリニウスの甥であり養子でもあった小プリニウスが歴史家のタキトゥスに宛てた手紙に、そのときの様子を克明に記しているからです。小プリニウスは、ミセヌムで船に乗り込む直前までプリニウスとともに過ごしていました。その手紙にはこう書かれています。

「伯父はもともと気管が細くて弱く、たびたび炎症を起こしていました。
（中略）
伯父の体にはこれといった外傷もなく、衣服もそのままで、まるで眠っているような死に顔でした。」

『歴史の目撃者』（ジョン・ケアリー編、仙名紀訳、猿谷要監修、朝日新聞出版、1997年、P.34より）

自然を愛し、その深淵なる世界を追究し続けた彼は、まさに大自然の懐に抱かれて永遠の眠りについたのです。

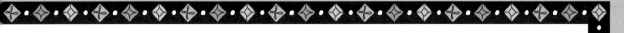

マンガで読むプリニウス

ヤマザキマリさん&とり・みきさんによる合作マンガ『プリニウス』。長年イタリアに暮らし、『テルマエ・ロマエ』の大ヒットで知られるヤマザキさんが、「次は、お笑いではない古代ローマを描きたい！」と選んだ主人公がプリニウスでした。

彼の生涯を詳細に描いた文献は決して多くないため、ヤマザキさんは『博物誌』からも人物像をイメージしたといいます。また、とりさんが描く背景画は緻密で臨場感があり、見ていると古代ローマの世界へと引き込まれていくようです。

才能豊かな2人の漫画家が合作するということで、それぞれのイメージと違う方向に話が進むこともあったようですが、それによって、フィクションとノンフィクションや史実と空想の狭間で、絶妙なゆらぎや多面性が生まれているのも特徴です。それはちょうど、屈強でありつつ繊細で、多芸ゆえにさまざまな顔を持っていたプリニウスの多面性とも重なり、物語や人物像に不思議な奥行きがもたらされています。

そして一貫して描かれるのは、自然界の美しさと恐ろしさです。深淵なる自然に魅せられ、ひたすらに研究し記録し、最終的には自然界へと飲み込まれていく運命をたどったプリニウス。彼とともに壮大な歴史を旅することができる、魅力的な作品です。

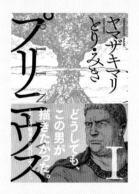

『プリニウス』（バンチコミックス）
著者：ヤマザキマリ、とり・みき　ジャンル：青年漫画、歴史・時代劇
出版社：新潮社　巻数：1〜12巻・完結
©Mari Yamazaki, Tori Miki

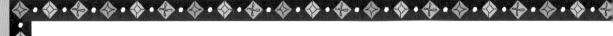

科学的思考で『薬物誌』をまとめた薬理学の父

ディオスコリデス

（40年頃〜90年頃）

Pedanius Dioscorides

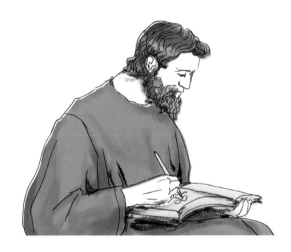

観察によって深まる薬理学

　ペダニオス・ディオスコリデスは西暦40年頃、現在のトルコ南部にあるキリキア地方に生まれました。

　その生涯については情報が非常に少ないのですが、若い頃から薬物研究に対する強い意欲を持っていたこと、仕事を通じてさまざまな地を訪れていたこと、各地に住む人々に直接話を聞きながら多くの薬物を観察し研究してきたことが、彼の著作『薬物誌』第1巻冒頭の「序言」からうかがうことができます。彼の仕事については、皇帝ネロ時代の軍医であったと考えられており、彼自身も上記著書の中で、軍務に携わって

いたことを示唆しています。

　また彼は「序言」で、研究における心構えについて明確に述べています。薬物の特徴を正確にとらえるためには、過去の記録だけに頼らず、自らが観察を重ねることが不可欠であると主張しているのです。そして、薬物研究を行った先人たちに対して敬意を表するべきであるとしながらも、彼らの植物学的な記述の少なさや頻繁に使用される薬草類への見落としを指摘したり、同時代の著作者たちの作用説明や記述の順序に対して批判を加えたりもしています。

　その上で彼は、作用が最大限に活かされる薬草の採集時期や場所を知る必要があることや、植物が発芽し、成熟し、枯れるま

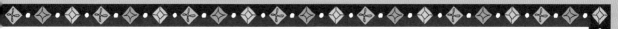

で一貫した観察を行い、それぞれの段階で特性をとらえる必要があることも記しています。

『薬物誌』の特徴とその意義

ディオスコリデスが行った植物研究の集大成ともいえる『薬物誌』は、その後およそ1500年もの間、ヨーロッパにおいて薬理学の基本文献とされました。彼は薬草を主とした薬物を徹底的に観察・研究し、作用や使用法を明らかにするための努力を惜しみなく行ったのです。

この著作のユニークな点の1つは、アルファベットや外見的な類似点などで薬物を並べるのではなく、あくまでも実用性を重視して分類していることです。全5巻を通して見てみると、現在でも植物療法で役立てられているものが幅広く紹介されています。特に1巻では香油や植物油を、3巻と4巻には薬草を挙げていて、アロマテラピー（p.26）やハーブ療法（p.30）、フラワーエッセンス（p.34）などでもおなじみの植物を数多く見つけることができます。

例えば、レモングラスの身体を温める作用や消化を助ける作用、乳香（フランキンセンス）の傷や古傷への作用、イトスギ（サイプレス）の咳を鎮める作用、ウイキョウ（フェンネル）の吐き気や胸焼けへの作用などは、現在の精油やハーブの使用法とも合致しているといえます。

実用性へのこだわり

実用性を重視する彼は、この書で古くから伝わる薬物論を受け継ぎつつも、迷信・呪術的な伝承は可能な限り排除し、植物の産地に暮らす人々の具体的な利用法も紹介しています。薬用植物としての作用に重き

を置いているため、植物の外見的特徴などの記述は、先述の テオプラストス（p.134）が著した『植物誌』よりは少ない印象です。

また『薬物誌』には、同時期に書かれたプリニウス（p.136）の『博物誌』と重複するテーマも多くありますが、プリニウスは迷信や空想上のエピソードも多く紹介しており、その部分において、歴史に残るそれぞれの名著は似て非なるものだといえるでしょう。

写本による後世への影響

『薬物誌』は原書が公にされて以来、途切れることなく流布されました。著作のすべてやその一部が書写され、さまざまな言語へと翻訳されてヨーロッパ各地へと広まっていったのです。

その過程で、書写を行った地域の植物や伝承を織り交ぜたり、アルファベット順に再編されたりし、「ウィーン写本」「ナポリ写本」「パリ写本」など、さまざまなバージョンの写本が作られました。なかには、書写による間違いや誤訳、ディオスコリデスの真意から離れた迷信などが加わってしまったものもありましたが、一方で原本にはなかった美しい挿絵が入れられたものなどもあり、それらは写本としての価値を非常に高めています。

後のガレノス（p.142）、アヴィセンナ（p.150）、ジョン・ジェラード（p.163）などにも多大なる影響を与えた『薬物誌』。自らの手で膨大なデータを集め、それらを徹底的に体系化して実用に活かしていくディオスコリデスの科学的思考は、その後、数世紀にわたってヨーロッパにおける規範となり、後世に絶大な影響を及ぼしたのです。

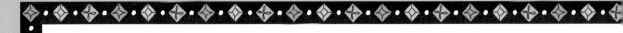

古代医学を集大成した臨床医

ガレノス

（130年頃〜200年頃）

Claudius Galenus

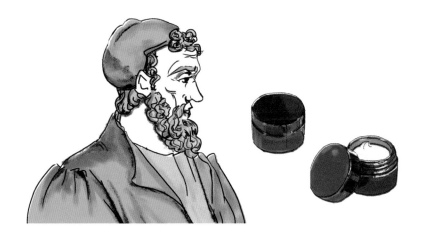

植物療法と重要人物

解剖学を基盤とした医学

ガレノスは130年頃、現在のトルコにあたる小アジアのペルガモンに生まれました。父親のニコンは建築家で、非常に学識豊かで高潔な人格を備えていたといわれています。ニコンは、才能豊かな息子に熱心に学問の手ほどきをしたといわれ、ガレノスは著書の中でも、父親に対する深い敬意と感謝の念を述べています。一方で母親のことは、短気で激情的ゆえに避けて憎んでいると率直に記しています。

このような痛烈さは彼の著作の至るところに見られ、異なる学派の学説に舌鋒鋭く切り込み、徹底的に糾弾することもしばしばありました。「穏やかな」という意味を持つ「ガレノス」という単語とは正反対の、実に多弁で辛辣な人物であったといわれています。

当時のペルガモンは、病院複合施設ともいえるアスクレピオス神殿や大きな図書館のある学問の中心地で、文化的な豊かさを誇る都市でした。この地でガレノスは、英才教育を受けることとなります。

彼は15歳の頃から哲学の講義を受け、その後、父が見た夢のお告げによって医学を志すようになったといいます。この頃には既に「子宮の解剖について」という小論文を書いており、ヒポクラテスを引用したり、生殖解剖学の詳細な記述を行ったりしています。

149年頃に父親が亡くなると、ペルガモンを離れていくつかの都市で医学や哲学を

142

学びます。27歳の頃にペルガモンに戻ってきた彼は剣闘士の治療医となり、傷だらけの戦士たちを治療することで外科医としての腕を磨いていきました。その約4年後にはローマへ渡り、講義や公開解剖、執筆活動などを行い、臨床医としての名声を得ていきます。

ガレノスは、医学的な治療技術は確固たる理論に基づくべきだと考え、サルやブタなどの動物解剖を積極的に行い、その結果を医学の基礎として体系化していきました。

ヒポクラテスからの影響

ガレノスの生きた時代は、医学や哲学を追究するさまざまな学派があり、多様な原理と方法に基づいて病気の治療が行われていました。なかでも彼は、後世に多大なる影響を与えたヒポクラテス（p.130）の学説やアリストテレスの思想を受け継ぎ、他の諸説とともに総合的な医学理論体系を組み立てようと、生涯をかけて試みます。

とりわけ彼は、ヒポクラテスの「体液病理説」を踏襲し、それを解剖学や生理学と結びつけて発展させていきました。体液病理説とは、人の身体には血液・粘液・黄胆汁・黒胆汁という4種類の体液があるとし、これらのバランスがとれている場合は健康であり、乱れると病苦が生じるとする考え方です。

ガレノスはこれら4種類の体液の特徴をより詳細に定義づけ、それぞれの体液のうちどれが優勢になるかによって、その人の「気質」が決まるとしました。また彼は、古代ギリシャ時代から存在する、「精気（プネウマ）というエネルギーが生命現象の根底にある」という考えも踏襲・発展させ、体液とともに精気の存在やバランスも重視しました。

長きにわたる後世への影響

彼は健康に導く方法として、食生活の見直し、マッサージ、運動などを重視しましたが、加えて多くの植物生薬を複雑に配合し、その使用をすすめました。植物の粉末、植物油、チンキ剤など、さまざまなものが治療に使われたとされています。現在でも彼のレシピが応用され受け継がれているのが、「コールドクリーム」です。これは、蜜蝋を乳化剤として使い、水と植物油を混ぜ合わせて製剤した「クリームの元祖」といわれています。

ガレノスはその後、3代にわたる皇帝の従医という地位にありながら、医師としての活動、解剖学や生理学の研究、膨大な量の論文執筆、弟子の育成などに専念し、200年頃およそ70歳で亡くなったとされています。

ガレノスは「患者たちに実践することが、医学の証明における最も確かな形である」とし、経験主義や解剖学的視点を医学に導入して、大きな功績を残しました。その一方で、プラトンやアリストテレスなどの哲学にも精通しており、「改良の余地がないほど完全な構造を持つ人体を知るにつけ、天におられる知性の卓越性を理解する」と、人類を創造した見えざるものの存在を示すような記述もしています。このためガレノスは、後にキリスト教徒とともにイスラム教徒にも認められる存在となり、アヴィセンナ（p.150）をはじめとしたイスラム世界の医師たちにも、多大なる影響を与えていきます。

ギリシャとローマの医学を集大成させ、そこに解剖学的・生理学的視点をもたらしたガレノスの成果は、その後およそ1500年にわたって医学の基礎となっていくのです。

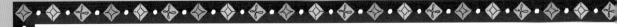

『傷寒雑病論』とともに中国医学の礎を築いた医聖
しょうかんざつびょうろん

張仲景
ちょうちゅうけい

（150年頃～219年頃）

Zhang Zhongjing

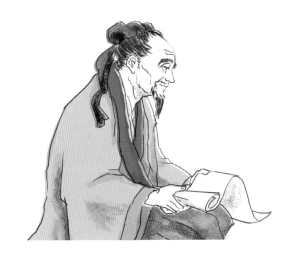

伝説の名医

　張仲景は西暦150年頃、中国の河南省に生まれたといわれています。姓は張、名は機、成年後につけた字が仲景でした。

　幼少の頃から学問を好み、多くの文献を熟読する日々を過ごしました。そして青年期には、同郷の張伯祖から医術を学び、臨床経験を重ねていきます。張伯祖は広く深い知識を持ち、脈に触れて疾病の状態を診断する「脈診」の達人と呼ばれていました。

　瞬く間に医学の知識や技術を身につけた張仲景は、10代の頃には既に地元で有名な名医となっていました。また、清廉潔白な人柄で人望も厚かったため、後に官吏へと推薦され、湖南省の長沙で地方長官の地

位についたともいわれています。

　しかし彼が有名だったのは、政治家としてではなくあくまでも医師としてで、いつでも的確な診断と処方をすることから、さまざまな伝説が残っています。

- ・病人の脈診をし、人間の姿に化けた獣であることを見抜いた。そして、真の姿をあらわした病気の猿に適切な薬を与え、一服で病を癒やした。
- ・ある若者の病を一目で見抜き、薬を飲まなければ40歳で眉が落ち、その半年後に亡くなると予言。若者は結局薬を飲まず、予言通り40歳で眉が落ち、その187日後に死亡した。

真偽のほどは定かではありませんが、それだけ多くの人々から畏敬の念を抱かれる存在であったことがわかります。やがて彼は、「中医学の医聖」と呼ばれるまでの存在となるのです。

『傷寒雑病論（しょうかんざつびょうろん）』の成り立ち

張仲景は、200人余りいた親族の3分の2を、10年足らずの間に疫病で失いました。その悲しい経験が、医学研究に励むことへの強い原動力となったといわれています。

そして研究の末に、彼が神格化される要因ともなった著作『傷寒雑病論』を著しました。この文献は、現存する中国最古の医学書とされる『黄帝内経（こうていだいけい）』の内容を継承・発展させつつ、さまざまな医師の臨床経験やそこから導き出した理論を総括したものです。

『傷寒雑病論』は後に、高熱を伴う急性疾患についてまとめた『傷寒論』と、それ以外の疾患についてまとめた『金匱要略（きんきようりゃく）』に分かれ、それぞれ別の書物として編成されました。

『傷寒論』は、病を6つの病期に分類し、それぞれのステージにおける症状とそれに見合った処方を示しています。つまり、症状の診断、それに適応する処方や治療の決定、薬剤の投与という一連の流れを具体的に書き記しているのです。

『金匱要略』は、循環器系、呼吸器系、婦人科系など25篇の疾病別分類がされており、葛根湯、八味丸（はちみがん）、桂枝茯苓丸（けいしぶくりょうがん）など、現在でもよく使われる漢方処方が数多く紹介されています。また、脈による診察法が詳細に述べられており、それによって適切な処方を導き出し、早期治療と進行の防止を行うことの重要性を強調しています。

『傷寒雑病論』の功績と影響

『傷寒雑病論』は、中国医薬学史上、最大級の影響をもたらした著作の1つとされています。その理由として、現在でも中国医学の基本となっている、以下のような診察方法や治療方法を総括し、体系化したことが挙げられます。

- 診察は、顔色や舌を見ることによる「望診（ぼうしん）」、患者の匂いや声から判断する「聞診（ぶんしん）」、患者に問いかけを行う「問診（もんしん）」、脈や腹部に触れる「切診（せっしん）」の「四診（ししん）」にて情報を集めること。
- 「表裏」「寒熱」「虚実」「陰陽」という、8つの対立する要素から患者の状態を分析する「八綱弁証（はっこうべんしょう）」を行うこと。
- 病気の治療は、積極的に汗を排出させる「汗法（かんほう）」、便を排泄させる「下法（げほう）」、嘔吐を促す「吐法（とほう）」、機能を調和して回復を促す「和法（わほう）」、熱を除去する「清法（せいほう）」、身体を温める「温法（おんぽう）」、気・血・陰・陽の不足を補う「補法（ほほう）」、血液循環や消化を促す「消法（しょうほう）」の「治療八法」にて行うこと。

また、植物などの生薬から不要な成分を除いて有効成分を抽出する方法、薬物の煎じ方、服用回数や服用時間なども詳細に記載されています。

その後、『傷寒雑病論』は日本にも大きな影響を与えました。江戸時代になると古来の医学を行うことを理念とし、この著作の薬方を重視する「古方派（こほうは）」と呼ばれる一派が生まれ、それに反発する新たな一派も生まれました。その中で、日本は徐々に独自の伝統医学を発展させていくことになるのです。

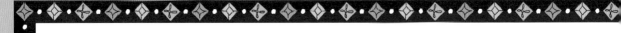

中国の知恵を取り入れ、文明国を築いた太子

聖徳太子（厩戸王）

（574年〜622年）

Shotokutaishi

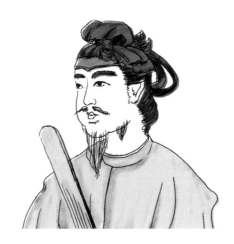

植物療法と重要人物

さまざまに語られる生い立ち

　聖徳太子は574年、現在の奈良県飛鳥地方に生まれたとされています。聖徳太子という名は、後世に付けられた尊称といわれ、本名については、厩戸王をはじめ、厩戸皇子（うまやどのみこ、うまやどのおうじ）、豊聡耳（とよとみみ、とよさとみみ）など、多くの名前が挙げられます。

　聖徳太子の資料は、信仰の対象としての記述と、実際の功績が混在した形で記されているものも多く、その存在自体を否定する説もあります。しかし現在では、後に聖徳太子と呼ばれるようになった厩戸王の存在や実績が、資料などから明らかになって

きており、聖徳太子と厩戸王の名前を併記する書籍が増えてきました（この本では「聖徳太子」または「太子」と表記します）。

仏教を広め、文明を育てる政策

　太子の生まれた6世紀頃の日本は、大和政権が西日本を中心に広い範囲を支配し、政治を行っていました。そこでは大王を頂点に、有力者の一族である豪族が政権を握り、勢力争いをしていました。なかでも、朝鮮半島にある百済から伝わった文化や仏教を取り入れるべきだと主張する蘇我氏と、日本古来の神道を守るべきだとする物部氏との争いは、親子2代にわたって続きます。

こうした中で聖徳太子は天皇の一族として生まれ、後に叔母にあたる推古天皇に代わって政務を行う摂政になったのです。

太子の政治的方針は、皇室中心の安定した行政制度を作るとともに、国内に仏教を広め、文明国として他国と対等に渡り合える国家を育てることでした。主な政策として、憲法・冠位の制定、遣隋使の派遣、仏教の興隆、仏典の講義と注釈、天皇記や国記の編纂などを行ったとされていますが、薬草や医療に関わる政策にも携わっていたという説があります。具体的な施策を見ていきましょう。

四天王寺と社会福祉

593年、聖徳太子は現在の大阪市天王寺区に四天王寺を建立したとされます。『日本書紀』によると、物部守屋と蘇我馬子が戦をする際に、蘇我氏側についた太子が自ら四天王像を掘り、「戦に勝利したら四天王を祀る寺院を建立し、この世のすべての人々の救済にあたる」と誓い、勝利の後に建てたといわれています。

太子は四天王寺を建てるにあたって、「四箇院の制」を取ったことが『四天王寺縁起』に記されています。四箇院とは、寺院の役目を持つ敬田院に、施薬院、療病院、悲田院という三院を合わせたものです。

施薬院は、主に薬草の栽培や調剤を行い、貧しい人にも提供を行う施設です。療病院は、無縁の病人や病気の出家僧などを寄宿させて治療を行う施設で、ここで健康になった者は、後に四箇院の雑務を行うことで、暮らしを立てていけるようなシステムまで作っていたといわれています。悲田院は身寄りがなく貧窮している人々を救済する、今でいう社会福祉施設でした。

「四箇院の制」における聖徳太子の直接的な関与については諸説あり、現在でも議論が交わされています。ただ、この仕組みは脈々と受け継がれ、時代に合わせた変化を遂げながら、学校法人や社会福祉法人といった団体を中心に、施薬・療病・悲田などの各事業が今日まで継承されているのです。

薬猟と中国医学の導入

聖徳太子は「薬草は民を養う要物である」として、蓄えることを命じたといわれています。また、『日本書紀』には、611年の5月5日に奈良県の兎田野にて、宮中行事として薬猟が行われたと記載されています。薬猟では、男性が生薬の材料となる鹿の角を採取し、女性が薬草を摘みました。これは日本最古の薬草採取の記録といわれ、その後も行事として継続されていきました。薬猟が行われた奈良県の地域は、後に製薬会社の創業者を何人も生み出し、今でも薬草の栽培が盛んに行われています。

また、聖徳太子は小野妹子を大使として中国に遣隋使を送り、大陸の技術や制度を学ぶよう命じました。608年に妹子が派遣された際には、渡来人の薬師恵日などを随行させて医学を学ばせています。ここから少しずつ、中国の医学や薬草の利用法が日本に広まっていくこととなりました。

こうした中国との外交は、隋が滅びて唐が建国した後も継続し、やがて日本医薬史に名を残す、鑑真（p.148）の来日へと結びついていきます。

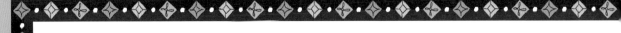

不屈の精神で戒律と医薬を日本に伝えた高僧

鑑真

（688年〜763年）

Ganjin

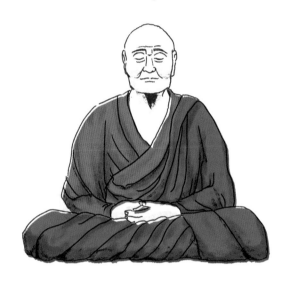

渡日への決意

　688年、鑑真は中国中部の揚州で、漢の時代から続く旧家に生まれました。熱心な仏教徒であった父の影響もあり14歳で出家、18歳で「菩薩戒」という仏教の規範である戒律を授かり、20歳から26歳までは長安や洛陽へと留学して勉学に励みます。

　26歳で故郷に戻る頃、仏教の決まりや僧尼の規律についての教えである「律学」の講義を初めて行いました。それから何度となく授業を行い、40歳の頃には唐を代表する名僧となったのです。

　その頃、日本でも仏教は盛んでしたが、僧や尼は税や労働を免除される特典があり、

地位を利用して悪事を働く者も少なくなかったといわれています。そこで朝廷は733年に遣唐使を派遣する際、栄叡と普照という僧に、戒律を授けることができる僧を日本に連れて帰るように命じます。

　唐へ渡った彼らは、僧を探すも難航します。やがて高僧である鑑真の噂を耳にした2人は、門下生を紹介してもらうために、彼のもとへと訪れます。栄叡と普照の真摯な思いを理解した鑑真は、弟子たちに「日本で仏法を伝えようとする者はいないか」と問いかけました。しかし、名乗り出る者は誰もいませんでした。その頃の渡航は命がけであり、世界の中心地である唐に生まれながら、危険を冒してまで日本へ行くこ

とを希望する僧はいなかったのです。それを見た鑑真は、こう宣言したといいます。「これは仏法に関わることです。どうして命を惜しみましょうか。みなが行かぬなら、私が行きましょう」。

　その後、嵐に巻き込まれたり、役人に阻止されたりと、渡航計画はたびたび失敗します。5回目の渡航を試みた際には栄叡が病死し、同士を失った鑑真は深い悲しみに暮れました。その後、彼の目は徐々に見えなくなり、ついには失明してしまいます。それでも鑑真はあきらめず、6回目の挑戦でついに日本の土を踏むことができたのです。最初の渡航計画から実に10年以上が過ぎ、彼は66歳となっていました。

鑑真がもたらした漢方薬

　鑑真は、日本に貴重な仏典を伝えるとともに漢方薬の原料をもたらし、見分け方や処方を弟子たちにも教えたといいます。

　彼が2回目の渡航を試みた際、持参しようと用意したもののリストが、『唐大和上東征伝』という文献に掲載されています。

　その中には、仏像、経典、仏具などとともに、麝香（ムスク）、沈香、甘松香（スパイクナード）、竜脳香、安息香（ベンゾイン）などの香料や、薬の原料になるものが含まれていたのです。

薬物の献納と『種々薬帳』

　754年、奈良の東大寺にて、戒律を授ける正式な儀式が日本で初めて執り行われました。この儀式は、鑑真の前で仏教の規範を守ることを誓うものです。彼から戒律を授かったのは、孝謙天皇、聖武太上天皇、光明皇太后、そして僧たちなど400人以上もいたと伝えられています。

　鑑真はその後も信仰心のあつい天皇家と信頼関係を築き、光明皇太后が病気の際には薬をすすめて回復へと導いたといいます。また、聖武太上天皇の崩御1年前から病床の傍らには常に鑑真がいて、僧としても薬師としても尽くしたといわれています。

　この頃、海外から届く薬物には、名前と実物が一致しないものや、まがいものが紛れ込むこともありましたが、彼はそれを嗅覚だけを頼りに選別できたそうです。

　756年、亡き聖武太上天皇の四十九日法要が行われた際に、光明皇太后は太上天皇ゆかりの品を東大寺の盧舎那仏（大仏）に奉献します。それとともに、朝廷の貴重な薬も納めました。献納品目録の中で、薬の目録部分は『種々薬帳』と呼ばれ、約60種類の薬草名や数量、包装の状態などが記載されています。鑑真は、医学や薬学への深い知識が必要である薬物の献納作業や、『種々薬帳』の作成にも大きく寄与したと考えられています。

鑑真の処方と晩年

　鑑真は、薬物の処方や治療を多く行ってきましたが、その具体的な内容は当時の記録に残されていません。しかし、平安時代に書かれた医学書『医心方』には、彼が推奨したとされる処方が書かれており、甘草、人参、大黄、沈香、丁香（丁子／クローブ）などを配合した生薬が掲載されています。

　759年、鑑真は戒律を教えるための道場として唐律招提を建立し、弟子たちとともに住んで律学を伝授し続けました。これが後に唐招提寺となります。

　763年、彼は唐招提寺にて波乱に富んだ生涯を終えました。火葬の際には、山に香気が満ちたともいわれています。鑑真が日本に渡ってきてからちょうど10年目のことでした。

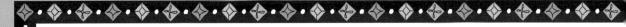

『医学典範』を著したユナニ医学の祖

アヴィセンナ

（980年～1037年）

Avicenna

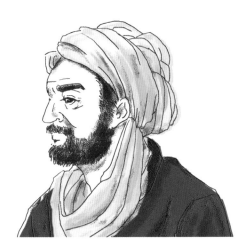

あらゆる学問を習得した若年期

アヴィセンナ（イブン・シーナ、イブン・スィーナー、アヴィケンナ）は、980年に現在のウズベキスタンの都市ブハラ近郊の小さな村で生まれました。その後ブハラに移住し、イスラム教の聖典であるコーランと文学の学習を始めますが、10歳の頃にはコーランを完全に暗記し、文学もすぐに習得してしまったといいます。

自伝には、宗教学、数学、哲学、論理学、天文学などあらゆる分野の学問を短期間で習得し、先生の知識を追い抜いてしまうこともしばしばだったと記されています。

医学に関しても、いくつかの書籍を読んだだけで、すぐに知識を会得しました。その結果、16歳から治療の経験を積むようになり、名高い医学者たちからも直接指導を受けるようになったのです。

17歳の頃には、他の医師が手に負えないほど筋肉が拘縮した患者を、電気うなぎの入ったプールの中に入れて治しました。その際に、うなぎが直接身体に触れて感電しないよう患者を木製のカゴに入れ、まさに現在の電気療法の先駆けともいえる治療を行ったそうです。この患者がアヴィセンナの住むブハラの支配者だったこともあり、彼の所有する図書館への出入りを許され、多数の文献を読破し、各分野への知識をより一層深めていったといいます。

彼の学びの中には、卑金属を金などの貴金属に変える「錬金術」も含まれています。万物から一番優れた要素である「精髄」を取り出すための道具として、水蒸気蒸留器の研究をしたともいわれており、アヴィセンナによって精油やハーブウォーター（芳香蒸留水）の蒸留技術が進んだとの見方もあります。22歳の頃に父親が他界すると、ブハラを去ることを決め、各地を転々としながら医師や法律家として権力者たちに仕えるようになります。

こうしてさまざまなキャリアを積み上げつつ、後世にまで語り継がれる医学書『医学典範』の執筆を開始します。

『医学典範』と植物療法

『医学典範』は、ユナニ医学のバイブルともいわれる大作です。ユナニ医学とは、中国医学やアーユルヴェーダ（p.46）とともに、世界三大伝統医学の1つとされ、ヒポクラテス（p.130）やガレノス（p.142）などが築いたギリシャ医学を基軸に、ペルシア、インド、中近東などの療法も融合されています。

アヴィセンナはさまざまな地域の伝統医学に自らの臨床経験も加え、『医学典範』において集大成させました。医学概論、薬物論、病理学、病気の各論、薬物集とその製法などが、全5巻にわたって記されています。

ベースとなるのは、ヒポクラテスが提唱し、ガレノスが発展させた「体液病理説」です。血液・粘液・黄胆汁・黒胆汁のバランスを取ることで健康へと導くという考え方で、この書には体液の均衡を保つための具体的かつ膨大な治療法が書かれています。注目すべきは、多くの薬草が作用や使用法とともに紹介されていることで、これにはディオスコリデス（p.140）の『薬物誌』からの影響が色濃く反映されています。例えば、

下記のようなものがあります。

- 下剤を内服して下痢が起こる際は、気分が悪くならないように、ハッカ（ミント）、ヘンルーダ、セロリ、マルメロなどの上にバラの香水をかけ、少々のワインビネガーの香りとともに嗅ぐ。
- 腎臓疾患の際には、腎臓に空気が溜まらないようにヒメウイキョウ（キャラウェイ）、カミツレ（カモミール）、イノンド（ディル）、ヘンルーダを外部から腎臓の上に置く。
- ニガヨモギのシャーベットは、ワインと混ぜるとサソリの毒を、酢と混ぜると毒キノコの毒を解毒する。

また、『医学典範』を要約し、読みやすい教訓集の形にした『医学の歌』には、次のような養生方法も記されています。

- 寒い時期に旅行をして凍傷になった場合は、オイルマッサージで疲れた患者を治療すると良い。
- 暑い時期に旅行をする人は、シミや日焼けのケアに、ワックスと混ぜたオイルを使うと良い。
- 回復期の患者には、良い香りのする花の香料を与えると良い。

あらゆる世界の医学を統合・研究し、数々の養生訓や治療方法を打ち出したアヴィセンナですが、自らは多忙を極め、健康とはほど遠い生活を送りました。そして、1037年に50代にしてその生涯を閉じたのです。

自らの死期を悟ったのか、亡くなる2週間前からは一切の治療をこばみ、貧者に財を施し、奴隷たちも解放し、日々コーランを読誦して過ごしたといわれています。

マルチな才能と創造性に富んだ、ハーブ療法の母

ヒルデガルト・フォン・ビンゲン

（1098年～1179年）

Hildegard von Bingen

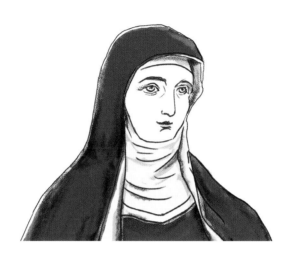

修道院での暮らし

　ヒルデガルト・フォン・ビンゲンは、1098年に地方貴族である父ヒルデベルトと、その妻メヒティルトの10番目の子どもとして、ドイツ西部ラインラント＝プファルツ州アルツァイ近郊で生まれました。幼い頃から病気がちで、他の人には見えないものが見える幻視体験をしていました。

　彼女は8歳になるとディジボーデンベルクにあるベネディクト会修道院の僧庵に入ります。ここで、貴族の娘でありながら世俗から離れて暮らすことを選んだ、ユッタ・フォン・シュパンハイムの教え子となりました。

　ユッタは非常に親切で面倒見の良い教育者だったようで、ヒルデガルトも彼女のことを信頼していました。ユッタからは読み書きなどとともに、中世におけるハープのような楽器や、典礼中に歌う詩篇なども習ったといいます。当時のベネディクト会修道女たちは、1週間に150もの詩篇を歌ったといわれています。この経験はヒルデガルトの後の作曲活動にも大きな影響を与えました。

　ある日、ヒルデガルトはそれまで誰にも話していなかった幻視について、ユッタに打ち明けました。するとユッタは、ザンクト・ディジボード男子修道院の修道士、フォルマールに相談します。彼はヒルデガルトの幻視に深い理解を示し、すぐに相談相手

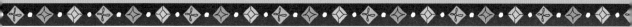

となりました。その後、彼女の秘書として
も支え続け、生涯にわたる友人となるのです。

　ヒルデガルトは1112年から1115年までの
間に修道女としての誓願を立て、ベネディ
クト派の「Ora et labora（祈り、かつ働け）」
というモットーを生涯守り、日々黙想し、
繰り返し聖書を読み、病弱ながらも数々の
職務を遂行していくこととなります。1136
年、恩師であり女子修道院の院長でもあっ
たユッタが亡くなると、修道女たちはヒル
デガルトを後継者として選び、院長として
の任務を引き継ぐこととなりました。

天の声に導かれて始めた
幻視の記述

　1141年、ヒルデガルトは幻視の激しい
襲来を体験します。彼女は著書にて、自ら
の幻視は眠りやまどろみや興奮の中ではな
く、正常な覚醒状態にありながら自分の目
と耳ではっきりと確認できるものだと記し
ています。

　あるときから彼女は、「汝が見るもの、聞
くものをありのままに書き記しなさい」とい
う天の声を耳にするようになります。はじ
めは自分に対する疑いや自信のなさから書
くことを拒み続けますが、やがてそれに
よって病床に伏すようになってしまったた
め、幻視で得たヴィジョンを書き記すこと
にしました。すると健康状態が改善し、心
身の若返りを感じたのです。

　この執筆作業に協力したのが、フォル
マール修道士と、ヒルデガルトが信頼を寄
せるリヒャルディス修道女でした。リヒャ
ルディスはヒルデガルトの言葉を聞いては
書板に書きとめ、フォルマールはこの書が
人々の手に渡るようにと複写作業をしてい
きます。こうして3人は協力しながら
『Scivias（道を知れ）』を記すこととなり、
およそ10年もの歳月をかけてようやくこ
の書は完成しました。

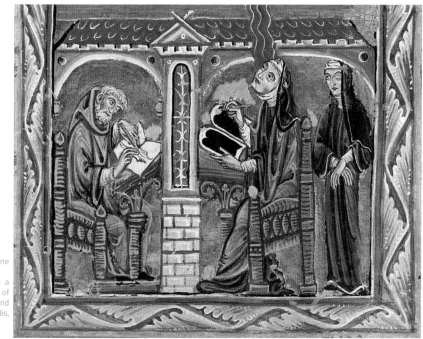

撮影；Heritage Images
コレクション：Hulton Fine
Art Collection
Hildegard receives a
vision in the presence of
her secretary Volmar and
her confidante Richardis,
ca Artist: Anonymous
ゲッティイメージズ

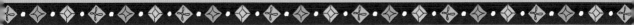

神の声を表現するための作詞と作曲

　同時期に彼女は、天からの啓示を音楽という形で表すため、典礼のための詩を書き、それに曲をつけ始めます。当時は、音楽や「歌う」という行為は非常に神聖なものでした。ヒルデガルトには幻視とともに神の音や歌が宿り、それが作詞作曲という行為によって表現されるようになったのです。

　音楽はその後も彼女にとって重要なライフワークとなり、生涯にわたって70曲以上もの宗教音楽を作曲しました。楽曲は、修道院で礼拝される聖人たちを祝うためのものや、聖母マリアや聖ヨハネなどを讃えるものなどがあり、当時としては珍しい楽観的な音調を持っていました。

ローマ教皇からのお墨付き

　1147年、ローマ教皇であるエウゲニウス3世が『Scivias（道を知れ）』の存在を知り、書きかけの手稿を入手したといいます。そして教皇は、ヒルデガルトを正真正銘に神からのメッセージを受け取る者だと認め、その手稿を集まった大司教や枢機卿たちの前で高らかに朗読し、続きを書くように命じる書簡を彼女に送ったのです。

　ローマ教皇からのお墨付きを得たヒルデガルトの評判はたちまち広まり、彼女の修道院には修道女志願者が押し寄せることとなりました。彼女が女子修道院長をしていたディジボーデンベルクの修道院には、もはや収容できる余地がなかったため、ヒルデガルトはビンゲン近郊のルーペルツベルクの地に新たな修道院を建設し、修道女たちと移住することを決めます。

　移住は、ディジボーデンベルク修道院長クーノに「恩知らずな行為」とされ、激しい抵抗にあいますが、彼女は権威の前に屈することを拒み続けます。この軋轢は、結果として彼女の晩年まで続くこととなりますが、1150年頃にはルーペルツベルク女子修道院にて、修道女たちに教育を始めることができるようになりました。

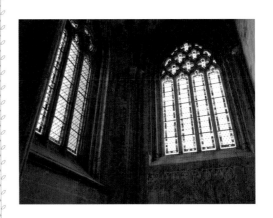

自然学と医学の著作

　この頃から彼女は自然学や医学についての著作に着手しました。1151年から1158年の間に、『Physica（自然学）』と『Causae et curae（病因と治療）』という2作を著したのです。

　この時代、医療や学識の拠点は修道院にありました。老若男女、あらゆる階層の人々に病院として門戸を開き、読み書きのできる修道女たちは古い医学書を書き写していたのです。修道院は高い壁で外界と隔てられていたため、修道院内のみで生活を維持できるよう、食料のための農園や自然薬のための薬草園が不可欠でした。ヒルデガルトが過ごしたディジボーデンベルクの僧庵や、その後に建てたルーペルツベルク女子修道院にも、農園や薬草園があったとされています。

　こうした環境下で著された2作の文献は、「身近な病人を今すぐに救う」という信念と、彼女自身の宗教的観点などを備えた上で、

中世に広く知られていた医書や本草書<ruby>本草書<rt>ほんぞうしょ</rt></ruby>など
も参考にしています。

　この頃のヨーロッパ医学がベースとして
いたのは、ヒポクラテス（p.130）やガレノ
ス（p.142）によって体系化された四体液説
や、その根本にあるエンペドクレスやアリ
ストテレスの四元素説でした。そのため前
述の2作においても、血液・粘液・黄胆汁・
黒胆汁という4種類の体液バランスが崩
れることが病につながるとして、その均衡
を保つための処方が数多く紹介されてい
ます。それに加えてヒルデガルトは、魂と
肉体の協調がいかに大切かを説いており、
『Causae et curae（病因と治療）』の中には
こう書かれています。

「神は世界を構成する四元素をつくりたま
い、その四元素は人の中にもあって人間は
それと共に働くのです。火、空気、水、土
こそが四元素です。四元素は互いに精妙に
結びつけられ、人はそれらを分離すること
はできません。」
『聖女ヒルデガルトの生涯』（ゴットフリート修道士、テ
オーデリヒ修道士著、井村宏次監訳・解説、久保博
嗣訳、荒地出版社、1998年、P.74.より）

ホリスティック医学と植物療法

　彼女は、魂は火と空気のようなものから
成り、肉体は水や土といった手に触れられ
る実体から成るとしました。そしてアリス
トテレスが体系化した「温・乾→火」「温・
湿→空気」「冷・湿→水」「冷・乾→土」という、
四性質と四元素の組み合わせもベースとし、
植物・鉱物・動物などの自然物を用いて、
魂と肉体のバランスを取るためのレシピを
数多く紹介しています。
　『Physica（自然学）』の中から、例を見て
みましょう。

バラは適度な冷で、この冷の性質は有益な
ものとなりうる。夜明けか朝のうちにバラ
の花びらを摘みとって眼にあてなさい。悪
い体液が吸い出され視界がはっきりする。
（中略）怒りで復讐にかきたてられている人
にはバラとそれより少量のセージを粉にし
て用いる。怒りが込み上げてきた時にはこ
の粉を鼻孔に入れなさい。セージが怒りを
和らげ、バラが幸福な気持ちにさせてくれる。

ラベンダーは温で乾であり、（中略）強い芳
香を放つ。（中略）ラベンダーの香りは眼を
清浄にする。［というのもラベンダーは最
強の香りが持つ力とその激烈な芳香の持つ
有益性を備え持っているからである。ラベ
ンダーはあまたの強い邪気を抑制するの
で、この作用によって悪霊を恐れさせる。］

ドイツカミツレは、温性で、好ましい液汁
を持っており、これは腸の痛みに対応する
おだやかな軟膏にふさわしい。腸に痛みの
ある人は、ドイツカミツレを水とラードあ
るいは油とともに加熱し、これに細かい全
粒小麦粉を加え粥にすればよく、これを食
べると腸は癒される。月経時の女性も同じ
お粥を摂るがよい。

イトスギはたいへんに温性であり、「神の
秘密」を象徴する。（中略）病気の人や全身
が明らかに衰弱しつつある人は、葉つきの
枝を採取して水に入れて煮出し、この煮出
し湯に入浴しなさい。この療法をたびたび
行うと病気は治って体力が回復していくだ
ろう。（中略）他の木々の木部よりも多くの
幸を持ちあわせているので、悪魔はますま
す寄りつかなくなるだろう。

『聖ヒルデガルトの医学と自然学』（ヒルデガルト・フォ
ン・ビンゲン著、プリシラ・トループ英訳、井村宏次
監訳、聖ヒルデガルト研究会訳、ビイング・ネット・プ
レス、2002年、P.34、P.35、P.40、P.85、P.159より）

こうして見てみると、植物の活用法について、現在広く知られている精油やハーブとしての使い方だけではなく、思いもよらない活用法や秘めた可能性を教えてくれていることに気づきます。

中庸の大切さ

『Physica（自然学）』と『Causae et curae（病因と治療）』の2作で一貫して語られているのは、体質や体液の均衡や、魂と肉体の均衡など、バランスを取ることの大切さです。

ヒルデガルトの説く「中庸の医学」は、現代の「自らの心身を環境に適応させるため、ホメオスタシス（生体の恒常性）を維持することが健康へとつながる」という考え方と一致するところがあるといえます。

また彼女の著作には、神の恩恵に対する感謝や、邪なるものや悪魔を払うという中世カトリックの教えも色濃く反映されています。このような哲学も、「人間は体・心・気・霊性から構成されており、それらを社会・自然・宇宙と調和させながら自然治癒力を高めていく」という現代ホリスティック医学の考えに通じる部分があるといえるでしょう。

近代医学は病気そのものにフォーカスし、さまざまな化学合成薬や治療法を生み出しながら発展を続けてきました。しかし現在では、それだけでは解決できない病が存在するということもわかってきています。このような時代だからこそ、ヒルデガルトの提唱する自然学や医学に対する考え方は、多くの人々から注目を集めているのかもしれません。

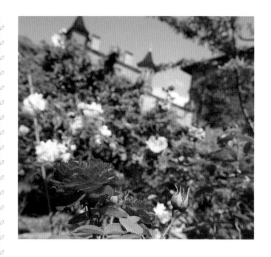

4度にわたる説法の旅

ヒルデガルトは、1160年頃から合計4回にわたって説法の旅に出ています。隠遁生活が基本とされる修道女が、旅をしながら説法を行うことはまさに前代未聞のことでしたが、ドイツの主要都市をまわりながら教えを広めたのです。60歳を過ぎた彼女は、何度となく病床に伏していましたが、各地で聴衆のみならず聖職者に対しても力強い言葉を投げかけ、時には激烈とも思える批判も加えました。

「あなたがたは、神を見ていないし見ることを願いもしません。あなたがたは、ただあなたがたが作り出したものだけを見ており、ただあなたがたの好むことをしているだけです。」
『癒しの原理 ホモ・クーランスの哲学』（石井誠士著、人文書院、1995年、P.173より）

このような説法は聴衆の心を揺さぶり、ますます多くの救いを求める人々が彼女の元にやってきました。ルーペルツベルク女子修道院も手狭になり、1165年にはライン川を挟んだほぼ向かい側にあたるアイビ

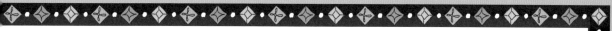

ンゲンに、もう1つ修道院を建てます。彼女は週に2回ほど、船で川を渡ってこちらの修道院にも訪れたといいます。

その後は病床で過ごすことが多くなりますが、皇帝や法皇たちと書簡を交わしたり、祈りの歌を生み出したり、1170年には4度目の説法旅行に出たりと精力的に活動します。

勇気と信念に生きて

1178年、80歳を迎えたヒルデガルトは、最後の闘いともいえる革新的な行動を取りました。この年に旅の途中で亡くなった1人の貴族が、生前の希望によりルーペルツベルク女子修道院の墓地に埋葬されました。この貴族はかつて教会から破門された身でしたが、亡くなる前に罪を悔いて懺悔し、キリスト教徒として生涯を終えたのです。

ところがマインツの聖職者たちは、その貴族が破門されたまま死亡したと主張し、ヒルデガルトに遺体を掘り起こして墓地の外へと排除せよと命令しました。そして、もしこれに応じない場合は、修道女全員に聖務禁止令が下されることになると言い渡しました。それは、彼女たちすべてがミサを行うことも、ベネディクト会の聖務日課を勤めることも、勤めの中で聖歌を歌うこともできなくなるということを意味しました。

すると彼女は、この命令を拒んだだけでなく、墓地へ行き、杖で埋葬の場の痕跡を消し去り、外部の者が勝手に墓を荒らすことができないようにしたといいます。こうして、聖務停止令は予定通り執行されることとなりました。

ヒルデガルトは、マインツの高位聖職者に向けて即座に抗議をしました。その中でも特に、神を賛美するための歌唱を取り去らないように請い、「人々から天上のハー

モニーと天国の歓喜を奪い取ることは、悪魔の手中に落ちるようなものだ」と主張しました。それでもマインツ当局の心は動きませんでした。

しかし最終的には、事情を知ったマインツの大司教クリスティアヌスが理解を示します。そして1179年に聖務禁止令は解かれることになり、貴族の亡骸は望み通りルーペルツベルク女子修道院にそのまま置かれることとなりました。ヒルデガルトの勇気ある行動と、自らの信じた道をまっすぐに進み続ける強い意志が、この結果へと結びついたのです。

しかし、老齢の彼女の精神力と体力はこの一件でかなり消耗しました。それから約6か月後の1179年9月、ヒルデガルトは自らが創設したルーペルツベルク女子修道院にて、修道女たちに見守られながら81歳で息を引き取りました。

幅広い方面で
才能を発揮した人生

ベネディクト派の女子修道院長にして、神学者、預言者、著述家、作曲家、画家、詩人、ハーバリスト、社会運動家など、あまりにマルチな才能に溢れていたヒルデガルト。彼女は人生の半分を世俗から切り離された世界で過ごしましたが、後半の半生においては非常に積極的に外の世界に出ていき、修道女としての視点を保ちつつメッセージを発信していきました。

創造性と学識、そして時代を超えたユニークさに富んだ彼女は、卓越した女性の1人として、今なお多くの人々に多大なる影響を与え続けているのです。

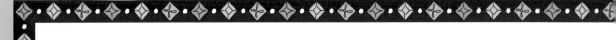

挑戦的で型破りな近代医学の父

パラケルスス

（1493年頃〜1541年）

Paracelsus

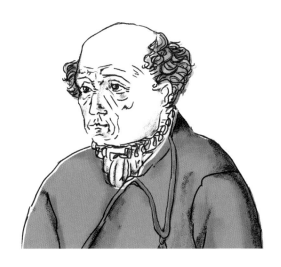

遍歴時代における
民間療法との出会い

パラケルススは1493年頃、スイスのチューリッヒ近郊にあるアインジーデルンに生まれました。父親のヴィルヘルムは、非嫡出子であったために親からの財産を相続することができず、貧しい暮らしを余儀なくされましたが、苦学生として当時新設されたチュービンゲン大学で医学を学びました。母親に関しては不明点が多く、彼が10歳の頃に亡くなったとされています。

母親の死後、パラケルススは父とともにオーストリアのフィラッハに移住しました。父親はこの地で医師として往診を行いなが

ら、鉱物学の知識を買われ、鉱山の金属分析や鉱山労働者たちの教師も務めたといわれています。パラケルススは父親と行動をともにすることが多く、この頃の経験が後に医学や鉱物、錬金術などに興味を持つ大きなきっかけとなりました。

その後はどのような学生生活を送ったのか、詳細は明らかになっていません。ただ、ドイツやイタリア、フランスなどの大学で数学、幾何学、音楽、天文学、文法、修辞学、弁証法といった教養課程を学び、1515年頃には、イタリアの都市フェラーラで医学の博士号を取得したといわれています。

学生時代が終わると、1516年頃から1524年までヨーロッパ中を放浪します。

彼の著作である『大外科学』には、この遍歴時代に医学だけでなく、外科学、魔術、錬金術、温泉療法など、あらゆるものを学んだと記されています。この頃から、伝統的で権威を重んじるアカデミックな医学のみならず民間療法に興味を持ち、実地の観察や治療経験に基づいて、新しい医学へのアプローチを試みました。学位の高い知識人だけではなく、身分の低い人々や異端とされた人々のもとへも出かけ、伝承医療やその地域ならではの魔術や秘術なども吸収しようとしたのです。

また、当時は社会的地位が低く、大学を出た医師や医学博士が行う仕事ではなかった外科医の仕事にも力を入れ、1520年頃には軍医として負傷兵の治療などにもあたったといわれています。

アカデミズムや権威への抵抗

長い遍歴の後、1524年にパラケルススはオーストリアのザルツブルクに居を構えます。遍歴中の経験や知識をまとめ、市民たちに新しい医学の提供や治療を行おうと考えました。

ところが移住して間もなく、ドイツ農民戦争が起こります。彼は農民出身ではありませんでしたが、幼い頃から父親が農民に寄り添いながら医療を行い、彼自身も遍歴生活の中で弱者や貧しい人々に共感を覚えていたため、反乱を起こしている農民たちにも思いを寄せました。しかし、それによってザルツブルク市当局から、農民戦争を煽動していると容疑をかけられ、逃げるように町を立ち去ることになりました。

またしても旅の生活に戻らざるを得なくなったパラケルススですが、1527年に転機が訪れます。スイスのバーゼルにて有力者の病を治療したことがきっかけとなり、バーゼル市の市医に任命されたのです。

当時バーゼルでは、市医がバーゼル大学の医学部教授を兼任することが慣例となっていたため、彼も教授に就任する運びとなりました。しかし、ここでまたもや問題が起こります。もともとアカデミズムや権威に懐疑的な思想を持つ彼は、正教授になるために必要な学位証明書の提出を、「学位などは医学の本質に関係ない」として頑なに拒絶したのです。

さらに大学から正式な承認のないまま、学生に向けて講義案内を掲示しました。その内容は、ヒポクラテス(p.130)、ガレノス(p.142)、アヴィセンナ(p.150)などの伝統医学に疑問を投げかけ、それに従っている医師たちを無能扱いするものでした。講義の一部は、当時の学問用語であったラテン語ではなく、世俗語とされていたドイツ語で行い、聴講生として学生以外にも理髪師や錬金術師、大学レベルの知識がない人々なども招集したといわれています。しかし、型破りながらも講義はいずれも充実したもので、薬理学や薬剤処方についての講義では、植物と鉱物による薬剤を病理学と治療学に関連づけて詳細に説明しました。

1527年6月、聖ヨハネの祝日を祝うために多くの人々が集まっていたバーゼル市の広場で、パラケルススは公然と医学の権威書を焚き火の中に投げ込んで燃やしてしまいました。諸説ありますが、この本はアヴィセンナの『医学典範』だったといわれており、伝統医学を重んじる大学側との関係はさらに悪化してしまいます。

強い正義感ゆえの苦労

この時期の彼は、講義の他にも学生を熱心に指導し、論文を書き、患者を診察し、化学の実験を行うなど、非常に多忙な日々

を送っていました。さらに市医には、薬局・浴場・理髪店などの視察をし、薬物の鮮度や調合内容などのチェックを行う役目もありました。彼の視察はそれまでの緩やかなものではなく非常に厳しい調査だったため、薬剤師や町医者たちからも反感を買うことになります。

　このようにパラケルススは、強い正義感と使命感を持ちつつも、調整力の欠如や強引さによって多くの非難を浴びました。ついにバーゼルを追われ、約1年でまたもや遍歴の日々を送ることとなるのです。

　パラケルススはその後、ニュルンベルク、ザンクト・ガレン、アウグスブルク、ケルンテン地方などを転々とします。それぞれの地で患者を治療し、多くの著作を執筆していますが、それとともに歯に衣着せぬ物言いで、医師たち、地元の富豪、印刷業者などとのトラブルが絶えず、なかなか安住の地を得ることはできませんでした。

　1540年頃、領主司祭からの招きで、約15年ぶりにザルツブルクに戻ります。ここがパラケルススの終焉の地となりました。

　当時の彼は40代後半にしてかなりの衰弱状態にあり、1541年9月には遺言の作成が行われています。財産や医療関係の品々は、教会前の貧しい人々、ザルツブルクの外科医と理髪師、故郷の血縁者たちに割り振られました。そして遺言作成の3日後に、波乱に満ちた生涯に幕を下ろしたのです。

錬金術と植物療法の深い関わり

　パラケルススは非常に多くの著作を残しています。そのほとんどは、彼の生前に出版されることはありませんでしたが、後に熱烈な支持者が続々とあらわれ、多くの著作が刊行されました。

　その中で、植物研究を主題に書かれているものはそれほど多くありません。彼は自分自身が習得し、経験したことのみを提示することにこだわったため、広く浅く植物の作用を列挙するということは敢えてしなかったのです。

　ところでこの時代、錬金術と植物療法には深い関わりがありました。錬金術とは、物質の中に神的な要素が存在しているということを前提に、蒸留などの化学操作を通して物質を純粋化し、神から与えられたものを抽出しようとする試みです。その過程において植物を蒸留したことで、現在のアロマテラピー（p.26）で活用されているハーブウォーター（芳香蒸留水）や精油も生み出されました。また、アルコールが蒸留されたことで、蒸留酒に薬草を漬け込み、チンキ剤として活用するという療法も生まれたといえます。

　パラケルスス以前の錬金術における主な目的は、あくまでも卑金属を金や銀などの貴金属に変成させることでした。しかし彼は、植物や鉱物などに内在する天から与えられた生命エネルギーを錬金術の手法によって抽出し、真の医薬品を生成することを重視したのです。

真の医師がすべきこと

　彼は、植物をはじめとした自然物には、病を癒やす力や効能が天から与えられており、真の医師はその目に見えない性質を探求し治療をするべきだと考えていました。

　例えば、現在でも精神疲労や感情の抑鬱に用いられるセントジョンズワート（セイヨウオトギリソウ）について、このように記しています。

「すべての医師は、次のことを心得ておくべきであろう。人を絶望に追いやる霊や狂った幻覚から救うためにのみ、神は、大いなる秘薬の働きをこの薬草の中に置き入れたのである、と。(中略)実際、神は、どのような病気であろうと、すべての病気に対して医薬を創造した。したがって、医師こそは、それぞれの医薬がどこにあるのかを学んで探究し、心得ておかねばならない。」

『ヘルバリウス――植物薬剤のマテリア・メディカ』(パラケルスス著、澤元亙訳、由井寅子日本語版監修、ホメオパシー出版、2015年、P.118より)

彼の「すべての病気に対する医薬がある」という考え方は、病気自体に直接医薬が働きかけて治療することを意味します。これは、それまでの西洋医学における基本概念であったヒポクラテスやガレノスの「体液病理説」を否定する考え方でもあります。体液病理説では、血液・粘液・黄胆汁・黒胆汁という4種類の体液の均衡が崩れることが病につながるとし、病気そのものではなく体液バランスの正常化のために治療が行われていました。

しかし、パラケルススは「体液説の医師たちは、自然物に宿る真髄を無視して下剤・浣腸剤・シロップ剤などを考え出し、結果として健康を生み出すことはできなかった」と批判しているのです。

先見性と現代での再評価

パラケルススは、現代にも通じる数多くの鋭い指摘をしています。

彼の有名な言葉に「あらゆるものには毒性がある。毒性のないものは存在しない。毒か薬かを区別するのは、用量だけなのだ」というものがあります。これは化学物質とともに、植物療法で扱うものについても当てはまるでしょう。どんなに良質な精油や

ハーブであっても、必要以上に摂取することは当然心身にとって負担となることもあるはずです。

また彼は、著作において下記のような主張もしています。

「どの病気に対しても自分たちの地域、土地、領土で手に入るものだけで医薬はあり余るほどに十分にあるということだ。(中略)異国の医薬を使おうとはするが、自宅の庭にもっとよいものがあっても、それを使わない。こうしたことを笑わずにはいられないのである。」

『ヘルバリウス――植物薬剤のマテリア・メディカ』(パラケルスス著、澤元亙訳、由井寅子日本語版監修、ホメオパシー出版、2015年、P.14、15より)

彼は、それぞれの土地には固有の病気やそれに対応する医薬があるのだから、その土地の医師が自らの経験において治療にあたらなくてはならないと説きました。これは、現代における地域密着医療や地産地消の考えにもつながっているといえるでしょう。

伝統や権威に対しても、同意できなければ決して従属しないという確固としたポリシーを持ち、その挑戦的な態度から多くの敵を作ったパラケルスス。型破りな思考や過激なふるまいによって、生前は正当に評価される機会に恵まれませんでした。

しかし、伝統医学からの脱却を目指し、新しい医学の追究と発展に一生を捧げた彼の信念は、死から数十年が経ち、ようやく著作の出版とともに多くの人々に賛同されることとなりました。

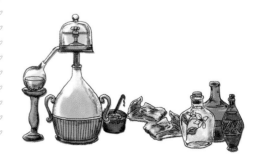

161

イギリスの植物学者

15世紀にヨーロッパに導入された印刷技術は、16世紀になるとさらなる発展を遂げ、植物学に関する本もさまざまな国で出版されるようになりました。薬草の知識が普及した結果、町の薬局には多くのハーブが置かれるようになり、人々の暮らしに根づいていったのです。ここでは、後世に名を残したイギリスの植物学者4人を紹介します。

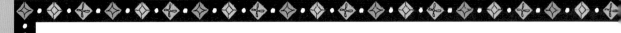

イギリスの植物学者①

イギリスにおける近代植物史をスタートさせた、植物学の父

ウィリアム・ターナー

（1508年頃〜1568年）

William Turner

植物療法と重要人物

イギリスハーバリストの先駆け

イギリスでは16世紀以降、薬草をはじめとした植物の特徴や作用を記述した本草書が、積極的に出版されるようになりました。それに先駆けて、科学的な視点から植物と向き合い、著作を出版したのがウィリアム・ターナーです。

彼は、1508年頃にイギリス北部のノーサンバーランド州に生まれました。学生時代から、それまでの迷信や伝説を盛り込んだ植物誌のあり方に疑問を持ち、観察を重視した文献を書くべく研究を続けたといわれています。

著作の1つである『The names of herbes（薬草の名前）』では、代表的なハーブのギリシャ語、ラテン語、英語、オランダ語、フランス語などでの呼び方や、植生の特徴などをまとめました。

科学的な視点で書かれた本草書

彼の代表作とされる『A New Herball（新本草書）』は、第1部が1551年、第2部が1562年、第3部が1568年に出版されました。この著作では、当時のイギリスで多くの人に信じられていた、植物にまつわる迷信などを排除し、あくまでも科学的な視点で自らが観察・調査した結果を反映させ、薬草の作用や使用方法を解説しています。

ターナーは、宗教対立に巻き込まれて亡命し、何年も国外で過ごした時期があります。それでも、亡命先で多くの博物学者と出会い、彼らから最新の植物学を学んでいました。ウェルズ大聖堂の司祭となった際は、聖堂の庭に薬草園も作りました。

イギリスにおける、近代植物学の歴史をスタートさせたターナーは、「英国植物学の父」として後世に大きな影響を与えたといえます。

床屋かつ植物学者、異色の経歴を持つ人気本草書の作者

ジョン・ジェラード

（1545年〜1612年頃）

John Gerard

園芸・庭園ブームの先駆者

ジョン・ジェラードは1545年、イギリスのナントウィッチに生まれました。初等教育のみを受けた後、ロンドンで床屋外科の弟子となりました。当時は髪を切る理容師が、外科医の仕事を兼ねていたのです。

一方で植物学にも興味を持ち、野草などを観察しながら独学で知識を深めていきます。1577年にはその知識を買われて、エリザベス1世の主席顧問官であり、希少植物の収集家でもあるウィリアム・セシルの庭園管理を任されます。その後、本業の床屋外科やセシルの庭園管理とともに、ロンドンの自宅近くに庭園を作りました。

1596年には自らの庭の植物カタログを作成します。「庭園で栽培される植物の目録」というものが一般的ではなかった時代に、当時としては非常に珍しい植物を含め、1000種類以上を掲載しました。

現在、イギリスで主食のように扱われているジャガイモが初めて印刷物として登場したのも、このカタログだったといわれています。

時代を超えて愛された本草書

1597年に出版された『The Herball or Generall Historie of Plantes（本草書または植物の話）』はジェラードの代表作といえます。膨大な数の植物が挿絵入りで解説され、現在でも私たちが親しんでいるハーブの多くを網羅したこの書は、当時における植物学研究の基盤となりました。作用や利用法のみならず、装飾的価値やハーブ料理のレシピなど、多岐にわたって植物の魅力を紹介しているのも特徴です。また、当時におけるイギリス人の生活と植物との関わりが丁寧に描かれ、風俗的歴史を知る上でも貴重な文献といわれています。

ただ、後にこの本は、誤記や他の植物誌から引用している箇所が多いということが発覚し、改訂を迫られることとなります。そこでジェラードの死後、植物学者であり薬剤師でもあるトマス・ジョンソンが、その大役を引き受けることになりました。1633年に出版された改訂版は、原本に訂正や加筆を行い、カバー絵もより洗練されたものへと一新されました。ジョンソン版は長きにわたって人気を博し、19世紀初頭になっても高く評価されたといいます。

国王から市民にまで庭づくりの魅力を伝えた、王室薬剤師

ジョン・パーキンソン

（1567年〜1650年）

John Parkinson

繊細で美しい本草書たち

1567年に生まれたジョン・パーキンソンは、幼少期をイギリス北部のヨークシャーで過ごしました。14歳になると、見習い薬剤師になるためにロンドンに移住します。瞬く間に出世した彼は、やがてイギリス国王であるジェームズ1世の王室薬剤師となり、50歳の頃には薬剤師協会の創立メンバーとしても活躍しました。彼は、17世紀前半を代表する書籍を2作書いています。

1629年に出版された『Paradisi in Sole Paradisus Terrestris（日のあたる楽園、地上の楽園）』は、「フラワーガーデン」「キッチンガーデン」「果樹園」の3部からなり、庭園や園芸という視点から植物を解説しているのが大きな特徴です。そのため栽培法がかなり詳細に書かれており、それとともに料理への利用法や作用などが説明されています。また、楽園のような庭を飾るにふさわしい美しい植物を数多く紹介し、実用的な情報にとどまらず、自然を賛美する気持ちや美意識を高めてくれる新しいタイプの本草書ともいえます。この書は後に、新国王チャールズ1世の王妃に献上され、

パーキンソンは王室主席植物学者の称号を与えられました。

1640年に出版された『Theatrum Botanicum（広範囲の本草学書）』では、約3800種の植物とその作用などについて述べています。繊細な植物図や書籍としてのレイアウトの美しさなどもあいまって、当時は「英語で書かれた最も美しい本草書」と評判になりました。

優れた園芸家・造園家として

パーキンソンはロンドン近郊に私設の庭園を持ち、珍しいハーブを数多く栽培していました。ジョン・ジェラード（p.163）の『The Herball or Generall Historie of Plantes（本草書または植物の話）』を改訂したトマス・ジョンソンをはじめ、当時の名だたる植物学者たちが、この庭園に植物の種子を求めて訪れたといいます。

国王に仕える身分ながら、一般市民に対する園芸活動の啓蒙や、自らの植物栽培にも力を注いだパーキンソン。彼は「庭づくり」という概念を、イギリスに広めた第一人者といえるでしょう。

万人に薬草と占星術の教えを説いたハーバリスト

ニコラス・カルペパー

（1616年〜1654年）

Nicholas Culpeper

激動の若年期と人生の転機

ニコラス・カルペパーは1616年、イギリスのサリー州で生まれたといわれています。極めて敬虔な聖職者だった父親は、彼の生まれる直前に他界してしまったため、母親とその家族に育てられました。家族は、祖父や父と同様に牧師となることを望んでいましたが、彼は10歳の頃から薬草学や医学、そして占星術などにも興味を持つようになりました。そのきっかけの1つが、ウィリアム・ターナー（p.162）の『A New Herball（新本草書)』を読んだことだともいわれています。

16歳でケンブリッジ大学に入学しますが、1年足らずで辞めることになります。理由には諸説ありますが、彼が恋に落ち、その女性と駆け落ちする計画を立てたからだとされています。ところが、待ち合わせの日に、相手の女性が雷に打たれて亡くなってしまうという痛ましい事件が起こりました。悲しみにくれたカルペパーは学問への意欲を失い、祖父からの学費援助も打ち切られ、ロンドンの薬局で修行するように言い渡されたといいます。これが人生の転機となりました。

型破りな活動のはじまり

はじめは祖父に紹介された店で、その後も場所を変え、カルペパーは5年近く薬局勤務を続けます。主に薬草のカタログ作りや薬草製剤の調合などに従事したといわれていますが、占星術への向学心もますます深まっていきました。

1640年頃、彼は思慮深く家柄も良い15歳のアリス・フィールドと結婚します。資産家の娘だったため、彼女との結婚はカルペパーにかなりの財産をもたらしました。

この頃、医療の現場では明確な社会的ヒエラルキーがありました。例えば、内科医は最も高い教育を受けたエリートとして、薬剤師や外科医よりも優位な立場にあったといいます。

当時、免許を持つ内科医の数は決して多くなく、患者の数と医師の数はまったく釣り合っていませんでした。そのため、診察を受けることができない人々や、貧しくて診察料を払うことのできない患者たちは、薬剤師に直接薬を処方してもらったり、産婆や祈祷師なども含む、民間の治療者たちに診てもらったりしていました。すると英国王立内科医協会は、範囲を逸脱した医療

行為を行う人々を厳しく罰するようになります。やがて薬剤師は、国が定めた薬剤師組合の免許を持つ者だけが薬の取引をできるように制限されました。カルペパーはその免許を取得していなかったため、薬局を追われることとなったのです。

そこで彼は、妻アリスの持参金のおかげで建てることのできた自宅で開業し、無免許ながら薬剤師、医師、植物学者、占星術師として積極的に活動し、多くの患者や相談者が集まるようになりました。やがて彼は、貧しい人々の治療を精力的に行うようになり、彼らに治療費を請求することはほとんどありませんでした。

万人に医学とハーブの知識を

自らの資金が少なくなっても、貧しい人には何も求めず、裕福な人から受け取った診察料を差し出すことまでしていた彼ですが、他の医師や薬剤師たちにも同じような姿勢を期待していたわけではありませんでした。彼は、身分や職業にかかわらず多くの人々が、薬や医療の情報に触れられるようにすることこそ大切なのだと考えました。

そこで彼は1649年に「ロンドン薬局方」をラテン語から英訳し、『A Physical Directory or a Translation of the London Dispensatory（医療指針集、すなわち英語版ロンドン薬局方）』として出版しました。この本によって、カルペパーは多くの医師たちから糾弾されることとなります。

当時の医師会は、医学書や調剤書にラテン語を用いることで自分たちの知識を独占していました。そこには、万人には知識を与えずに医者に従わせておくべきであるという、医師会の考えが見え隠れしています。もちろんこれは私欲のためだけではなく、誰もが簡単に強力な薬に手を出すことがで

きるようになれば、命にかかわる危険性も出てくるという理由もあるでしょう。しかし、薬剤師の中にもラテン語がわからない者が多く、文献を読めず十分な知識を得られないがために、医師に従うしかなかったという人々もいたようです。そのため、カルペパーが一般家庭でも活用できるように処方集を英訳したことが、医師会の逆鱗に触れたわけです。

しかし彼は、それに屈することなく1652年に『The English Physician（イギリスの医師）』を出版します。この本は、家庭で使える医学書やセルフケアの指南書ともいえるもので、手に入れやすい多数の植物が紹介されています。例えば、カモミール（カモマイル）、ローズ、マジョラム、ジュニパー、クラリーセージのような現在でも精油として利用されている植物や、フェンネル、マーシュマロウ、アーティチョーク、マルベリーなどのハーブ、そしてシナモン、ジンジャー、ターメリック、ガーリックなどのスパイスなどです。そして、それぞれの作用や具体的な使用法が、簡潔ながら非常にわかりやすく書かれているのです。また、前書きの一部には、こう書かれています。

「医学の知識を得ることは、身分や職業などそれぞれの立場に特有の危険性を知り、それを避けることにつながるだろう。それだけではなく、人生の真の楽しみを見つけることをも可能にするのではないか？」

彼は、誰もが健康を享受できるように、そして権威ある医師よりもはるかに多い民間の治療者たちも正しくハーブを使って治療ができるようにと、この本を出版したのです。手頃な価格、親しみやすい文体、実

用性を兼ね備えたこの書籍は幅広い層から受け入れられ、改訂を経て現在に至るまで版を重ね続ける不朽の名著となっています。

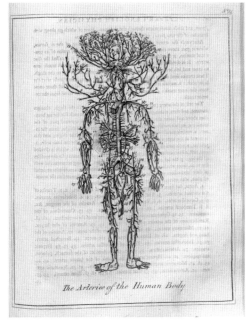

『Culpeper's English physician and complete herbal』Page No 31（1790）Culpeper, Nicholas; Sibly, E.; Stalker C. Missouri Botanical Garden's Materia Medica Text Illustration Public domain, via Wikimedia Commons

占星術とハーブ療法

　カルペパーは、私たちの身体や地球上の植物は、星の動きによる影響を受けているため、それらを理解して診断や治療を行うべきだと考えていました。そのため、植物と惑星の性質を関連づけ、占星術に基づいて患者に適したハーブを処方していたのです。

　占星術というと、現在の価値観では医学や科学とはかけ離れたもののように思われるかもしれませんが、当時は学問として確立したもので、特に医学とは切り離せない関係にありました。著書の中で彼は次のように述べています。

　「病気と健康という面だけを見ても、人間の心身のさまざまな変化は、小宇宙のさまざまな作用によって自然に引き起こされることを（神にしかわからない目的があるのかもしれないが）理解している。原因がそこにあるなら、治療も同じであってしかるべきだ。それゆえ、ハーブが効果をもたらす理由を知るためには、占星術の知識をもって空高く星を見あげなければならない。」

『カルペパーハーブ事典』（ニコラス・カルペパー著、戸坂藤子訳、木村正典監修、パンローリング、2015年、P.10より）

　医療は特権階級だけのものであってはならないと、金銭的に恵まれない人々を1日40人も診ることもあったというカルペパー。長きにわたり肺結核を患っていたにもかかわらず、自らの体調管理は常に後回しでした。そして1654年、38年の短くも濃密な人生を終えたのです。

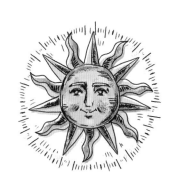

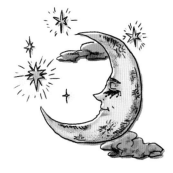

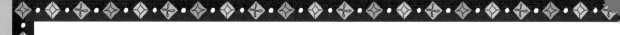

養生を貫き本草学を極めた、日本のアリストテレス

貝原益軒
かいばらえきけん

（1630年～1714年）

Ekiken Kaibara

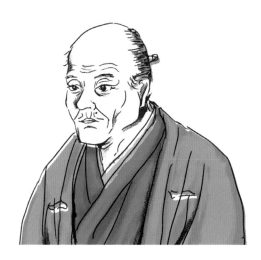

日本における本草学の始まり

　日本における本格的な本草学の歴史は、中国から本草学の集大成書ともいわれる『本草綱目』が伝わったことでスタートしたといえます。本草学とは、現代の薬学、植物学、医学を包括したような学問で、特に薬草についての研究が重んじられています。

　『本草綱目』が伝わったのは17世紀初頭、江戸時代に入ってすぐのことです。長きにわたる不安定な戦乱の世が終わり、人々の間に「養生すれば長生きもできる」という認識が広まり、健康を気遣うゆとりが生まれた時期でもありました。江戸時代の本草学は『本草綱目』の影響を強く受けており、最初は文献内容の紹介にとどまっていましたが、徐々に独自の分類や注釈を加えるようになり、やがて日本独自の本草学が発展していきます。その先駆者となったのが、貝原益軒でした。

逆境にもめげない生き方

　貝原益軒は、1630年に現在の福岡県に生まれました。生まれつき虚弱体質だったため、ひたすら読書に明け暮れ、誰にも習わずに自然と平仮名や片仮名を習得していきます。父親は福岡藩の記録係をしており、家族や使用人の教育にも熱心でした。学問を好み、特に医学に造詣が深く、益軒にも

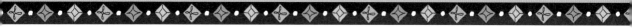

薬草の性質や作用などについて教えたといわれています。また、医学や儒学に詳しい兄も、彼に多くの学びを与えました。藩士の子弟として、東洋の古典、習字、算術を学びに行くという王道ではなく、家族から教育を受け、コツコツと1人で学びを深めるという独自の勉強法が、益軒の柔軟性やユニークな思考を生み、後年の幅広い活動へとつながったとも考えられています。

19歳で初めて藩に仕える身分となった益軒ですが、藩主である黒田忠之の怒りを買い、21歳のときに失職してしまいます。そこから6年以上、彼は路頭に迷うことになりました。そのうちの1年は病床に伏していたこともあり、苦しく貧しい年月でしたが、益軒は失望することなく知識の吸収に努め、儒学や本草学、医学、農学、歴史などさまざまな学問に没頭していきます。このときの経験が、いつでも心を平穏に保ち人生を楽しむべきであるという、彼の基本精神を育むこととなりました。

ようやく認められた才能

黒田忠之が隠居し、続いて長男の光之が藩主になると、27歳になった益軒は再び福岡藩に仕えます。光之は学問を好んだため、藩の中で益軒が活躍する環境が整っていきました。翌年には学問の都である京都に遊学を命じられ、本草学や農学、中国で生まれた儒教を発展させた朱子学（宋学）などを広く学びます。

35歳で再び藩に戻ってきた彼は、儒学者としての地位を徐々に確立していきました。藩士たちの教育を行う一方で、藩政についての意見書を提出するなど藩の中枢でも活躍します。勤勉に働く日々の中でも、益軒は常に楽しむ姿勢を持ち続けました。特に彼は読書を愛し、儒学や医学の本とと

もに多数の和書も読みふけりました。それは彼にとって至福の時間だったようです。

42歳になると、福岡藩の歴代藩主である黒田家の歴史を記した『黒田家譜』の編纂という大役を命じられます。益軒は1年で草稿を書き、6年もの推敲を重ねて12巻までを献上し、その後も改訂や追記を繰り返し、59歳のときに全16巻を献上しました。執筆開始から、実に17年をかけての完成でした。

常に努力を惜しまず、逆境にもめげない益軒の生き方は、この先も晩年に向かってますます花開く人生をたぐりよせることになるのです。

『大和本草』が与えた影響

益軒は30年以上仕えた3代藩主の光之とともに、4代藩主である綱政からの信頼も厚かったため、晩年をゆっくり過ごしたいと66歳で辞職を願い出るも、許可がおりませんでした。勤勉で有能な彼を手放したくないと辞職願は何度も却下され、71歳でようやく勤務を解かれます。平均寿命が50歳以下であったといわれる江戸時代において、70歳を越えるまで第一線で働き続けていたというのは驚異的です。さらに驚かされるのは、ここから冒頭の「日本独自の本草学を追究する」という、彼の新たなる挑戦が始まったことです。

益軒の晩年は、江戸時代の中でも学問・芸術・文芸などの著しい発展がみられた元禄期と重なっていました。その流れの中で、中国から渡来した『本草綱目』の研究も深まっていきます。

この文献は、李時珍が25年以上の歳月をかけて編纂した本草書で、1800種以上の薬物の名称、産地、薬効、処方などをまとめた52巻の大作です。 益軒以前の研究

においては、「中国と日本に生育している植物の種類が異なる」という概念がなかったため、研究者たちは『本草綱目』に記載された植物が日本のどの植物に相当するのか、考証することに苦労していました。

ところが益軒は、日本全土の広い範囲にわたって実際の植物を観察することで、『本草綱目』には収載されておらず、日本にしかない植物の存在を知ることとなりました。彼は80歳で刊行した『大和本草』の中で、『本草綱目』に収載されている772種の植物とともに、日本にしかないものを「和品」として358種、海外伝来のものを「蛮種」として29種、『本草綱目』以外の中国の書に収載されているものを「外」として203種加えて紹介しています。いずれの項目も、植物の外見的な特徴についての記載は少なく、薬として使用するための方法や植生について詳しく述べられています。今では行われなくなってしまった、昔ながらの用途や活用法も見ることができます。日本の本草学は『大和本草』によって、それまでの文献考証から実際の植物を研究する学問へと変化していくこととなるのです。

『養生訓』に書かれた、人生を楽しむヒント

多くの著作を残した益軒ですが、『大和本草』と並んで代表作とされるのが、彼の人生の集大成ともいえる『養生訓』です。

70歳を超えるまで藩の職務につき、その後も多くの著作に励んだと聞くと、健康に恵まれた屈強な人物を想像するかもしれません。しかし益軒は、幼少時から虚弱体質でした。また、39歳のときに結婚した22歳年下の初も非常に病弱でした。それゆえ、充実した人生を送るために、日常生活ではなるべく自己抑制をして健全な身体

を保つべきで、そのためには養生が必要であると考えたのです。

『養生訓』には、人生を楽しみ、健康に長生きするための下記のような教えが書かれています。

- ・怒りや憂いを減らし、心の平静を保つこと
- ・たとえ貧しくても、日々自分なりの楽しみを持って生活すること
- ・何事もほどほどにし、調和のとれた生活を送ること
- ・病気になる前に予防すること
- ・大食いせず、食事を淡白にし、酒は飲みすぎないこと
- ・自分の体力・若さ・健康を過信しすぎず、養生を習慣とすること
- ・病気になってもむやみに医者や薬を求めず、正しく選ぶこと
- ・老後は心静かに日々を楽しみ、腹を立てずに欲を少なくすること

どの教えも、現代の健康法としてそのまま役立てられるようなことばかりです。彼はただ長生きすることを良しとしたわけではなく、調和の取れた中庸の精神で、人生を謳歌すべきという理念を示しました。

幅広い分野の知識に明るく、膨大な数の著作を残した貝原益軒。その博学ぶりは、後に来日したシーボルト（p.178）に「日本のアリストテレス」と称されたほどです。85歳でこの世を去る直前まで執筆を行い、脱稿とともに静かに死を迎えました。まさに生涯現役を貫いた益軒ですが、それは晩年まで体力と気力を保てるよう養生を続けた結果に他なりません。

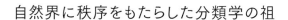

自然界に秩序をもたらした分類学の祖

カール・フォン・リンネ

（1707年〜1778年）

Carl von Linné

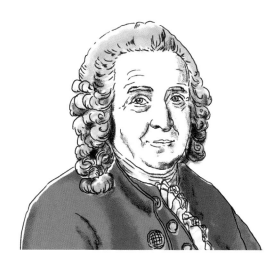

植物への飽くなき探究心

　カール・フォン・リンネは、1707年にスウェーデン南部のスモーランドで、牧師一家の長男として生まれました。2年後に父親が教区の正式な牧師に任命されたため、一家は教会の隣にある牧師館に引っ越します。植物が大好きだった父は、移住先に美しい庭園を作りました。そこには、選び抜かれた樹木と、非常に珍しい花々が植えられたといいます。リンネはこの庭で多くの植物たちに触れ、父から草花の名前を教わります。

　両親は彼が家業を継いで牧師になることを願っていました。家庭教師をつけ、牧師が行う説教について学ぶギムナジウムにも通わせますが、その分野には一向に興味を示さず、リンネはどんどん植物の世界にのめり込んでいきました。

　1727年には、医学と自然科学を学ぶためにスウェーデン南部のルンド大学に入学します。この頃になると、ようやく両親も息子が植物学の素質に恵まれていることを認めるようになりました。そして、父の友人が強くすすめるウプサラ大学への入学を考えるようになります。そこには、植物園や大きな図書館が併設されていたのです。

　翌年彼はウプサラ大学に編入し、植物の生殖について記した『Praeludia Sponsaliorum Plantarum（植物の婚礼序説）』など、多くの論文を書き始めます。それらの論文は高く

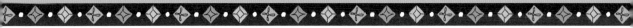

評価され、彼は学生の身でありながら、植物学の講師や、大学に併設している植物園の管理も任されるようになりました。リンネは庭園師の助けを借りながら、多くの珍しい植物を入手し、植物園を拡充していきます。そこで行われる実習授業は、大変な人気を博したといいます。

　その後、スウェーデンの中でも自然豊かなラップランド地方やダーラナ地方を旅し、植物や鉱物への知識を深めていきました。後にまとめられた旅行記には、動植物への深い愛情を感じさせるスケッチも多数見られます。

おしべとめしべによる 植物分類法

　1735年からは、学位を取って学者としてのキャリアを積むため、オランダを中心に3年間ヨーロッパ諸国に滞在します。オランダ留学時、リンネに援助の手を差し伸べたのは、オランダ東インド会社の管理職で銀行家のジョージ・クリフォードでした。植物愛好家であったクリフォードは、リンネを別荘の庭園管理人として雇います。そして、自らの植物コレクションをカタログ化することを命じたのです。カタログを作るためには、それぞれの植物を分類学的にまとめる必要があります。このときの経験は、後年の研究に大きな影響を与えました。

　同時期に彼は多くの著作物を出版しますが、その1つに、今では近代分類学の出発点とみなされている『Systema Naturae（自然の体系）』があります。この文献の初版は荒削りな部分もありますが、自然を植物界、動物界、鉱物界の3つに分け、それぞれを体系化しています。その後13版まで改訂を重ねていきました。特に植物においては、ウプサラ大学時代の研究内容を追究し、お

しべとめしべの形状や数で植物を分類する画期的な方法を確立したことで、ヨーロッパで広く話題となりました。

　リンネはたびたび、性分類体系をわかりやすくするために、おしべを夫、めしべを妻にたとえて表現しており、なかには「下品で卑しい」などと眉をひそめる知識人も多かったそうです。しかし一般市民には大好評で、徐々に彼は学会内だけではなく、社会的にも認知度を高めていきます。

新たな植物分類と二名法

　1738年になると彼はスウェーデンに帰国し、まずは開業医として生計を立てます。オランダではその名を知られていたリンネも、スウェーデンではまだ無名だったのか、初めは患者をひたすら待つ日々でした。しかし、丁寧で確かな診察が認められ、すぐにストックホルムで一番有名な開業医となり、上流階級の人々や国会議員なども彼に治療を頼むようになったといいます。同じ頃、裕福な家庭の娘サラ・エリザベス・モレアと結婚し、彼女の家からの援助も彼にとって経済的な助けとなりました。

　その後、1741年には母校であるウプサラ大学に迎え入れられ、翌年には教授として植物学や薬物学、博物学の教育と植物園の管理を任されるようになりました。リンネはあらゆる場所から植物や種子を手に入れ、植物園の内容を充実させていきます。この活動は、他の植物学者や無名の植物マニアからも、珍しい植物の種子を送るという形で援助されました。

　また、表現力豊かでユーモア溢れる彼の講義は大人気で、授業はいつも満席だったといいます。生徒の中からは、カール・ツンベルク（p.176）のように、リンネの意志を継いで世界へと羽ばたいていく弟子たち

が生まれました。多くの学生たちに授業を行うにつれ、彼は従来の非常に長い動植物の名称を、簡略化して伝える必要があると考え始めます。それまでの動植物名は、外見の特徴などをすべて盛り込んだものになっており、その名を他者に伝えるのも一苦労といった状況だったのです。

　そこで彼は、先人たちの分類法をブラッシュアップしながら、新たな分類とそれに基づいた命名を行っていきます。この命名法は後に「二名法」と呼ばれるようになり、現在でも広く用いられています。

分類と命名によって
もたらされる秩序

　リンネの生きた18世紀は、ヨーロッパで交易が非常に盛んな時代で、海外から多くの動植物が持ち込まれていました。それらは地域によって呼び名がまちまちで、混乱が生じることも多々ありました。そのような時代においてリンネが考案した分類法や二名法は、混沌とした生物の判別方法に一定の秩序をもたらしたのです。もちろん彼以前にも、生物の分類を体系化しようとした人たちはいました。しかし先駆者たちと比べても、リンネの分類には明確な一貫性があるのが特徴的です。

　また、ラテン語の文法にのっとった二名法を用いて名称を単純化することで、言語も文化も異なるさまざまな国の人が、同じ基準で命名や分類を行うことが可能になりました。さらにその命名法は応用しやすく、植物を同定する際にも簡単に用いることができます。

　現代の植物療法においても、二名法に基づく学名を確認することには重要な意義があります。例えばラベンダーは、一般にリラックスや安眠の作用や、安全性の高さな

どが特徴として挙げられる植物です。ただし、ラベンダーには20以上の種類があるとされ、中には強壮を促したり、乳幼児や妊婦、授乳中の人などに対する禁忌がある精油も存在します。その区別を行う際に1つの判断基準となるのが、学名です。「*Lavandula angustifolia*」「*Lavandula latifolia*」「*Lavandula stoechas*」など、二名法に基づく学名を確認することで、より目的や体質に合う種類を選別することができるのです。

　その後リンネは、大学教授として論文の執筆などをしながら、植物園内にある住居で穏やかな晩年を過ごしました。彼は常々、こんなことを語っていました。

「神が作り出した自然の神秘を1人でも多くの人に伝えるのは、選ばれし者の義務であり、それを遂行するのが植物学者なのである」

　今や植物学は大きな進歩を遂げました。リンネが主張した「神の力を讃える自然の体系」は現代にそぐわない部分もありますが、自然界に敬意を払い、分類と命名によって秩序を与えた彼の功績は、とてつもなく大きいといえるでしょう。

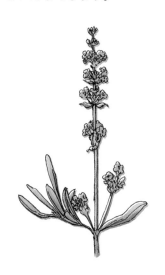

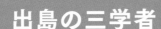

出島の三学者

江戸時代、長崎の出島に来日した3人の博物学者がいます。彼らはいずれも医師として滞在しつつ、博物学者として多くの植物を観察・採集し、日本の植物や習俗をヨーロッパに広めました。鎖国下の制限ある日本で植物研究に励んだ彼らについて紹介します。

出島の三学者①

ヨーロッパに日本を認知させた、日本研究のパイオニア

エンゲルベルト・ケンペル

（1651年〜1716年）

Engelbert Kämpfer

旅と観察と記録の日々

エンゲルベルト・ケンペルは、1651年にドイツ北部で生まれました。この頃のドイツは30年戦争が終結した直後で、農地の荒廃、商業の衰退、人口の減少など深刻な打撃を受けていました。また、ケンペルの生まれ育った町レムゴーは、長きにわたり「魔女狩り」の伝統が残っており、彼の伯父も裁判で悪魔とみなされ殺されてしまいます。ケンペルは、そんな不安定な情勢や悲しい思い出の多い故郷を離れ、未知の場所で勉学に励むことに情熱を傾けていきます。16歳以降、さまざまな都市を転々としながら、歴史、哲学、言語学、政治思想、医学、自然科学などを学びました。

1681年、30歳でスウェーデンのウプサラ大学に留学します。ここは後にリンネ（p.171）がツンベルク（p.176）を教えた場所でもあり、ケンペルは博物学の研究にのめ

り込んでいきました。

その後、スウェーデン使節団の秘書官やオランダ東インド会社の医師として、ロシア、中東、アジアと世界を半周し、各地に生育する植物や住民の習俗などを観察し記録するという長い旅の人生が始まります。

江戸時代の日本人と 植物との関わり

1690年、ケンペルは長崎県の出島にある、オランダ商館付きの医師として日本に上陸しました。そして、2年にわたり出島に滞在することになります。当時の出島は、日本で唯一オランダ人が駐在して貿易を行うことが許可されている場所で、彼はここで商館員の健康管理や商館管理の仕事を行っていました。それとともに、通訳である今村源右衛門の助けを借りて、日本を研究するためのさまざまな情報や資料を収集

植物療法と重要人物

します。当時の医学は植物学と密接な関係があったため、彼は特に植物研究を熱心に行い、滞在中に多くの植物を収集して持ち帰ったといわれています。

また彼は、当時の将軍である徳川綱吉に謁見する使節団に加わって、1691年と1692年の2回にわたり江戸へ旅しており、このときの様子が『江戸参府旅行日記』に記されています。そこには、当時の日本人と植物との関わりが垣間見られる記述があります。

- 貧しい人たちが営むような小さな料理屋や茶屋にも、店先には花瓶が置かれ、花をつけた小枝がとても上手に生けられている。
- 小さな店で出される、取るに足らないような料理の煮汁にも、サンショウの葉をかけたり、きれいに刻んだショウガの根やユズなどの皮を混ぜたり、国産の薬味を粉にして振りかけたりしている。
- 便所には、もみ殻か刻んだ藁（わら）がたくさん入った長方形の桶があり、それによって悪臭はすぐに吸収される。

このような記録から、江戸時代の日本人が、暮らしの中でごく自然に植物とふれあっていたことがよくわかります。

旅の記録『廻国奇観（かいこくきかん）』

ヨーロッパに戻ったケンペルは、1712年に旅の記録を『廻国奇観』という文献にまとめました。その中には、日本の植物、鍼灸法、茶などについての記載もあります。日本の植物に関する章では、彼自身が描いた植物画とともに、植物の構造、用途、利用法など、観察に基づく解説がされています。

1753年にリンネが二名法に基づいて学名を確立する前の植物学は、近代以前の植物学としてあまり注目されない傾向もありますが、この文献は、ヨーロッパの植物学者たちが初めて知ることのできた日本植物の記録ということで、後世に大きな影響を与えました。また、植物画の正確さはその植物を同定するのに十分なものであり、リンネもこの本に基づいて、日本の植物の分類や命名を行ったことを明らかにしています。

『日本誌』の刊行

ケンペルは、『廻国奇観』を出版した4年後に65歳で亡くなりました。しかし彼は日本についての原稿を書きためており、未発表の原稿に『廻国奇観』に書かれた日本に関する論文を付け加えたものが、1727年に『日本誌』として出版されました。

この文献では、日本の地理的概要、植物、動物、気候、歴史、宗教、貿易、自身の江戸参府旅行の概論など、日本の全体像が包括的に語られています。この書は多くの人々に読まれ、当時のヨーロッパにおける日本観にも大きな影響を与えました。

鎖国時代の日本において、国際的な視野に立ち、植物をはじめとした日本研究を徹底的に行ったケンペル。彼の名は、後に続くツンベルクやシーボルト（p.178）の文献にもたびたび登場し、先駆者として道を切り開いたことへの感謝と尊敬の念が示されています。

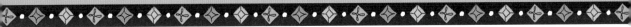

日本の植物を分析・命名したリンネの愛弟子

カール・ツンベルク

（1743年〜1828年）

Carl Peter Thunberg

南アフリカと日本への調査旅行

　カール・ツンベルクは1743年、スウェーデン南部にあるスモーランド地方のヨンショーピングで生まれました。18歳からウプサラ大学で医学や博物学を学び、植物分類体系や二名法を確立したリンネ（p.171）に師事し、後に最も信頼された弟子の1人となりました。

　1770年、彼は奨学金を得てパリに留学します。途中、オランダに立ち寄り、リンネの紹介で植物学者のブルマンに会ったことが、その後の人生を決定づけることとなりました。ブルマンはツンベルクの才能を認め、オランダの裕福な植物愛好家たちをスポンサーにし、彼を日本と南アフリカにおける植物研究をする調査員として推薦したのです。

　こうしてツンベルクは、1771年にオランダ東インド会社の船医となり、南アフリカへと向かいます。約3年間に及ぶ南アフリカ滞在では、オランダ語を身につけるとともにケープタウン周辺を探検しました。そして地域固有の生態系をまとめ、『喜望峰植物誌』を著しました。

　1775年、ケープタウンを出発した彼は日本へと向かいます。航海は決して簡単なものではなく、たび重なる暴風雨を乗り越え、ようやく5か月後に長崎の出島へとたどり着きました。

日本における植物採集と観察

　長崎に上陸したツンベルクは、ただちに植物採集を開始します。その後彼は、ケンペル同様、将軍に謁見する使節団に加わって江戸へ行く機会を得ました。後に著した『江戸参府随行記』のなかには、下記のような記載が見られます。

- サンショウ（*Fagara piperita*）は至るところに見られ、果皮は腸内ガスを吸収し、時には腹痛にも良い。葉だけをすり潰して米粉と混ぜて湿布薬を作り、腫れ物やリウマチで痛む関節の上に貼る。
- ハッカ（*Mentha piperita*）は、長崎周辺のあちこちに自生している。
- シソ（*Ocimum crispum*）は、丘陵を飾るように生えており、煎じてリウマチや風邪などに用いる。

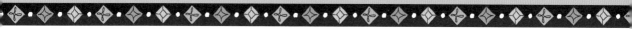

ここで注目すべきなのは、薬草の作用や使い方はもちろんのこと、リンネによって提唱された二名法に基づいて日本の植物を記載していることです。

また、籠（かご）から降りて徒歩で散策することが許され、自由に植物観察を行うことができた箱根の記録はとても詳細です。アスナロの巨木に出会った際は「針葉樹の中で最も美しい木」と表現し、幹や葉の様子を観察しています。その際に見ることのできなかった種子などは、後に通訳などを通してオランダへ送った旨も記載されています。

また、柔らかな樹木であるクロモジから日本人は楊枝を作り、それによって歯肉や歯を傷つけることなく歯をきれいにできることなども書かれています。

さらに、スギの美しさも詳細に描いています。幹は蝋燭（ろうそく）のように立っており、木材はいつまでも朽ちないとし、多くの地でふんだんに生えているが、この地ほど美しい木が大量に生育している場所はないそうだと記しています。今でも箱根旧街道には、空へとまっすぐに伸びる樹齢350年ほどのスギが生育しており、ツンベルクが魅了された見事な光景を楽しむことができます。

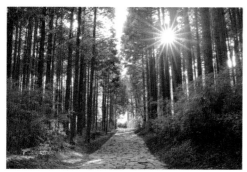

箱根旧街道の美しいスギ並木

『日本植物誌』の刊行

ツンベルクは帰国後、リンネの後を継いでウプサラ大学の教授となり、学長も務め

ました。その際、多くの教授のように医学と植物学とを兼任することはなく、植物学の教授であることにこだわりました。

また彼は、1784年に『日本植物誌』を出版します。日本での滞在は約16か月、江戸にいたのは1か月足らずという短さにもかかわらず、彼はこの文献の中で812種もの日本の植物を紹介し、そのうち新種は約400種類にものぼりました。解説文では、彼に先駆けて日本の植物研究を行ったケンペル (p.174) の『廻国奇観（かいこくきかん）』から参照した記述や図を明記し、それに対する自身の論評なども述べています。ケンペルは『廻国奇観』の中で、植物の特徴とともに用途や利用法についても深い関心を示していますが、『日本植物誌』においてツンベルクは、植物自体の特徴を追究することを重視しています。

学名はリンネの二名法に基づいて表記され、肉眼や低倍率の顕微鏡で観察できる、ほとんどすべての構造を的確に記載していきました。

後の日本への影響

ツンベルクは日本で多数の弟子たちを育てていますが、なかでも日本初の本格的な西洋医学翻訳書『解体新書』の翻訳を行った、中川淳庵（なかがわじゅんあん）や桂川甫周（かつらがわほしゅう）を「愛弟子」と呼び、植物学や医学に関して多くのことを教えました。彼らもそれに応えるように植物の和名を教え、帰国後も植物の押し葉や種子、スケッチなどを送って、交流を続けました。

中川淳庵や桂川甫周は、後に幕府に従事する優秀な医師として活躍します。そのような意味で、ツンベルクは日本における医学にも影響を与えた人物といえるのかもしれません。

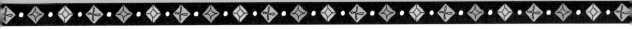

日本を調べつくし世界に知らしめようとした博物学者

フィリップ・フランツ・フォン・シーボルト

（1796年〜1866年）

Philipp Franz Balthasar von Siebold

未知なる地への思い

フィリップ・フランツ・フォン・シーボルトは、1796年にドイツのヴュルツブルクで生まれました。祖父は外科医やヴュルツブルク大学の教授として知られ、貴族の称号も得ていました。また、父も同じく医師で同大学の教授も務め、シーボルトは名門の医師一家に育ちました。

1815年、ヴュルツブルク大学に入学し、医学に加えて植物学、薬学、化学、民俗学、地理学などを学びます。一時は開業医として働きましたが、学生時代に培われた自然科学への関心や、未知なる地への探究心を忘れることができませんでした。当時彼は、ケンペル（p.174）やツンベルク（p.176）の旅行記を熱心に読んでいたといわれています。そこで、親族や知人などに働きかけ、オランダ東インド会社に勤務する軍医少佐として、現在の東南アジア地域に渡る機会を得ました。

まもなくして彼は、出島にあるオランダ商館の医官として日本で勤務することを命じられます。1823年、27歳でシーボルトは出島に上陸します。ツンベルクが来日してから48年後のことでした。

長崎での功績と江戸参府

シーボルトは、ケンペルやツンベルク同様に、オランダ商館付き医師という肩書きで来日しましたが、実は日本の博物学的・民俗学的研究や、貿易政策の再検討材料の調査というオランダ政府からの使命も担っていました。

オランダは当時、戦争の影響で打撃を受けており、復興の途中にあったのです。そのため、利益の大きい日本との貿易や文化政策において、関係を強化しようとしていました。

彼は、到着後すぐに出島にて医学や自然科学の講義を日本人に対して行い、さらに天然痘の予防接種や白内障の手術など積極的に医療行為も行います。1824年には、長崎近郊の鳴滝で診察と教育を行う「鳴滝塾」を開きます。建物の周りには薬草園を作り、弟子たちが採集した薬用植物などが栽培されました。

また同時期に、出島に植物園を開きました。日本を退去するまでに多くの植物を栽培しましたが、その中には、今でもハーブや精油として広く利用されている植物が含まれています。この園内には、ケンペルと

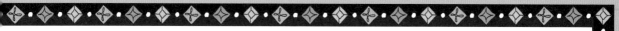

ツンベルクの功績を讃える記念碑も建設しました。

1826年、シーボルトも先の2人と同様に江戸参府の機会に恵まれます。道中は、あらゆる場所の植物を観察することに没頭しました。このときの記録は『江戸参府紀行』に収められています。その中で、カノコソウ、キナ、ヒポラスタンの皮、ハッカ（ミント）、ウイキョウ（フェンネル）、ショウブなどを植物性の治療薬として挙げています。旅の間、実に多くの植物を観察・採集し、その特徴や利用方法などを調べ上げていますが、これは同行した弟子や助手の力も借りて行われました。

シーボルト事件

1827年、オランダ領東インド政府はシーボルトの帰国を決定します。質も量も伴う、彼の採集物の成果が認められ、オランダでそのコレクションの研究や活用をさせようと考えたのです。

しかし、帰国準備を行う数か月の間に、特定の日本人と私的文通を行い、国外に持ち出してはいけない地図などの禁制品を持ち出そうとしていることが内偵によって明るみに出ます。このようなことはシーボルト以前にも行われており、網の目をくぐって持ち出しが行われることも稀ではなく、取り締まりの厳しさは時期によって差があったといえます。

江戸幕府は何度か彼を尋問した後、国外追放と再渡航の禁止を決定しました。こうして、1829年にシーボルトは日本を離れます。彼は収集品の多くを既にオランダへと送っており、重要な地図などは没収の前に夜通し書き写したといわれています。そのため、いわゆる「シーボルト事件」によって、彼のコレクション自体はあまり大きな

影響を受けなかったようです。

帰国後と再来日

オランダに帰国してからの彼は、膨大な収集物の整理と研究を行い、後に『日本』『日本植物誌』『日本動物誌』の執筆を行います。『日本植物誌』は、同郷の植物学者ツッカリーニの協力を得て出版されました。この文献は多くの植物図を掲載しており、世界で初めての本格的な彩色画集として日本植物を描き、高く評価されています。また、当時の日本における植物利用の実態を伝えるという、重要な意義を持つ文献ともいえます。

シーボルトは、帰国後も何度となく日本再訪を試みますが、すぐには実現しませんでした。1858年に日蘭修好通商条約が成立して追放処分が解かれると、翌1859年に彼は30年ぶりに来日します。この旅では、1827年に楠本滝との間に生まれた娘のイネに再会して蘭学を教えたり、弟子たちと再び研究を行ったりしました。

その後も日本再訪を計画していましたが、3度目の来日はかなわず、70歳で波乱に満ちた生涯を閉じました。

政治的使命も負って来日した彼は、「スパイなのではないか」「日本を利用していたのではないか」と揶揄されることもありました。しかし、人生の大半を日本研究に費やし、日本の植物や文化を愛し、日本を世界に知らしめようと努力し、死の直前まで再訪を夢見ていたことも事実なのです。

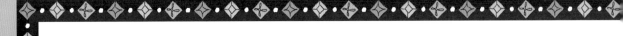

観察することの大切さを説く、現場主義の本草学者

<ruby>小野蘭山<rt>おのらんざん</rt></ruby>

（1729年〜1810年）

Ranzan Ono

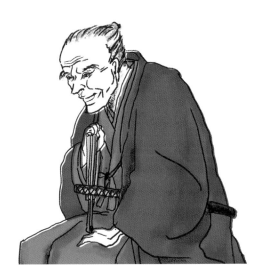

植物療法と重要人物

本草学の師として

　小野蘭山は、1729年に京都で生まれました。幼少時より身体が弱く、薬に親しむ中で薬草や植物にも興味を持ったといわれています。13歳で父や兄の師でもあった本草学者の松岡恕庵（まつおかじょあん）の弟子となり、健康に役立つ植物や動物、鉱物について研究する「本草学」を学びました。18歳のときに師である恕庵を亡くした後、蘭山は独学で学びを続けます。非常に勤勉で、門下生の中でもずば抜けた秀才として名高かったといわれています。

　25歳になると、「衆芳軒（しゅうほうけん）」という私塾を開き、本草学を広めていきます。この塾には日本中から弟子が集まり、多数の本草学者が育ちました。なかには画家の谷文晁（たにぶんちょう）のように、植物や医学とは直接関わりを持たない文化人もおり、蘭山の人柄や学問に対する真摯な姿勢に触れることで、自身を高めていくという師弟関係を結ぶ人も多かったようです。

　1759年、恕庵のもとでともに学んだ島田充房（しまだみつふさ）が、『花彙（かい）』の「草之一」「草之二」を出版します。この著作は、植物の写生図を載せた解説書で、1763年には蘭山が続きとなる「草之三」「草之四」「木之一〜四」を完成させます。蘭山が担当した巻は、解説だけでなく図版も彼自身が描きましたが、植物は葉の裏を黒くし葉脈を白くするなど、

非常に精度が高く立体感も表現されています。

その後も、中国の本草書や貝原益軒（かいばらえきけん）（p.168）が編纂した『大和本草』などについて次々と講義を行い、それを弟子たちが筆写して著作としていきました。

江戸に出てからのフィールドワーク

1799年、71歳になった蘭山は、幕府から「医学館」の教官に招かれ、骨を埋める覚悟で京都から江戸に出ます。医学館は医師を志す者たちのための学校で、薬草などについても学ぶ場所でした。

人生50年といわれた時代に、70歳を過ぎて江戸に出る決意をした彼ですが、本草学の研究内容などを暮らしの中に取り入れ、食生活をはじめとした健康管理を徹底したところ、かつての虚弱体質はすっかり改善され、60歳の頃には健康そのものになっていたそうです。

江戸に出てからの蘭山は、薬草の実地調査を精力的に行いました。なかには3か月以上に及ぶ長旅もありましたが、何日も休みなく歩き続けることも多く、73歳のときには筑波山や男体山、富士山の6合目までも登った記録があります。これらの調査結果をまとめた『採薬記』は、日本各地に当時生育していた植物を記録した大変貴重な資料になっています。

「実物をつぶさに観察すること」を重視する現場主義の精神は、後の牧野富太郎（p.182）などにも多大なる影響を与えました。また、訪れた先で多くの人々に薬草の知識を授けた記録もあるため、この採集観察の旅が各地に本草学を広め、発展させることにも貢献したといえるでしょう。

『本草綱目啓蒙（ほんぞうこうもくけいもう）』の完成

蘭山が京都や江戸における講義で特に多く取り上げたテーマは、中国の李時珍（りじちん）によって書かれ、本草学の集大成書ともいわれた『本草綱目（ほんぞうこうもく）』についてでした。この文献に関する蘭山の講義録はいくつかありますが、彼の孫にあたる小野職孝（おのもとたか）によって筆記・整理され、蘭山自身がその原稿を検証した『本草綱目啓蒙』は、非常に重要な著作といえます。

この文献は1803年から数年をかけて刊行されたもので、『本草綱目』に記載されている動植物や鉱物について、名称・産地・産出状況・形態・特徴など、蘭山自身の観察に基づく注釈が豊富に書かれています。なかでも、日本各地における方言名が記載されている点が大きな特徴です。

例えば、薄荷（はっか）（ミント）は、古名が「オホアラキ」、日本西部では「メハリグサ」、佐渡地方では「ミヅタバコ」、愛知や岐阜の一部地域では「メザメグサ」と呼ばれていたことなどが書かれています。彼は採集旅行を通じて見聞きしたことをはじめ、全国の弟子たちから寄せられた情報も活用して、方言の整理を行ったと考えられています。

『本草綱目啓蒙』によって、同じ植物・動物・鉱物でも地方によって呼称が異なるものが存在することが明確になり、呼び方の違いによって異種として分類されていたものを正すことにもつながりました。

82歳でこの世を去るまで、彼は実に多くの弟子たちを輩出しました。亡くなる2日前にも自宅で講義を行い、彼らに原稿を読ませていたそうです。

蘭山の植物に対する飽くなき探究心と現場主義の精神は、その後も時代を超えて受け継がれ、日本における本草学の発展に多大なる貢献を果たすこととなりました。

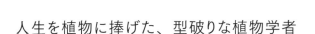

人生を植物に捧げた、型破りな植物学者

牧野富太郎

（1862年～1957年）

Tomitaro Makino

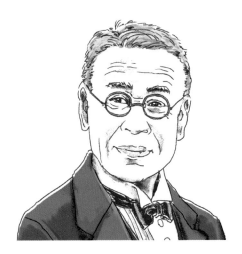

山野を歩き回る幼少時代

　1862年、牧野富太郎は現在の高知県にあたる土佐の佐川町に生まれました。およそ1か月前には坂本龍馬が土佐藩を脱藩し、明治維新への潮流が生まれた激動の時代のことです。家は酒造業を営む裕福な商家でしたが、幼少時に両親と祖父を失います。また、幼い頃から身体が弱かったこともあり、祖母の愛情を一身に受けて育ちました。富太郎いわく「生まれながらに植物が好き」で、祖母が忙しく働いている間に、家の裏山で草木を観察したり花を摘んだりすることが何よりの楽しみでした。

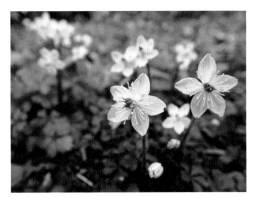

富太郎が生涯愛したバイカオウレン
高知県立牧野植物園提供

　10歳の頃から寺子屋で学んだ後、私塾「名教館」に通い始めます。名教館では、当時最新の学問であった、歴史、地理、物理、

天文、数学などを学びました。

　その後、学制改革によって名教館はなく
なり小学校に通い始めますが、基礎から学
び直す授業に苦痛を感じ、2年余りで自主
退学して独学で勉強を続けることにします。
退学後の彼は、野山を歩き回って草木を観
察したり、植物の本を借りては熱心に書き
写したりして過ごしました。なかでも、小
野蘭山 (p.180) の『本草綱目啓蒙』は憧れの
本で、祖母に頼んで取り寄せてもらいまし
た。届いたときの嬉しさはひとしおだった
のか、「今でもそのときのことを思い出す
ことがある」と自叙伝でも語っています。

赭鞭一撻という自分への約束

　地元の佐川で学ぶだけでは物足りなく
なった彼は、17歳で現在の高知市へ行き、
翌年には師範学校の教員である永沼小一郎
に出会います。植物学の洋書を翻訳してい
た彼から科学的で新しい植物学を教わった
ことで、富太郎の学習意欲はさらに高まり
ました。

　そこで彼は19歳のときに、書籍や顕微
鏡の購入と博覧会の見学のために上京しま
す。東京では、博物館事務を行う博物局も
訪ね、博物学者の田中芳男と、植物学者の
小野職愨に出会いました。彼らは、富太郎
が故郷で愛読していた植物学の本を書いた
人物だったのです。彼らは20歳以上も年
下の富太郎を快く迎え、最新の植物学の情
報を提供し、小野は東京大学の植物学教室
や小石川植物園も案内しました。学者とし
て成果をあげてもなお、真摯な姿勢を貫く
彼らから多くの刺激を受け、富太郎は植物
学を真の意味で追究することを決心します。

　そして彼は、自分への約束ともいえる、
次の15か条を書きとめました。

・忍耐を要す
（行き詰まっても、耐え忍んで研究を続けること）

・精密を要す
（不明な点をそのままにせず、細かい部分まで
追究すること）

・草木の博覧を要す
（植物を数多く観察すること）

・書籍の博覧を要す
（できる限り多くの書を読み、それを土台として
研究すること）

・植物に関係する学科は皆学ぶを要す
（物理学、化学、動物学、地理学、農学など、
他の関係分野も学ぶこと）

・洋書を講ずるを要す
（西洋の進んだ学問を伝える洋書を読むこと）

・当に画図を引くを学ぶべし
（研究発表をするのに適した、画図の技術を学
ぶこと）

・宜しく師を要すべし
（疑問がある場合は、相手の年齢や立場にこだ
わらず教えを乞うこと）

・吝財者は植学者たるを得ず
（植物研究に必要な資金を惜しまないこと）

・跋渉の労を厭うなかれ
（植物を採集するために、山野に出て歩きまわ
る手間を惜しまないこと）

・植物園を有するを要す
（自分の植物園を作り、観察に役立てること）

・博く交を同志に結ぶべし
（知識の偏りを防ぐためにも、ともに学ぶ仲間
を見つけること）

・邇言を察するを要す
（さまざまな人の些細な言葉も記録して、研究
に活かすこと）

・書を家とせずして、友とすべし
（書物に書かれていることをうのみにせず、自分
と対等な立場にある友人と思うこと）

・造物主あるを信ずるなかれ
（万物を創造した神様は存在しないと思い、自
分の知識を深めて真理を追究すること）

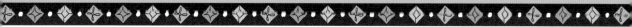

この15か条は「赭鞭一撻」と題され、富太郎はこの心得を生涯かけて実践していきました。

東京大学植物学教室へ

1884年、22歳で再上京した富太郎は、東京大学植物学教室の扉をたたきます。小学校を2年で辞めてしまった彼には、大学で学んだり教師になったりする資格はありませんでしたが、書きためた土佐の植物目録と標本を抱えて訪れたのでした。そこでは、矢田部良吉教授と松村任三助教授が迎え入れました。彼らは富太郎の情熱や植物についての知識に感心し、教室に出入りして標本や資料を自由に見ることを許可したのです。富太郎はこの場所で植物研究に没頭し、植物学教室に通う学生たちと協力して、学術雑誌『植物学雑誌』を創刊することに情熱を注ぎます。

当時、日本の研究者の多くは、植物名の判定をロシアの著名な植物学者、マキシモヴィッチに依頼していました。彼は、日本におよそ3年半滞在して植物採集や研究を行ったこともあり、日本に生育する数多くの植物に名前をつけています。

やがて富太郎も、名前のわからない植物の標本を彼に送り、連絡を取るようになりました。マキシモヴィッチからは判定の結果とともに、標本に同封した植物図を絶賛する返事が届くこともあり、富太郎は喜びとともに彼への尊敬の念を深めていくのでした。同時に、いつかは自分が日本の植物に学名をつけ、世界に発表するのだという思いも強くしていきました。

植物学者としての快挙

将来、日本独自の植物誌を作って発表す

るためにと、富太郎は印刷技術の修行まで行っており、『植物学雑誌』の創刊号では、印刷用の石版を自分で作って刷りました。

富太郎はこの頃、菓子屋の娘である寿衛に恋をします。彼女と親しくなる方法が見当もつかない富太郎は、通っていた石版印刷屋の主人に相談し、仲を取り持ってもらったのです。その後、話はとんとん拍子で運び、1888年に寿衛と所帯を持ちます。富太郎が26歳のときでした。その後、寿衛との間には13人もの子どもをもうけることとなりました。

同年、富太郎は「日本にまだない植物誌を作る」という目的を果たすべく、『日本植物志図篇』の第1巻を発表します。精密な植物画を描き、印刷技術も習得して自費出版するという、1人で作り上げた渾身の著作でした。この本を機に、彼は植物学者として高い評価を得るようになります。

また翌1889年には、新種の「ヤマトグサ」を『植物学雑誌』に発表します。日本人が日本の植物を命名して学会誌で紹介するという、初めての快挙でした。これ以降、富太郎が命名した植物は、新種や新品種など含め、1500種類以上といわれています。さらに翌年には、世界的にも珍しい食虫植物を発見します。彼はそれを「ムジナモ」と名づけて発表しました。

こうして、世界の研究者たちに少しずつ富太郎の名前が知られるようになったのです。

植物学教室を追われて

出版や新種の発表など、目覚ましい活躍を見せる一方で、富太郎に苦難の時代が訪れようとしていました。「ムジナモ」を発表してから間もなく、彼に東大植物学教室の出入りを許可した矢田部教授が、大学の書籍や標本を見ることを辞めるようにと通告

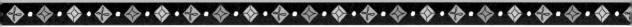

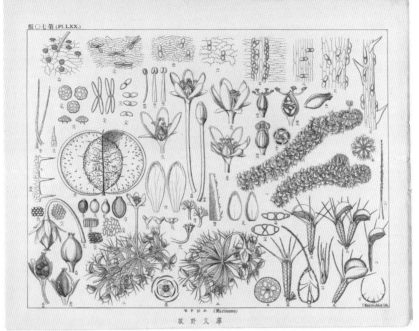

世界的発見となった、食虫植物のムジナモ
高知県立牧野植物園所蔵

してきたのです。研究成果を発表しようとしていた教授は、行動力のある富太郎がそれに先んじて結果を出したことを面白く思わなかったのではと推測されています。また、富太郎が教授の許可を得ずに大学の資料を使用したり、それによって出版した著作に大学や教授への謝辞を載せなかったりしたことも、原因の1つではないかといわれています。

実質、植物学教室の出入りを禁止されてしまった富太郎は、以前から尊敬していたマキシモヴィッチを頼って、ロシアに行くことを決意します。しかし、その翌年、彼が死去したという連絡を受け、富太郎は失意のどん底に落ちるのでした。また翌年には、佐川にある実家の経営が破綻し、家財整理のために帰郷することになります。それまで富太郎は、実家の状況を気にかけることなく研究費の送金を頼み、それを湯水のように使い続けていましたが、いとこからの手紙で初めて実家の窮状を知ることになったのです。1891年、彼は家財を整理し、

後ろ盾を失うこととなりました。

仕事もお金も失った富太郎は、なんとかして寿衛と子どもたちを食べさせていかなくてはならないのですが、植物第一主義はここでも発揮され、その後もしばらくは高知に残り、植物採集や写生に励みます。数か月が経ったある日、矢田部教授が去った大学から「助手として採用したいので、東京に戻ってくるように」という書面が届きます。願ってもない話ではありつつも、苦い経験をした大学の仕事に乗り気がせず、すぐには東京に戻りませんでした。

ところが1893年、4歳の長女が風邪をこじらせて病死した知らせを受け、急遽東京へと戻ることになります。家族と向き合い、大学へと戻る決心をした富太郎は、31歳で助手として植物学教室に戻ることとなりました。

世界に誇れる日本の植物誌を

ようやく職は得たものの、研究には給料の何倍ものお金を使ってしまうため、借金

がどんどん膨らんでいきます。そんな彼を助けてくれたのは、同大学の法学部にいた土方寧教授でした。彼は同じ高知県佐川の出身で、富太郎に別の仕事も与えて手当を出すようにと、大学総長に働きかけてくれたのです。そこで舞い込んできた仕事が『大日本植物志』の制作でした。富太郎はこの好意に感謝し、終生の仕事として打ち込もうと決意します。

　彼は『大日本植物志』を世界に誇れるような文献にしたいと、日本の植物各種を極めて正確に記載し、日々制作に励みました。富太郎がたった1人で編纂したこの著作は、海外の大学や植物園へも寄贈され、日本の植物を精密かつ実物大に描いた図や、詳細な記載文が高く評価されました。その後も、11年の歳月をかけて、第4集まで刊行しています。

　生活は変わらず困窮していましたが、植物学者としての評価は着実に高まっていきました。

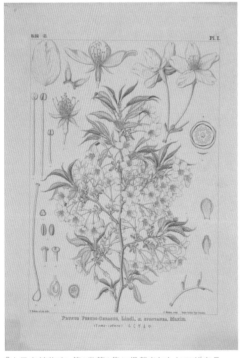

『大日本植物志』第1巻第1集に掲載されたヤマザクラ
高知県立牧野植物園所蔵

植物学を1人でも多くの人に

　富太郎はこの頃、植物学の知識を研究者の中でとどめるのではなく、もっと幅広い層に広めたいと考えていました。そこで彼は同好会を開き、植物採集を指導することにします。1909年には「横浜植物会」、1911年には「東京植物同好会」を発足。富太郎のユーモア溢れる課外授業には、子どもから大人まで実に多くの人々が参加しました。また、日本各地に誕生した同好会に招かれて植物採集指導を行うこともありました。

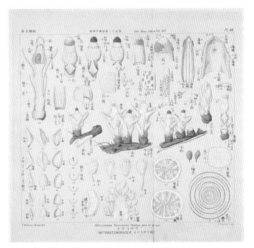

1909年に富太郎が発表したヤッコソウ
高知県立牧野植物園所蔵

　彼は「植物を眺めるだけ、匂いを嗅ぐだけにとどまらず、郊外に出てさまざまな植物を採集し、複雑な神秘の姿を研究してほしい」と伝えています。薬になったり、食品になったりと、未知の可能性を持つ植物に、1人でも多くの人が興味を持つことで、世の中がより豊かになるはずだという富太郎の思いは、こうして少しずつ広まっていくこととなったのです。

　一方で大学では、このような富太郎の活動を疎ましく思う人々が上層部に働きかけ、助手を辞めさせることにしました。すると、

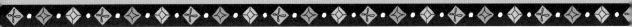

すぐに彼の功績を讃える人たちが声をあげ、2年後には講師として東京大学に戻ることとなります。その後も大学では、異例の経歴を持つ富太郎に対し、成果を正当に評価する人々と、彼を追放したい人々が意見を争うような状況が続いていきます。

1916年になると富太郎は、アマチュア研究者たちが気軽に報告を寄せられるようにと、またもや借金をしながら自費出版で『植物研究雑誌』を刊行しました。資金不足や関東大震災などで何度も廃刊の危機が訪れますが、そのたびに富太郎の思いを絶やさぬようにと、どこからか救いの手が差し伸べられ、この雑誌は今でも株式会社ツムラから発行され続けています。

スエコザサへの思い

貧しい暮らしの中で富太郎が安心して研究に打ち込めるようにと、妻の寿衛は常に心を尽くしました。借金の取り立てが来ると家の外に赤い旗を立てて知らせ、寿衛がすべての対応をし、富太郎には旗がなくなってから家に戻ってくるように指示していたほどです。また彼女は家計の足しになるようにと、たくさんの子どもたちの面倒を見ながら、待合茶屋を開きました。

この店で得た資金を元手にして、寿衛は現在の練馬区大泉に約700坪の土地を買います。こうした妻の内助や援助の手を差し伸べてくれる人々のおかげで、一家は少しずつ苦境を脱し、1926年の春にはその土地に家を建てることができました。寿衛はここに立派な標本館を建て、後には植物園を作りたいという夢を持っていました。

その翌年、富太郎は理学博士の学位を得ます。この頃から寿衛は徐々に体調を崩し、入院することもありました。理学博士になったばかりで多忙を極める富太郎に代

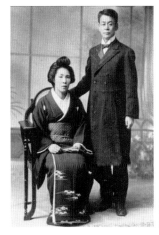

寿衛夫人と富太郎
高知県立牧野植物園
提供

わって、娘たちが懸命に看病をしていましたが、その甲斐なく、寿衛は1928年の2月、54歳の生涯を閉じました。「まるで道楽息子を1人抱えているようだ」と冗談を言いながらも、どんなときも富太郎を支え続けた人生でした。悲しみにくれた富太郎は、前年に発見した新種の笹を「スエコザサ」と命名しました。今でもスエコザサは、大泉の牧野記念庭園で元気な姿を見せてくれます。

晩年の精力的な活動

寿衛を亡くした後、富太郎は何かに取り憑かれたかのように、今まで以上に植物採

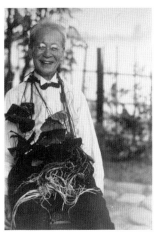

オニバスを首にかける、
77歳の富太郎
高知県立牧野植物園
提供

集と研究に打ち込み、深夜まで標本作りや研究に没頭する日々を送りました。1934年、彼はそれまでの研究内容をまとめた『牧野植物学全集』を刊行し、これが評価されて朝日文化賞を受賞します。受賞した頃も、富太郎は東大の講師として、授業を受け持っていましたが、あいかわらず学内では富太郎の処遇を巡って、意見が分かれていました。定年もなく、70歳を過ぎても講師の契約を更新していた彼ですが、1939年、77歳でついに大学を辞すことにしました。

　大学を辞めても植物の研究を止めるわけではなく、むしろ自分の研究により没頭し、ますます精力的に活動していきます。そして、長年書き続けてきた『牧野日本植物図鑑』が、78歳のときに刊行されます。この図鑑こそ、彼がずっと掲げてきた「日本初の本格的な植物図鑑を刊行する」という目的を果たす、研究の集大成ともいえるものです。約10年をかけて、掲載する植物の吟味や本の構成を行い、各植物の解説文を記載しました。全国の植物ファンが待ちに待ったこの著作は、彩色を施した「原色版」、持ち運びやすい「学生版」や「コンパクト版」など、現在でもさまざまなバージョンで刊行され続ける名著となっています。

　その後も、79歳で次女の鶴代を伴ってサクラ調査のために満洲国を訪れ、多くの標本を採集したり、86歳のときに皇居に参内して昭和天皇に植物をご進講したりと、年齢を感じさせない活躍を続けるのでした。

　幼少時代は病弱だった富太郎ですが、自叙伝では「植物好きゆえに常に山野を散策し、絶えず草木に向かい合う時間を楽しんでいた結果、健康そのものになったのです」と語っています。

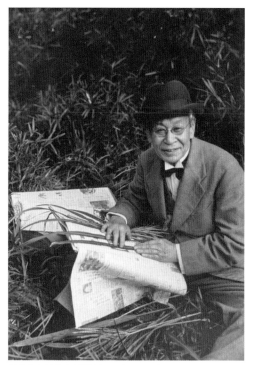

採集した植物を新聞紙にはさむ。79歳。
高知県立牧野植物園提供

大泉の自宅にて

　89歳になった1951年、文部省に「牧野富太郎博士植物標本保存委員会」が設置されます。富太郎が集めた大量の植物標本は、戦時中に空爆被害を受けたものや、未整理で管理しきれていないものもありました。それらが応急処置的に整理され、保存されたのです。

　その後、東京都が整理と収蔵のための施設を新設し、現在では東京都立大学内の「牧野標本館」でその一部を見ることができます。ちなみにここには、シーボルト（p.178）が来日した際に集めた植物標本の一部も、保管されています。

　この頃から、体力的にも富太郎は徐々に山への採集に出かけにくくなり、大泉の自宅で過ごす時間が長くなりました。それでも病床につく92歳までは、庭の植物を採

集したり、標本を整理したり、友人と夜遅くまで植物の話をすることもありました。

　肺炎で寝込むようになってからも記憶力が衰えることはなく、山積みになった本の中から正確に持ってくるべきものを娘に指示し、訪問客にも過去の植物採集の様子を事細かに話していました。病床からほぼ動けない生活を2年も続けた富太郎ですが、その間に不平不満をもらすことはまったくなく、見舞いで珍しい植物を持ってくる人がいると、たちまち目が爛々と輝いたそうです。こんな人間離れした様子に、看病をしていた子どもたちも、「父は植物の精な

のではないだろうか」と思っていたといいます。

　1957年1月18日、家族に看取られながら、富太郎は94歳でこの世を去ります。その日の午後、故郷である佐川の学校では生徒たちが黙祷を捧げたそうです。彼が亡くなる4日前から着工していた、高知県立牧野植物園は翌年の4月に開園しました。

　富太郎は今でも私たちに、植物を通じて人生を豊かにする方法を教えてくれています。彼の残した文献や名付けた植物たちは、これからも多くの人々を魅力的な植物の世界へと引き込み続けていくことでしょう。

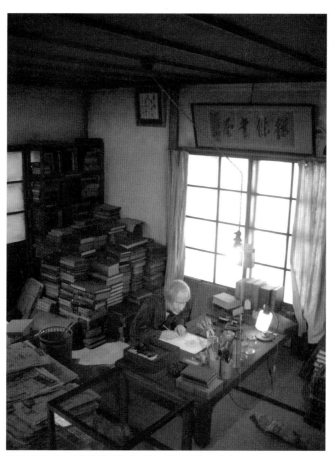

晩年の富太郎の書斎「蘰條書屋（ようじょうしょおく）」の復元。
高知県立牧野植物園提供

189

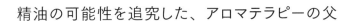

精油の可能性を追究した、アロマテラピーの父

ルネ＝モーリス・ガットフォセ

（1881年〜1950年）

René-Maurice Gattefossé

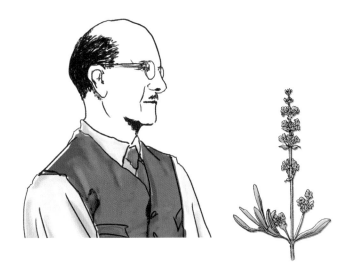

植物療法と重要人物

家業・ガットフォセ社の一員として

　ルネ＝モーリス・ガットフォセは、1881年にフランスのリヨンで生まれました。幼い頃から好奇心旺盛で、時代を先取りした最新機器や発明品などに興味を示す子どもだったといいます。

　父親のルイは、リヨンを拠点とするオイルクロスメーカーの代表をしていました。その後、事業は徐々に拡大し、1894年頃からは香水メーカーへの原料供給を始めます。そして、精油、ワセリン、薬品、化粧品などの販売とともに、海外精油の輸入や合成香料の輸出業務も手がけるようになり

ました。

　ルイは、想像力豊かなルネ＝モーリスの才能が、いつか香りの世界で花開くのではないかと考えていました。その期待に応えるように、彼は大学で化学を学んだ後、家業に加わります。

　この時代の香料製品は、品質が安定していませんでした。アルコールで大幅に希釈されていたり、精油の成分が変質しやすかったりすることで、作用にばらつきがあったのです。そこでルイとルネ＝モーリス、そして製品管理などを担当していた兄のアベルは、一定の濃度と香りを維持できるように研究を重ね、香料の品質を高めることに成功しました。

190

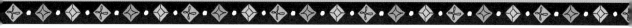

ルネ＝モーリスは精油や香料の研究家でしたが、同時に独創性に富んだアーティストのような気質も持ち合わせており、香水などの調香でも才能を発揮します。1906年には、調香師に向けたさまざまな香料のブレンドを紹介する書籍を出版し、多くの人々に注目されました。それとともに、ガットフォセ社の知名度や評価も上がっていくこととなります。

ラベンダー農家との出会い

父の引退後、アベルとルネ＝モーリスは「Gattefossé & Fils」を設立して家業を継続しました。同時に、ルネ＝モーリスは天然成分の原料、特に精油にますます興味を持つようになります。

1907年頃、彼はプロヴァンス地方にあるラベンダー農家の人々と出会います。当時はまだラベンダーの需要が少なく、彼らの生活は決して豊かなものではありませんでした。そこで、以前からその香りが香料業界に必要であると考えていた彼は、生産者たちとともにラベンダーの価値を高める試みを開始します。

栽培に向いている未開拓の土地を厳選し、数ヘクタールにわたって苗を植えるとともに、蒸留設備を改良して、品質の確かな精油を生み出すための環境を整えていきました。また、生産や収穫、製品化などの過程を合理化し、生産者たちの組合も作ることで経済的な支援も行ったのです。数年後には収穫量も精油の生産量も急増し、ラベンダー精油の認知度も徐々に高まっていきました。

また、彼はミントの農家へも同じような取り組みをし、イギリス産にシェアを奪われていたフランス産ミントの復興に尽力したといいます。

このように彼は、フランスにおける芳香植物栽培を推進することで生産者たちを助け、それとともに彼らから芳香植物の作用を学び、知識やノウハウを蓄積していったのです。

1908年には、精油の製造者、調香師、蒸留などの技術者、農学者などを対象とした業界誌『La Parfumerie Moderne（最新の香料）』を創刊し、自らの研究内容や蒸留理論などを発表していきます。ガットフォセ社にとって、これはまさに情報発信ツールとなり、その後も精油や香料の業界を牽引していく媒体となりました。

この頃、弟のジャンも家業に加わります。ルネ＝モーリスの化学者としての専門知識に加え、ジャンの広範な植物学の知識が、会社をより発展させることとなりました。彼らは新たに研究室を作り、自社製品の研究開発を始めることにしたのです。

火傷や感染症に役立つ精油

1910年、彼は研究室で爆発事故に遭い、両手などに大やけどを負ってしまいます。偶然にもこの日は、彼の息子であるアンリ＝マルセルが生まれた日でもありました。火だるまになったルネ＝モーリスは、すぐに芝生の上を転がって消火をした後に病院で治療を受けましたが、後に傷口の一部の細胞が死滅し、皮膚の腐敗や感染症などを伴う壊疽の症状が出てしまいます。

そのとき、プロヴァンスの栽培者たちから「ラベンダーの精油には、傷や感染症に対しての作用がある」と聞いたことを思い出しました。そこで傷口にラベンダー精油を塗布してみたのです。このときの様子は、著書『Aromathérapie（アロマテラピー）』でも紹介されています。

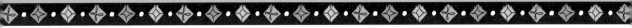

「私の両手は急速に広がるガス壊疽で覆われた。ところが、ラベンダー・エッセンスで一度洗浄しただけで、「組織のガス化」を食い止めることができた。この治療に引き続き、翌日から激しい発汗と治癒が始まった（1910年7月）。臨床医になす術がないような時には、精油の何らかの作用に期待が持てるようだ。それがやけどや負傷であっても、その理由はよく理解されている。」

『ガットフォセのアロマテラピー』（ルネ＝モーリス・ガットフォセ著、ロバート・ティスランド編著、前田久仁子訳、ノレグランスジャーナル社、2006年、P.106より）

　この体験は後の人生に大きな影響を与え、それまで主に「芳香」という目的で注目していた精油を、より医学的分野で活用できるように研究を重ねていくことになったのです。

　1914年から1918年の第一次世界大戦は、ガットフォセ社に大きな打撃を与えました。経営的に損失を被っただけでなく、兄のアベルと弟のロベールが命を落としてしまったのです。そのためルネ＝モーリスは、弟であるジャンの力を借りながら、経営を行うこととなりました。戦時中、多くの兵士たちが、戦による負傷とともに感染症で亡くなっていることに心を痛めた彼は、精油の抗菌作用を感染症のケアに活かすべく、研究に専念します。そして、精油を配合した消毒剤の「SALVOL」を開発し、軍の病院で用いたといわれています。

　1918年にスペイン風邪が流行した際には「SALVOL」が人の命を救うと確信し、自らが創刊した『La Parfumerie Moderne』にてその研究成果を発表しました。その後、「SALVOL」は民間病院とともに工場、兵舎、学校、映画館、鉄道などの消毒にも広く使用されるようになり、一定の結果をもたらしたといいます。

「アロマテラピー」の誕生

　戦後、財政的にも弱体化したガットフォセ社を立て直すため、彼は外部の投資家を集め、業界のパートナー数社とともにフランスの芳香製品会社「SFPA（Société Française de Produits Aromatiques）」を設立しました。

　その後まもなく、さまざまな国から品質の高い精油を輸入することでビジネスは軌道に乗り始めます。例えば、マダガスカルからはクローブやシナモンを、フランス領であったインドシナからはニアウリやスターアニスを、モロッコからはシダーウッドを、ブルガリアからはローズを、アメリカからはミントなどの精油を輸入していたとされています。それらの精油を委託販売したり、ブレンドして、合成香料も効果的に使用したりしながら新製品を次々と発売していきました。

　同時期にジャンは、モロッコにて精油が採取できそうな新しい植物の研究や、蒸留技術の向上などに取り組みました。ルネ＝モーリスとジャンのこうした試みも、『La Parfumerie Moderne』のなかで詳細に記されており、1935年の12月号では、ルネ＝モーリスが生み出した、「aroma（芳香、心地良い香り）」と「thérapie（治療、療法）」という単語を組み合わせた「aromathérapie（アロマテラピー）」という単語も登場しています。

『Aromathérapie』の出版

　1937年には、この造語をタイトルとした『Aromathérapie』を出版し、彼の代表作となりました。この著作は、彼の研究内容や精油を用いた治療例などをまとめたもので、人や動物の体臭、疾病と結びつく匂い、植物の香りと役割など、香りに関する記載

も多く見られます。また、中世や近世の薬局方で取り上げられている芳香成分の数に比べて、当時の薬局方における芳香成分や精油の説明が驚くほど少ないことを指摘し、精油類が薬局方で適切に位置付けられるように知識を深め、水準を上げなくてはいけないとも記しています。

さらに、精油を徹底的に分析して成分ごとの特性をまとめ、作用や使用例、実験データなども明らかにしました。その際に、複数の医師による精油を使った臨床報告も数多く紹介しています。

その後すぐに、この書を補完する『Antiseptiques essentiels（抗菌のための精油）』を発表し、精油の抗菌特性などを詳細に記しました。そして、多くの医師たちの協力を得ながら、精油の臨床試験を続けていくのでした。

心身の健康を求めて

同時期に彼は皮膚疾患に有用な精油の研究にも着手し、スキンケア商品を開発していきます。これらの事業は、やがて彼の会社を支える屋台骨となっていきます。

後に、リヨン香料企業連合の副会長、リヨン貿易見本市の指導者などにも就任し、経営者としての成功も収めたルネ＝モーリスでしたが、1950年、モロッコにいるジャンを訪ねた際に、肺の病にかかり急死しました。その後は息子のアンリ＝マルセルが家業を継ぎ、精油の研究を続けていきます。

二度の戦争を経験し、アロマテラピー（p.26）黎明期からの繁栄と一時的な衰退まで、すべてを経験したルネ＝モーリス・ガットフォセ。彼はいつでも自分の知識を共有することを好み、研究成果や商品開発の様子を文献で発表していました。

『La Parfumerie Moderne』での連載のみ

ならず、生涯にわたって多くの著作を生み出し、その中にはSF小説や、地元リヨンを題材にしたエッセイなども含まれています。子どもの頃から精油や薬品に囲まれ、ひたすら研究と開発にのみ打ち込んできた人生のように思われますが、多岐にわたるテーマの著作に触れると、ユニークで好奇心旺盛な彼の人柄を垣間見ることができます。

「自らの火傷をラベンダー精油でケアしたことで、アロマテラピーの名づけ親となり、メディカルアロマを世に広めた」というイメージが先行しがちな彼ですが、調香師でもあったため、精油の香りによる作用も非常に重視していました。『Aromathérapie』には、このような一文があります。

> 「精油は私たちの嗅覚を喜ばせる。私たちは精油を「喜びのため」に用い、無意識のうちに、健康に役立てている。それだけに、精油についてよりよく学び、より良い使用法を研究する必要がある。」
> 『ガットフォセのアロマテラピー』（ルネ＝モーリス・ガットフォセ著、ロバート・ティスランド編著、前田久仁子訳、フレグランスジャーナル社、2006年、P.9より）

彼は、化学者として成分や臨床データから精油の作用を研究しつつ、調香師として香りが生み出す心への影響も熟知していました。双方からのアプローチが心身の健康に重要であることにいち早く気づき、長年にわたって啓蒙し続けた彼は、まさに「アロマテラピーの父」と呼ばれるにふさわしい人物といえるでしょう。

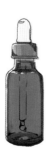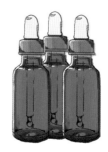

植物とともに心身を調和させる、フラワーレメディの祖

エドワード・バッチ

（1886年〜1936年）

Edward Bach

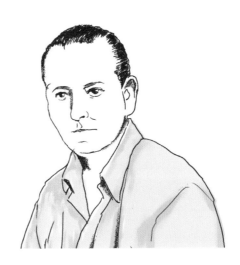

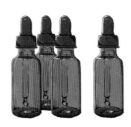

医師としての活躍と余命宣告

　エドワード・バッチは、1886年にイギリスのバーミンガム近郊にあるモーズリーに生まれました。幼少時から草花や木々などに興味を持ち、いつか植物を利用した治療法を研究したいという夢を抱いていました。学費を得るため、17歳の頃から父が経営する鋳造工場で働き始め、20歳でバーミンガム大学に入学し、26歳で医師免許を取得します。

　その後、ユニバーシティ・カレッジ病院で多くの患者を診察するうちに、肉体的な疾患と、患者の性格や精神状態には相関関係があることに気づきました。そして彼は、

身体は心を反映する鏡だと理解し、心の状態を考慮した治療を行うことが不可欠であると考えるようになりました。また同時期に、細菌学や免疫学、そして独自のワクチン研究なども行います。その中で、腸内の特殊な細菌と慢性病の相互性を発見し、それをワクチンの開発に応用しました。

　医師や学者として高い評価を受けていましたが、30歳の頃に悪性腫瘍の切除手術を受け、余命3か月と宣告されます。しかし残された短い時間でできる限りのことをしようと、それまで以上に研究に打ち込んだところ体調は徐々に回復し、発病前よりも健康になったといいます。「まだすべきことがある」という目的意識が、自分を救っ

てくれたのだと彼は確信しました。

ホメオパシーとの出会い

　自らが命に関わる病から回復したことで、彼は西洋医学だけのアプローチに限界を感じるようになりました。そして、当時イギリスで広がりを見せていたホメオパシー（p.45）に共感します。時間をかけてじっくり問診を行い、病気そのものだけではなくその人の性格や体質も考慮して解決法を見出す治療法だったからです。

　1919年からは、ロンドン・ホメオパシー病院にて、病理学者・細菌学者としての仕事を始めます。そこで、ホメオパシーを体系化したサミュエル・ハーネマンの著作『オルガノン』を読み、自らが研究してきたワクチンや免疫学と、ホメオパシーとの類似性に気づきました。そして、ホメオパシーの理論と自らの研究内容を融合させ、7種類の経口ワクチンを開発します。これはホメオパシー医師を中心に、広く受け入れられることとなりました。

　その後もいくつかの病院や研究所でワクチンの開発や研究を行いますが、それとともに、よりシンプルで無害な療法を探求し始めます。やがて彼は、幼い頃から親しんできた野山の植物こそが、真の健康と心の平安をもたらすものなのだと確信を持つようになったのです。

バッチフラワーレメディの完成

　1928年、彼はホメオパシーの原理に従って、インパチェンス、ミムラス、クレマチスという3つの植物からレメディと呼ばれるエッセンスを作りました。それを患者の性格タイプに応じて使用したところ、成果を上げることができました。これが、花の

持つエネルギーで感情や精神のバランスを取り戻すことを目的とした、「バッチフラワーレメディ」の出発点となります。

　そして彼は、一歩を踏み出した新たな植物療法の研究と、それに活用する植物の発見に、今後すべての時間を費やすことを決意します。ワクチン研究などをはじめとしたそれまでの地位や名誉を捨て、治療にふさわしい植物を探すために、ロンドンを離れてウェールズやイギリスの各地を回ることにしたのです。彼が43歳のときでした。

　約6年後、彼は38種類のレメディを完成させます。1人でも多くの人がこの療法の恩恵にあずかることができるようにと、レメディに使われる植物や作用はもちろん、その作り方もすべて公開しました。そしてレメディ完成の翌年、50歳でこの世を去ったのです。

　亡くなる直前に出版された『12の癒し手とその他のレメディー』の中で、彼はこう記しています。

> 「心は人間にとって、一番影響を受けやすい敏感な部分です。体よりはるかに明確に、病気の始まりと経過を示しています。ですから、心の状態が、どのレメディーが必要かを判断する手がかりとなります。」
>
> 『エドワード・バッチ著作集：フラワーレメディーの真髄を探る』（エドワード・バッチ著、ジュリアン・バーナード編、谷口みよ子訳、BABジャパン、2008年、P.58より）

　彼は、レメディを選ぶことで自分の心に向き合い、本来の自分を取り戻すことで心身の調和を図ることの大切さを説いています。その後、彼の遺志を継いだ人々がバッチフラワーレメディの知識を広め、現在では多くの国でフラワーエッセンス（p.34）が作られ、植物療法としての認知を高めています。

芸術的感性溢れる、ホリスティックアロマのパイオニア

マルグリット・モーリー

（1895年～1968年）

Marguerite Maury

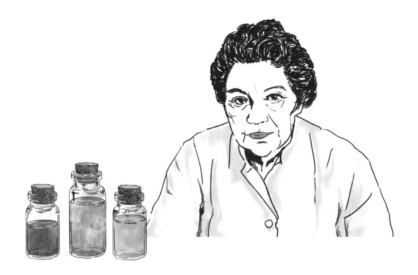

若さや癒やしのための
アロマテラピー

　アロマサロンでトリートメントを受けることや、精油入りの美容オイルでエイジングケアをすること。これはマルグリット・モーリーがいなかったら現代の世の中になかった概念かもしれません。彼女は今でこそ当たり前のように普及している、「精油を植物油で希釈して皮膚塗布する」という手法を世に広めた人物です。同時期に活躍した、ルネ＝モーリス・ガットフォセ（p.190）やジャン・バルネ（p.200）が、医療の現場におけるアロマテラピー（p.26）を発展させた先駆者だとすれば、彼女は美や若さや癒やしを得るためのアロマテラピーというものを追究し続けました。

苦しみを乗り越えて、医療の道へ

　マルグリット・モーリー（旧姓：ケーニヒ）は、1895年にオーストリアで生まれウィーンで育ちました。
　彼女の父は実業家で、ウィーン最大の画家ともいわれるグスタフ・クリムトやエゴン・シーレのパトロンもしていたとされています。芸術を愛する裕福な家庭に育ったマルグリットは、子どもの頃から絵画や音楽に触れながら育ちます。
　17歳で同郷の男性と結婚し男児にも恵

まれますが、わずか2歳でその息子が病死、さらに第一次世界大戦によって夫を亡くし、そこに事業に失敗した父の自殺までが重なりました。

　若い時期にあまりにも大きすぎる試練を与えられた彼女でしたが、悲しみを乗り越えるため勉学に励みました。そして、当時女性が医療分野で到達することのできる最高位である、外科助手の資格を取得したのです。

　心機一転、フランスに移住した彼女は、アルザスで外科助手として働き始めました。そこで運命の1冊に出会います。それは、ドクター・シャバーヌの『Les Grandes Possibilités par les Matières Odoriferantes（芳香物質の大きな可能性）』という本でした。シャバーヌ博士は、ルネ＝モーリス・ガットフォセの師にあたる人物でもあり、彼女はこの本をきっかけに、精油が人の健康に与える影響や香りの世界の奥深さ、癒やしの手段としての代替療法に興味を抱くようになったのです。

「ホリスティック」という概念

　1930年代の初めに、彼女は外科医のドクター・モーリーと出会います。彼も代替療法に強い関心を持ち、芸術や文学をこよなく愛する人で、多くの共通点を持つ2人はやがて結婚します。そして、夫婦としても仕事上のパートナーとしても、ホメオパシー（p.45）、アーユルヴェーダ（p.46）、中医学、チベット医学、瞑想療法、禅、ヨガなど、あらゆる代替療法をともに探究していきました。

　やがて彼らは、身体の一部分だけを治療するのではなく、身体、心、感情、精神を含めたその人全体をケアしていくべきだという考えに行き着きます。現在ではこのよ

うな治療方針を、「ホリスティック医療」と呼ぶことがあります。「ホリスティック（holistic）」という言葉は、南アフリカの哲学者ヤン・スマッツが、1926年に著した書籍の中で「ホーリズム（全体的・全包括的）」という単語を使ったことから広まりました。モーリー夫妻はこのホリスティック医療の概念に基づき、クライアントを全体的・包括的に健康へと導いていくことを重視しました。そして心身のバランスを保つためには不足したものを補い、過剰にあるものを減らす必要があり、1人1人に合わせた処方や治療をするべきであると考えました。

アロマトリートメントの開発と発展

　彼女はその後、シャバーヌ博士やルネ＝モーリス・ガットフォセの芳香療法と、ホリスティック医療の概念を融合させ、独自のアロマテラピーを追究していきます。初めは、それぞれのクライアントに合わせた精油のブレンドを芳香させる形で活用していましたが、より効率良く精油を体内に届ける方法を模索していきます。いくつもの文献を読むうちに、精油の芳香成分は血液やリンパ液まで届き、身体の各器官へと運ばれることを知りました。そこで、皮膚の機能や皮下に取り入れられる芳香物質の拡散時間などの研究を始めます。その後、精油を植物油で希釈して皮膚塗布するという手法を導き出し、トリートメントの技法とともに発展させていきました。

　当初は、皮膚の状態を改善するスキンケアに重きを置いていましたが、クライアントからは後に、痛みの緩和、睡眠の改善、活力アップなど多くの副次的な作用も報告されるようになりました。

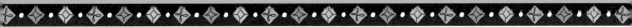

出版と晩年の活動

　マルグリット・モーリーは1961年に『Le capital 'Jeunesse'（最も重要なもの「若さ」）』を出版し、「老化」というものをあらゆる角度から見つめ、老いと友達になるためにアロマテラピーをどのように活かしていくべきなのかを説きました。

　この本ではアロマテラピーに加えて、ハーブ療法（p.30）や、食事の量や質を改善することで健康増進を図る食事療法などについても記されています。一貫して書かれているのは、選ぶべき精油、ハーブ、食材、使用方法は、その人の性質や健康状態、生活条件などによって異なるため、答えは1つではないということです。そのため、クライアントの性格や生活環境の詳細とともに、彼らが試した具体的な療法とその結果を、何例も紹介しています。

　1964年に英語版が発売されたことで、この書はイギリスにおいても徐々に注目を集め、1人1人の肉体・精神・魂に働きかける、ホリスティックアロマテラピーの礎を築き上げるきっかけとなりました。

　その後も彼女は、フランス、スイス、イギリスなどでクリニックを開設して後進の育成に努めたり、精油を使ったトリートメント法について研究を続け、ヨーロッパ各地で講演会を開いたりと精力的に活動を続けました。

　1968年、73歳で彼女はこの世を去ります。ベッドの傍らには、執筆中の原稿がありました。その書き出しは、「アロマテラピーは美容面において、最も驚くべき結果をもたらすものかもしれません」でした。まさに亡くなる間際まで、アロマテラピーの道を邁進し続けたのです。

たおやかに健やかに
年を重ねるために

　愛弟子の1人で、ロンドンのクリニックでは経営にも携わっていたダニエル・ライマンは、マルグリットのことを「偏屈で変わり者の一面がありつつ、同時に非常に寛大で愛すべき女性であり、カリスマ的な人物でもあった」と述べています。確かに『Le capital 'Jeunesse'』にも、独特の比喩表現やエスプリの効いた文章が散りばめられており、読んでいると内容の上質さはもちろんのこと、ウィットに富んだ彼女の魅力も存分に味わうことができます。

　父親の影響で芸術にも造詣の深かった彼女は、芸術に触れたときに訪れる充足感を、療法の中に取り入れられないかと考えました。そのため、彼女のサロンでは精油による嗅覚への刺激と、トリートメントによる触覚への刺激を通じて、クライアントにある種の「陶酔」を味わわせることで心身を健康へと導くという手法も取っていました。芸術とアロマテラピー、そしてそこに生まれる陶酔感による心身の充実というものを結びつけたというのも、とてもユニークな着眼点といえるでしょう。

　フランス式のアロマテラピーを学び実践してきた人にとって、マルグリット・モーリーは美容、エイジングケア、癒やしという、ライトなアロマテラピーを世に広めた女性という印象があるかもしれません。しかし足跡をたどるにつれ、心身を健全に保ち、たおやかに健やかに年齢を重ねていくためのアロマテラピーを追究する、強いポリシーを知ることができます。それは現代の予防医学や健康長寿の考え方にもつながるもので、先進性にも驚かされるばかりです。

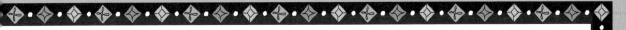

エイジングケアとアロマテラピー

マルグリット・モーリーは、輝いた大人の季節を長く過ごすために、「老い」というものを恐れず、特徴を知り、それに負けないためのさまざまな作戦を遂行すべきだといいます。

彼女は、精油を体内に効率よく取り込む方法を研究しているうちに、精油は皮膚に塗布すると表層のみならず、一部は「真皮」という層まで到達することを知りました。

真皮には血管、リンパ管、神経などとともに、「線維芽細胞」と呼ばれる細胞があります。これらは、皮膚の弾力やハリを保持するコラーゲンやエラスチン、潤いを保つヒアルロン酸の生成とメンテナンスを行っています。

精油の中には、代謝を高めて皮膚の活性化を促す成分や、弾力回復をサポートする成分を含むものもあります。こうした成分が真皮まで届くことで、さまざまなエイジングケアに役立つ可能性があると考えられているのです。

マルグリット・モーリーのように、年を重ねることを楽しみながら、暮らしの中にアロマテラピーをぜひ取り入れてみましょう。

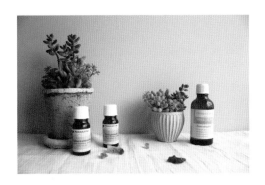

化学的視点から精油を研究し続けた、メディカルアロマの父

ジャン・バルネ

（1920年〜1995年）

Jean Valnet

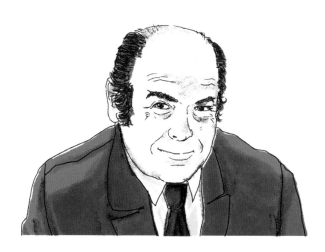

戦地での経験を活かした アロマテラピー

1920年、ジャン・バルネはフランス北部のシャロン＝シュル＝マルヌ（現在のシャロン＝アン＝シャンパーニュ）に生まれました。陸軍幼年学校と陸軍衛生学校に通った後、リヨンにある大学の医学部に入学します。第二次世界大戦中の1942年からはレジスタンス運動に加わり、外科医助手として負傷者の手当を行います。そして、1945年には学位を取得しました。

外科が専門でしたが、微生物学、衛生学、法医学など幅広い分野に精通した医師でした。そして化学合成薬の使用が飛躍的に増えた時代において、精油を中心とした植物療法に再び注目し、作用を化学的に検証して定義することに力を注ぎました。

1950年からはインドシナ戦争に軍医として赴任し、ベトナム北部の第一前線医療班に駐留します。薬剤の供給も十分ではない苦しい戦況下で、兵士たちに精油を使用し、怪我や感染症などの改善に成果をあげたといわれています。

同時に合成抗菌剤や抗生物質について、使用経験の多いヨーロッパ人よりも、使い慣れていないベトナム人やアフリカ人のほうが有効性が高いことに気づきました。つまり彼は、こうした薬剤は多くの人々を救う反面、耐性ができてしまうことで効力が

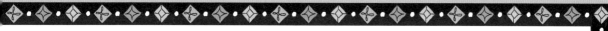

弱まる可能性があることを目の当たりにしたのです。

その後は軍医としての功績が評価され、フランスの最高勲章であるレジオン・ドヌール勲章を授与されています。1959年に軍を去ると、パリで自身の医院を開設し、診察とともにアロマテラピー（p.26）を中心とした植物療法の研究に励みました。

『植物＝芳香療法』の出版

1964年、ジャン・バルネは『Aromathérapie : Traitement des maladies par les essences des plantes（植物＝芳香療法）』を出版しました。これは、精油の成分や特性を化学的に分析し、健康維持のために活用できるよう試みた画期的な内容の文献でした。

イランイラン、ゼラニウム、ベルガモット、ラベンダー、ローズマリーなど45種類の精油の成分、特性、使用例、患者の観察例などとともに、精油の品質、化学合成薬との相違点、アロマテラピーの可能性などを、理論的な観点と自らの経験に基づき、鋭い切り口で解説しています。その後、約20年の間に10回も版を重ね、そのたびに新たな成果を加筆しました。

特に興味深いのは、現在でも精油の抗菌力を測るために用いられている「アロマトグラム」についての記述です。アロマトグラムとは、実験用の平皿であるシャーレの中で細菌を培養し、その上にいくつかの精油を染み込ませた濾紙を置き、細菌の増殖抑制の度合いを測定するテストのことです。彼がテスト方法を開発し、その信頼性や再現性を研究して名付けました。

この研究は、精油の抗菌活性を明らかにするだけでなく、作用を引き起こすための最低濃度を知ることにも役立ちました。また研究を繰り返し行うことによって、精油

はわずかな例を除き、長期使用しても活性にほぼ変化がないこと、つまり耐性が生じにくいことも発見したのです。これは、彼が戦時中から問題視していた薬剤の耐性化に対して、光明を見出す1つの結果となりました。

このように『植物＝芳香療法』は、精油を医学的視点からも徹底的に分析し、アロマテラピーを医療の現場でも活用できる植物療法へと後押しした1冊ともいえるのです。

近代アロマテラピーへの影響

その後も彼は『Une médecine nouvelle - Phytothérapie et aromathérapie（新しい医学：フィトテラピーとアロマテラピー）』、『La phytothérapie : Se soigner par les plantes（フィトテラピー：植物による癒やし）』など、アロマテラピーとともにハーブ療法（p.30）や食生活をテーマとした、多くの著作や論文を発表しました。また、植物療法を研究するための団体の設立、精油メーカーの立ち上げなどにも尽力しました。

ルネ＝モーリス・ガットフォセ（p.190）によって、精油は療法に用いられるものとして認識されるようになり、それを癒やしや美容、心身のバランス調整というホリスティックな視点で世に広めたのがマルグリット・モーリー（p.196）でした。一方でジャン・バルネは、臨床と化学の視点に基づき、精油を医療現場でも他の療法や薬剤と併用できるよう研究しました。

ガットフォセ、モーリーとともに、「近代アロマテラピーの創始者」と称されるジャン・バルネ。ヨーロッパをはじめ各国で、精油が病院内や介護施設でも使用されるようになったのは、彼の努力と地道な活動の成果であるといっても過言ではないでしょう。

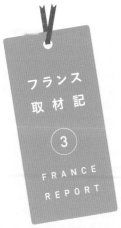

COLUMN 3

パリの見本市
「Marjolaine」
（マジョレーヌ）

Salon Marjolaine
https://www.salon-marjolaine.com/

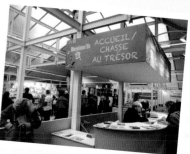

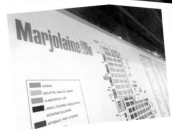

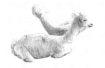

マジョレーヌとは？

パリでは、毎年11月の上旬に「Marjolaine（マジョレーヌ）」
という見本市を行っています。マジョレーヌは、フランスをメインにEU諸国のオーガニック製品や環境に配慮した製品を展示し、生産者と直接ふれあいながら購入や商談をすることができる大規模な展示会です。スタートしたのは、なんと1976年！今でこそ、「オーガニック」「環境配慮」「持続可能」といった言葉を耳にすることが多くなりましたが、1970年代からそのポリシーを掲げた展示会が開催されていたことに驚かされます。

現在では、有機農業を行う農家や職人を守る、土壌や生態系を守る、地産地消に取り組む、廃棄物を減らすなどのマニフェストを掲げ、良質な製品を販売・展示しています。

ブースに並ぶのは、精油、ハーブウォーター、ハーブ、石鹸、化粧品などのオーガニック製品や、製法や素材にこだわったチーズ、ワイン、加工肉などの食品、身体に負担のかからない靴や衣類、寝心地を追求した寝具、再生紙や間伐材を使った文具など、心身を健康にし、かつ地球にも優しい製品です。なかでも、精油やハーブウォーターの品ぞろえは素晴らしく、日本ではなかなか手に入れることのできないものも、サンプルに触れて購入することができます。

私は2014年にパリを訪れた際に、初めて足を運びました。そして、オーガニック製品の種類の豊富さや会場の熱気に感動し、それ以降、1〜2年に1回通うようになったのです。

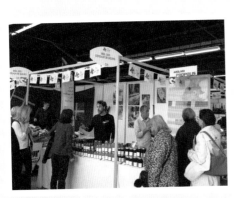

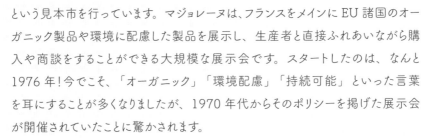

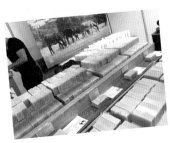
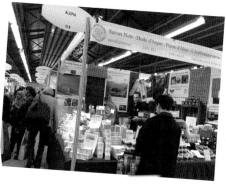

納得して製品を選ぶこと

現在では、およそ 500 ものブースが並ぶマジョレーヌ。生産者の方が直接販売を行っているところが多く、混雑時でなければ、誰でも製品について質問することができます。彼らは生産時のこだわりをしっかりと説明してくれますし、ブースを訪れる多くの人々も積極的に質問を投げかけ、サンプルを試し、じっくりと製品を選びます。また、必要な種類を必要な分だけ買っている方が多いのも印象的です。

例えばハーブティーの計り売りコーナーでは、老若男女が自分の症状や目的を伝え、ほんの少量だけでも要望にかなったブレンドをしてもらい、大事そうに袋を抱えて帰っていく姿をたくさん見かけました。それを目にするたびに、この場所には特別に意識が高い人だけが集まってきているわけではなく、自分や家族の心身に良いものをじっくりと探し、適量を吟味して買うということが根づいているのだなと感じます。

また、期間中はあちこちでワークショップも行われ、「花粉症とアロマテラピー」「免疫力を調整する植物療法」「農業を始め、継続する方法」「エコロジー活動を行うには」など、無料で興味深いテーマについて学ぶこともできます。

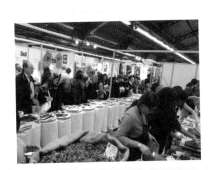
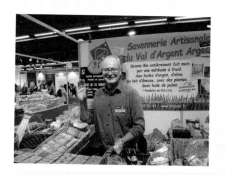

マジョレーヌを楽しもう！

マジョレーヌの会場は、パリ花公園の中にあります。メトロ 1 号線の Château de Vincennes が最寄駅で、パリの中心部から 30 分程度で行くことができます。毎年開催が 11 月上旬のため、駅から公園までの街路樹の紅葉が見事で、ついつい足が止まってしまうのですよね。公園のゲートをくぐると、散歩を楽しむ鳥たちや鮮やかな花々がお迎えしてくれます。森の木々、色とりどりの落ち葉や花たち。駅から歩いていくだけでも、植物にたくさんの元気を分けてもらうことができます。

会場の入り口付近には、産地や育て方を明示した肉・魚介・野菜・乳製品などを使った料理や、素材にこだわったパンやピザなどを提供する、オーガニックフードの露店がたくさん！ランチやおやつタイムにここを利用すれば、朝から夜まで 1 日中展示会を満喫することができます。チケットは当日券よりも、事前にオンラインで購入した方が割安になります。

気さくな生産者さんたちと挨拶を交わし、丁寧に生み出されたこだわりの製品を見て回るだけでも本当に楽しく、心が沸き立ちます。それと同時に、生産者の方々のこだわりや、それを手に取り持ち帰る人々の嬉しそうな表情、未来のことまで考えた生産と消費のあり方などにも触れることができ、自分にとって必要なものを考える良いきっかけになるかもしれません。ぜひ 11 月にパリに行くときは、少し足を延ばしてマジョレーヌを楽しんでみてくださいね。

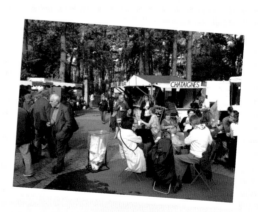

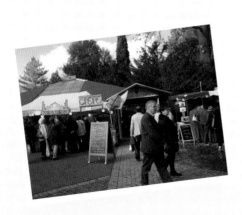

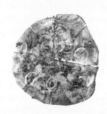

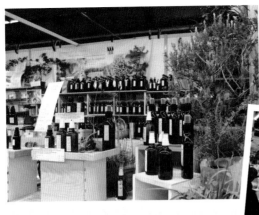

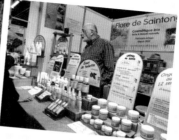

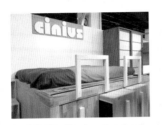

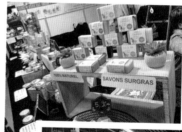

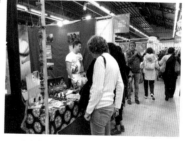

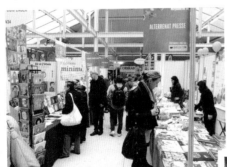

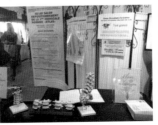

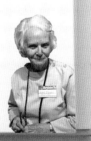

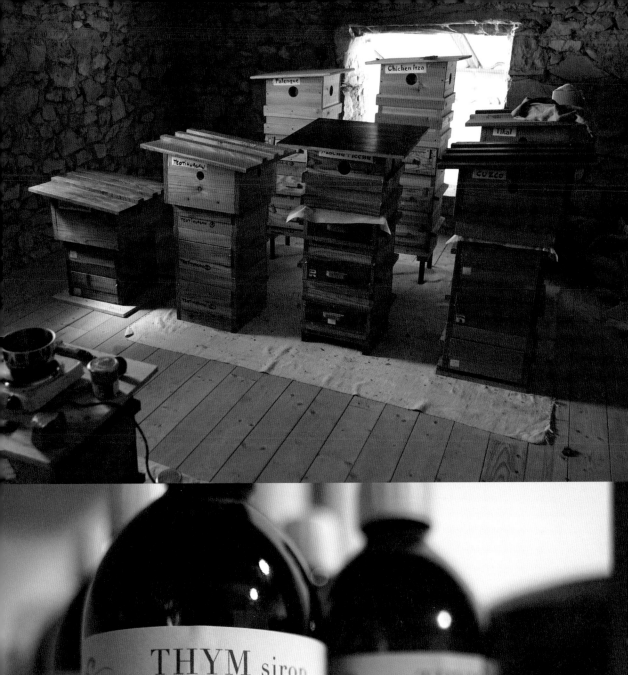

THYM sirop

Eau, sucre 55%*, Thymus vulgaris*

50 cl

* issu de l'agriculture biologique
Lot 05/2023
A consommer de préférence avant mai 2024

Conserver au frais après ouverture

Valyherba
26160 Saint-Gervais-s/Roubion

valyherba.com

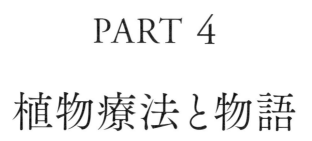

PART 4

植物療法と物語

時代とともに、さまざまな作品で、
植物と人との関わりのドラマが描かれてきました。
PART4では、聖書にはじまり、日本の古典、海外の文学、
有名な絵画、世界中で愛されている絵本や童話、
現代の小説や映画、マンガやアニメに至るまで、
植物や植物療法を象徴的に描いた作品の数々を紹介します。

聖書に登場する聖なる植物

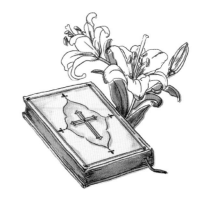

聖典として読み継がれるだけでなく、
読み物としても楽しむことができる聖書。
この世界一のベストセラーともいえる本には、
現在の植物療法でよく使われている植物が数多く登場します。

神に納められた薬草

十分の一税と植物

　旧約聖書の編纂が始まったのは、2000年以上も前のことです。さぞかし原始的な世界だったのかと思いきや、今でいう「納税」にあたるような風習が既にあったことがうかがえます。

> 「土地から取れる収穫量の十分の一は、穀物であれ、果実であれ、主のものである。それは聖なるもので主に属す。」(レビ記27:30)
>
> 『聖書 新共同訳 旧約聖書続編つき 引照つき』(共同訳聖書委員会引照監修、日本聖書協会、1993年、(旧) p.209より)

　旧約聖書によると、収穫した農作物の10％は神のものであり、実際に納められていた薬草は、口語訳の新約聖書に「はっか、いのんど、クミンなど」と明記されています。「はっか」はミントを指し、引用されている種はスペアミント系だと推測されています。爽やかな香りを放ち、古くから消化促進や神経強壮などに役立てられていまし

た。「いのんど」はディルを指し、現在でも香味付けや消化促進に使われています。「クミン」は、プリニウス(p.136)やディオスコリデス(p.140)も著作の中に多くの薬理作用や使用法を記しました。

　当時このような薬草が広く栽培され、人々の健康を助けるものであったからこそ、税として納める貴重な植物として聖書に描かれていることがわかります。

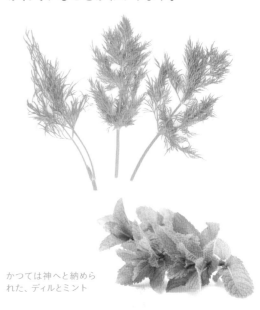

かつては神へと納められた、ディルとミント

神聖なる乳香と没薬

東の国の学者たち

植物療法の文献でよく紹介される聖書の
エピソードがあります。

「家に入ってみると、幼子は母マリアと共に
おられた。彼らはひれ伏して幼子を拝み、
宝の箱を開けて、黄金、乳香、没薬を贈り
物として献げた。」(マタイによる福音書 2:11)

『聖書 新共同訳 旧約聖書続編つき 引照つき』(共同訳
聖書委員会引照監修、日本聖書協会、1993年、(新)
p.2より)

イエスが生まれたとき、黄金・乳香(フ
ランキンセンス)・没薬(ミルラ)が、東の
国から訪れた占星術の学者たちによって捧
げられました。これら3つの捧げ物はそれ
ぞれ、黄金は「現世の王」、乳香は「神」、没
薬は「救世主」を象徴するといわれています。

乳香は、聖書の中に20回以上登場しま
す。古くから神と人々を結ぶ神聖な香りを
放つとされ、神と対話し、願いと感謝の気
持ちを届けるために焚かれました。誕生の
場面においても「神としてのイエス」を象徴
するために描かれたのです。

没薬は、「救世主としてのイエス」を象徴
しています。イエスが死によって人々を救
う存在となることを意味し、没薬と「死」が
深い関係にあることを示しています。死者
の防腐や保存など、古代エジプトのミイラ
作りにも不可欠な植物でしたが、聖書でも
イエスの死に際して、遺体を埋葬する際に
使用されたと書かれています。

また、没薬には鎮痛作用もあり、リウマチ
や神経痛の生薬としても知られてきました。

「イエスをゴルゴタという所——その意味
は「されこうべの場所」——に連れて行っ
た。没薬を混ぜたぶどう酒を飲ませようと
したが、イエスはお受けにならなかった。」
(マルコによる福音書 15:22-23)

『聖書 新共同訳 旧約聖書続編つき 引照つき』(共同訳
聖書委員会引照監修、日本聖書協会、1993年、(新)
p.95より)

これは、処刑時に没薬を使って痛みを和
らげることをイエスが拒否し、すべての苦
しみを受け止めたことを意味するといわれ
ています。誕生の際も死の際も、没薬はイ
エスとともにあったのです。

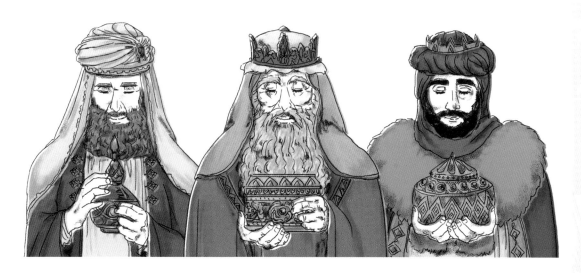

死の数日前の香り

特別な香油、ナルド

イエスは死の数日前に、エルサレム近郊のベタニアを訪れます。そこには、イエスと親しいマリアや彼女の兄弟がいました。

「そのとき、マリアが純粋で非常に高価なナルドの香油を一リトラ持って来て、イエスの足に塗り、自分の髪でその足をぬぐった。家は香油の香りでいっぱいになった。」
（ヨハネによる福音書12:3）
『聖書 新共同訳 旧約聖書続編つき 引照つき』（共同訳聖書委員会引照監修、日本聖書協会、1993年、（新）p.191より）

ナルドは、甘松香やスパイクナードと呼ばれることもあり、古くから香料の原料として根や茎が利用されてきました。ナルドの香油は非常に貴重で高価でしたが、マリアは死の近づいたイエスに対する気持ちを、大切にしていた香油を捧げることで最大限に示しました。このとき彼女がイエスに注いだ香油の価値は、なんと当時の労働者1年分の賃金に相当するほどだったそうです。

ナルドは古くから死者を葬る際に身体に塗る香油でもありました。土と木が混ざったような重厚な香りは、死の直前までイエスの身体から立ち上っていたのかもしれません。

現在でも漢方やアーユルヴェーダなどで、胃痛や頭痛のケアやヘアオイルなどとして利用されることもあり、アロマテラピーで用いる精油は、好みが分かれそうな個性的な香りを放ちます。

レバノン杉と環境問題

乱伐される木々たち

レバノン杉は、古代の中近東一帯に広く存在していたといわれ、聖書では芳醇な香りのする崇高な植物として重視されています。繰り返し出てくるのが、古代イスラエルのダビデ王やソロモン王が、王宮や神殿の建設に大量のレバノン杉を使用したエピソードです。栄光のシンボルでもあった、この木を張り巡らせて建てたソロモン王の王宮は、「レバノンの森の家」と呼ばれました。

かぐわしい香り、すぐれた耐久性、美しい樹形などを持つレバノン杉は、古代から乱伐が行われ、現在ではレバノン山脈のごく一部地域に自生するだけで、保護の対象になっています。近年ローズウッドやサンダルウッドの過伐採や、それによる木材や精油などの減少が問題になっていますが、旧約聖書の時代にも既に同様の環境問題が起こっていたのです。

最近では、こうした問題が起こらないように、森林の手入れをする際に出る間伐材を使って精油を採る試みもされており、森林大国である日本は、「循環型社会」に貢献する精油作りに一役買っています。

レバノン杉の精油はごく限られた量しか流通されていないため、なかなか手に入りませんが、同じマツ科ヒマラヤスギ属のアトラスシダーやヒマラヤスギの精油は多く利用されています。どちらの香りも、まるで古代の森が目の前に広がっているかのような包容力があります。

ノアの箱舟に使われた木

生命力と活力の象徴

糸杉（サイプレス）は、青々とした葉と天に向かってまっすぐ伸びる円錐形の樹形が特徴的で、その美しいフォルムはヨーロッパに広がる景色の象徴ともいえます。

学名は *Cupressus sempervirens* です。「semper（常に）」＋「virens（緑の）」で、この木がいつでも緑をたたえていることから、「永遠に生きる」という意味を表すといわれています。多くの伝説の中でも糸杉は、生命力や活力の象徴として描かれてきました。

また、諸説ありますが、あの有名な「ノアの箱舟」に登場する巨大な船は糸杉によって作られたともいわれています。

「あなたはゴフェルの木の箱舟を造りなさい。箱舟には小部屋を幾つも造り、内側にも外側にもタールを塗りなさい。」（創世記6:14）

『聖書 新共同訳 旧約聖書続編つき 引照つき』（共同訳聖書委員会引照監修、日本聖書協会、1993年（旧）p.8より）

「ゴフェル」という木の名前が一度しか登場しないこともあり、特定は難しいものの、口語訳の旧約聖書には「いとすぎ」と書かれています。腐りにくく、まっすぐ伸び、建材としても扱いやすい糸杉が、船を作る際の条件に合うと考えられていたのです。実際に糸杉は、古代より造船、神殿建築、棺などに数多く利用されてきた歴史があります。

現代の大型タンカー船に匹敵するほどの大きさだったというノアの箱舟。精油成分を多く含む、香り高い糸杉によって作られたとしたら、船内には爽やかな木々の香りが漂っていたに違いありません。

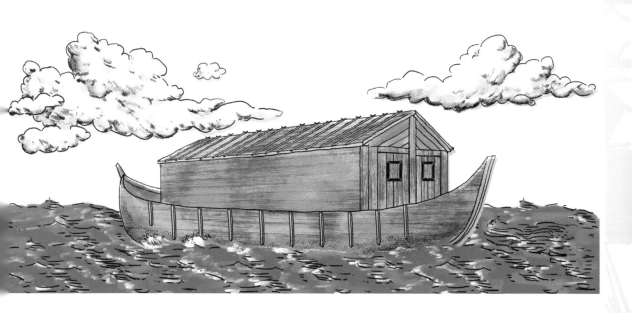

日本の古典から読み解く薬草文化

『古事記』、『日本書紀』、『万葉集』、『枕草子』、
『源氏物語』など、有名な日本の古典にも、
薬草や植物療法について書かれたものがたくさんあります。
ここでは、特に有名な5つの古典から、
豊かな薬草文化が垣間見えるシーンなどを紹介します。

『古事記』：因幡の白兎

蒲の花粉と生理食塩水

8世紀初めに編纂された、現存する日本最古の歴史書『古事記』には、薬の処方に関する記述があります。それが有名な「因幡の白兎」のエピソードです。

ある日、大穴牟遅神は因幡の国（現在の鳥取県）で、毛をむしられて皮膚が真っ赤になったウサギと出会いました。ウサギはワニ（サメという説もあり）をだまして海を渡ろうとしましたが、それがばれて皮をはがされてしまったのです。さらに、大穴牟遅神の兄弟神たちに「海水を浴びてから風に当たると良い」という嘘の治療法を教えられ、ますます悪化していました。

大穴牟遅神は哀れに思い、「河口の水で身体を洗い、そこに生えている蒲の穂の花粉を地面に撒き、その上を寝返りして転がると良い」と教えます。すると、ウサギは元の身体に戻ることができました。

蒲の花粉は漢方では蒲黄と呼ばれ、古くから止血作用や収れん作用などがあるとされています。さらに、身体を洗った河口の水は、今でいう生理食塩水と同じような濃度になっており、傷の消毒にちょうど良かったのではないかとも考えられているのです。

貝を使った火傷の治療

こうしてウサギを助けた大穴牟遅神は、後に兄弟神たちの恨みを買い、焼けた岩に押しつぶされて死んでしまいます。母神が彼を生き返らせるために祈ったところ、女神たちが赤貝の粉を削って蛤の汁に溶いた薬を作りました。これを塗布された大穴牟遅神は、すぐに回復します。貝殻やカニなどに含まれているキチン質には抗炎症作用があり、現在では火傷の治療に用いる人工皮膚の原料にもなっているそうです。

1300年以上前に編纂された歴史書に、現代医療の観点から見ても合理的な生薬の処方が書かれている事実に驚かされます。

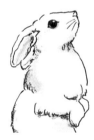

『日本書紀』：宮中行事としての薬猟

薬日としての5月5日

飛鳥時代に大和政権は「薬草は民を養う要物である」として、薬草の栽培や収集をして蓄えることを命じました。そして『日本書紀』には、611年の5月5日に奈良県の兎田野にて、宮中行事として薬猟が行われたことが記載されています。

> 「十九年の夏五月の五日に、兎田野に薬猟す。鶏明時を取りて、藤原池の上に集ふ。会明を以て乃ち往く。」
>
> 『日本書紀（四）』（坂本太郎、家永三郎、井上光貞、大野晋校注、岩波書店、1995年、p.120より）

薬猟では、男性は生薬の材料となる鹿の角を、女性は薬草を採取しました。その際に、家臣たちは冠位十二階で定められた冠と同じ色の服を着て、冠に金や動物の尾を付けたとされています。

薬猟の起源とその後

薬猟の起源は、中国で5月5日に行われていた薬草採取といわれています。現在の暦で6月頃にあたり雨季に入るこの時期は、病気や災厄が増えることから、5月5日を薬草採取の日として病に備えました。また、強い香りを持つ菖蒲で邪気を払おうと、葉を軒先に吊るしたり、根を刻んで酒に入れて飲んだりもしたそうです。これは後に、日本においても5月5日を端午の節句とし、菖蒲湯に浸かって健康を祈願する習慣に結びついていきました。

『日本書紀』には、611年5月5日の兎田野での薬猟に続き、翌年の5月5日には羽田で、さらに614年と668年にも行われた記載があります。611年以降、行事として継続されていたと考えられますが、徐々に宮中行事としての壮麗さは薄れ、レジャーとして楽しまれるようになっていったようです。その様子がよく描写されている歌が、『万葉集』の中にいくつか登場します。

『万葉集』：薬猟の歌

紫草がつなぐ大人の男女関係

奈良時代の終わりに成立したとされる『万葉集』には4500首もの歌が収められていますが、およそ3分の1に植物が詠まれており、この時代の人々が植物に強い関心を持っていたことがわかります。薬猟の様子も描かれています。

> 「あかねさす紫草野行き標野行き野守は見ずや君が袖振る」（中略）
> 「紫草のにほへる妹を憎くあらば人妻ゆゑに我恋ひめやも」
>
> 『万葉集（一）』（佐竹昭広、山田英雄、工藤力男、大谷雅夫、山崎福之校注、岩波書店、2013年、p.70より）

この2つの歌は贈答歌で、『日本書紀』にも記載のある688年5月5日に行われた薬猟での場面を歌ったものです。紫草は、外傷・火傷・かぶれ・ただれ・あせもなど幅

広い皮膚疾患への作用があり、赤紫色の色素を含む根は草木染めにも使われます。

1つ目の歌は、飛鳥時代の女流歌人である額田王（ぬかたのおおきみ）が、後に天武天皇（てんむてんのう）となる大海人皇子（おおあまのおうじ）に向けて詠んだものです。「立ち入り禁止の紫草の生えた野で、あなたは盛んに私に袖を振っていらっしゃいますが、番人が見ているかもしれませんよ」という意味で、「袖を振る」のは、当時の愛情表現の1つでした。

それに対して大海人皇子は、「紫草のように美しいあなたを疎ましく思うのであれば、人妻であるのになぜこんなに恋しく思うものなのでしょうか」と返しています。

実は、この2人の関係は複雑で、かつては夫婦で子どももいたといわれています。ところが額田王はその後、大海人皇子の兄である天智天皇（てんじてんのう）（即位前は中大兄皇子（なかのおおえのおうじ））の妻になったとされています。

この背景を知ると、大海人皇子は薬猟という公の場でかつての妻に愛情表現をし、止めることのできない恋心を歌に詠むという、かなり大胆な行動に出たことになります。しかも、薬猟の主催者は兄であり額田王の現在の夫である天智天皇。この恋の行方はいかに……？と心配になってしまいますが、最近ではこの2つの歌はあくまでもお遊びで作られたものであるという説が濃厚です。というのも、この歌は『万葉集』の中で「雑歌」という宴の席などで詠まれる歌に分類されているからです。

おそらく、薬猟の宴席において、天智天皇から場を盛り上げるようにいわれた額田王と大海人皇子が、大人の男女たちが楽しむことのできる余興として歌を披露したのだろうとされています。薬猟がイベント的な色合いを持っていたことがわかります。

カキツバタでおしゃれを

744年には、貴族であり歌人でもある大伴家持（おおとものやかもち）も薬猟の歌を詠みました。

「かきつはた衣（きぬ）に摺（す）り付けますらをの着襲（きそ）ひ狩（かり）する月は来にけり」

『万葉集（四）』（佐竹昭広、山田英雄、工藤力男、大谷雅夫、山崎福之校注、岩波書店、2014年、p.330より）

「カキツバタの花で着物に色をつけ、男性たちが着飾って薬猟をする月がやってきた」という内容です。この頃になると薬猟は、男性が自らの存在感をアピールする場にもなっていたようです。

カキツバタの花は、古くから「摺（す）り染め」という原始的な染色に使われてきました。鮮やかな紫色の色素は水溶性で不安定なため、すぐに色褪せてしまいます。ただ、摺り染めはあまり手間がかからないため、花の咲いている期間は何度でも気軽に染色でき、色褪せたら染め直すという色の変化もおしゃれとして楽しんだのかもしれません。

植物学者の牧野富太郎（p.182）も、広島県の八幡高原を訪れた際に満開のカキツバタに感激し、自分のワイシャツに花の汁を摺りつけて歌を詠んだといいます。

カキツバタは、刻んで乾燥させた根茎を煎じて飲むと去痰の作用がありますが、染め物で心を湧き立たせ、それを着ておしゃれを楽しむというのも、一種の植物療法といえるのではないでしょうか。

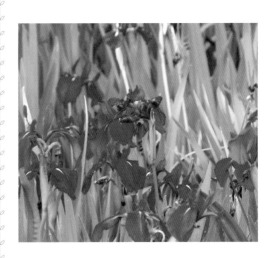

『源氏物語』

恋路を阻むニンニク

平安時代に成立した『源氏物語』の世界は、香りで満ちあふれています。恋人に会う前は、香料を混ぜ合わせた薫物で着物を香らせ、別れた後は残り香で相手を偲びました。薫物を調合して優劣を競い合う「薫物合わせ」の様子なども描かれ、貴族の暮らしが香りとともにあったことがわかります。

香りにまつわる多くの表現の中から、特に印象的な場面を2つ紹介します。

光源氏17歳の夏。五月雨の夜、光源氏のもとへ頭中将、左馬頭、藤式部丞が訪れ、4人で女性談義をすることになりました。「雨夜の品定め」とも呼ばれる有名な場面です。1人ずつ女性論や経験談を話す中で、藤式部丞が語った女性の台詞がこちらです。

> 「わたくしは、この数か月、風病が大層重症になりましたことに堪えかね、極熱の草薬（大蒜）を服しましたにつき、まことに悪臭が致しますので、対面はご遠慮致します。」
>
> 『謹訳 源氏物語 ― 改訂新修』（紫式部原著、林望著、祥伝社、2017年、p.116より）

藤式部丞は、学生時代に博士の娘に出来心で言い寄り、交際を始めます。彼女は非常に頭が良く、思慮深く、博識でした。最初は知性に惹かれ、相談事をしたり学問を教えてもらったりしていましたが、徐々に気後れするようになり、しばらく距離を置くようになります。

ある日、藤式部丞が彼女の家に寄ったところ、部屋に通されず物越しでの対面となりました。なぜかと疑問に思っていると、「この数か月、風邪のひどさに耐えかねて、ニンニクの薬を服用しております。においが大変臭いので、面会は御遠慮させてください」と言われたのです。さらに、「毎晩のようにお会いしている仲であれば、ニンニクのにおいがするからといって、恥ずかしくてお会いできないということはないのですけれど……」と、たまにしか来ないことを皮肉めいた歌で詠まれてしまう始末。

ニンニクの歴史は古く、紀元前から栽培・利用されてきました。免疫賦活・抗菌・疲労回復・体力増進などの作用があり、現在でもスパイスや精油としても活用されています。

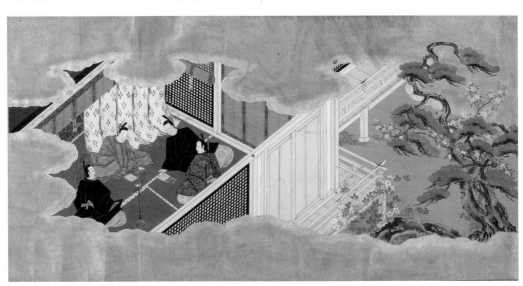

源氏物語絵巻 箒木 斎宮歴史博物館蔵

『源氏物語』のこのエピソードから、平安時代の日本においても作用が一般に知られていたことがわかります。彼女が本当に風邪をひいていたのかどうかはわかりませんが、ニンニクの香りを利用して相手の態度を遠回しに批判する、彼女のプライドと知性の高さが垣間見られる場面です。

香りを競う、粋な遊び

光源氏39歳の春を描いた「梅枝」の章では、薫物合わせの様子が記されています。

この年、光源氏の娘である明石の姫君が11歳になり、女性の成人式にあたる「御裳着の儀」を執り行うことになりました。明石の姫君は、源氏が謹慎生活中に出会った明石の御方との娘です。明石の御方の身分が低かったため、彼の妻である紫の上が育ててきました。ある日彼は、愛娘を祝うために薫物合わせをしようと提案します。

> 「香は、各自二種ずつご調合くださいますように」
> （中略）
> 「匂いの深さ、浅さ、どちらが勝るか勝敗を定めよう」
> 『謹訳 源氏物語 五 改訂新修』（紫式部原著、林望著、祥伝社、2018年、p.342、343より）

源氏、紫の上とともに、彼のいとこで特別な友人でもある朝顔の斎院、妻の1人で非常に控えめな花散里、そして明石の姫君の産みの母である明石の御方、それぞれが調合した薫物の香りを嗅ぎ比べていきます。このシーンは香りの表現が非常に豊かで、5人の生い立ち、境遇、性格などを知らずに読んでも、それぞれが調合した香りから人柄を想像することができそうです。

源氏は上品で心惹かれる香り、紫の上は華やかで新しく工夫の凝らされた香り、朝顔の斎院は心憎いまでに落ち着いた風格のある香り、花散里はしみじみと胸にしみる親しみのある香りを作りました。そして明石の御方は「百歩の方」という、百歩先からでも香りがわかるといわれる特別なレシピを参考に香りを作りました。この香りは、世にも珍しいほどの艶やかさがあったといいます。普段は目立つことを嫌う、気品と知性を兼ね備えた明石の御方。しかし、ずっと離れ離れで育った娘に愛情を知らせるために、あえて遠くまで届く華やかな薫物を贈ったとも考えられます。

結局、どの香りも素晴らしく勝敗はつきませんでしたが、外からは梅の香り、室内には薫物の香りが漂い、心にしみ入るような春の夜だったと記されています。平安時代の貴族たちは香りを使った粋な遊びを楽しみ、豊かな時間を過ごしていたのです。

『枕草子』

心をときめかせる香り

平安時代の作家である清少納言が、まるで現代のSNSにおけるつぶやきのごとく、好きなこと、嫌いなこと、ときめくこと、イライラすることなどを、鋭い視点と歯に衣着せぬ物言いで書き綴った随筆です。植物や香りも、彼女の心を日々揺さぶるものだったようで、随所に登場します。

> 「心ときめきするもの
> （中略）よき薫物たきて、ひとり臥したる。
> （中略）頭洗ひ、化粧じて、香ばしうしみたる衣など着たる。ことに見る人なき所にても、心のうちは、なほいとをかし。」
> 『新版 枕草子 上巻 現代語訳付き』（清少納言著、石田穣二訳注、角川学芸出版、1979年、p.46より）

彼女は胸がドキドキするものとして、上等の薫物を焚いて1人で横になっているときや、髪を洗って化粧をして、しっかりと良い香りの染みた着物を着たときを挙げています。そしてこうした時間は、特に見ている人がいない所でも心がとてもはずむといいます。香りをゆっくりと味わったり、おめかしをして香りをまとったりするのは、いつの時代も贅沢で心ときめくことなのです。

「心にくきもの
（中略）薫物（たきもの）の香（か）、いと心にくし。
五月（さつき）の長雨（ながあめ）のころ、上（うへ）の御局（つぼね）の小戸（こと）の簾（す）に、斉信（ただのぶ）の中将の寄り居（ゐ）たまへりし香は、まことにをかしうもありしかな。そのものの香ともおぼえず、おほかた雨にもしめりて艶（えん）なるけしきの、珍しげなきことなれど、いかでか言（こと）はではあらむ。」
『新版 枕草子 下巻　現代語訳付き』（清少納言著、石田穣二訳注、角川学芸出版、1980年、p.81、P.83、84より）

そして彼女は、薫物の香りはなんとも奥ゆかしいとし、五月の長雨の頃に藤原斉信（ふじわらのただのぶ）中将がすだれに寄りかかっていたときの香りが本当に素敵だったと余韻に浸ります。何の香りなのかはわからないけれど、雨の湿気によって一段と香りが立って艶かしい雰囲気で、このことを書かずにはいられない！と綴っています。女官として宮廷に仕えていた清少納言は、身分の高い人たちから漂う華麗な香りから、日常生活の中で出会う素朴な香りまで、幅広く楽しんでいました。

洒落ていて素敵な植物

また彼女は、植物に関するエピソードもたくさん書いています。

「草は菖蒲（さうぶ）。菰（こも）。葵（あふひ）、いとをかし。（中略）三稜草（みくり）。蛇床子（ひるむしろ）。苔（こけ）。雪間（ゆきま）の若草。木蛥（こだに）。酢漿（かたばみ）、綾（あや）の紋（もん）にてあるも、異（こと）よりはをかし。
（中略）
山菅（やますげ）。日かげ。山藍（やまあゐ）。浜木綿（はまゆふ）。葛（くず）。笹（ささ）。青つづら。なづな。苗（なへ）。浅茅（あさぢ）、いとをかし。」
『新版 枕草子 上巻　現代語訳付き』（清少納言著、石田穣二訳注、角川学芸出版、1979年、p.80、81より）

ここではたくさんの草を紹介しています。注目すべきなのは、薬草が多く挙げられているにもかかわらず作用についてはまったく触れず、あくまでも個人的に素敵だと思うか、洒落ていると思うかという視点でのみ書かれていることです。

例えば、「菰」はマコモのことで、消化器のケアや免疫力を高める際に役立ちます。「三稜草」は生薬として、血流改善や婦人科系のケアに活用されています。他にも、搾り汁を火傷やかぶれに塗布して使う「酢漿」や、春の七草の1つである「なづな」など、植物療法で現在でも利用されているものが羅列されています。しかしそんな薬理作用よりも、植物として趣深いかということが彼女にとっては大切なのです。「好き」を追求し、心躍るものや面白いもの、残念なものやつまらないものを書き綴って気持ちを整理していたのかもしれません。

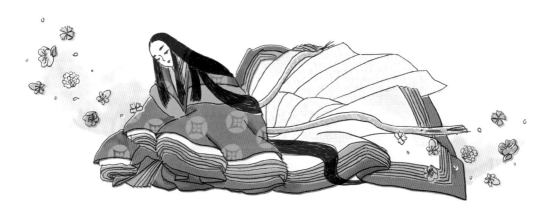

文学に描かれた ハーブの豊かな香り

古くから植物やその香りは神話や伝説などに描かれ、
さまざまなものの象徴や祈りの対象とされています。
ここでは、物語の中で植物や香りが
重要な役割を果たしている作品を紹介します。

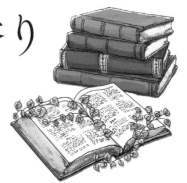

『失われた時を求めて』（マルセル・プルースト 著）

香りでよみがえる記憶

　五感を通じて無意識に思い出される記憶が交錯し、複雑ながら美しく紡がれていく物語です。特に、理性や知性を飛び越えて私たちの本能に訴えかけてくる「香り」は、時代や空間を超えてさまざまな場面で主人公の記憶を呼び起こします。

　この作品から著者の名前を冠した「プルースト効果」という言葉が生まれ、ある香りを嗅いだときに、過去の記憶や感情がよみがえってくる現象を意味するようになりました。

　最近ではこうした効果を、医療や介護の現場で活用することが多くなっています。例えば、認知症患者に過去の思い出と結びついた香りを嗅いでもらうことで、今まで思い出せなかった家族のことや、かつての記憶を呼び起こそうという試みです。

　作品の序盤では、たったひと口のマドレーヌを浸した紅茶が、主人公の記憶を激しく揺さぶる場面が出てきます。

「何の気なしに、マドレーヌのひと切れを柔らかくするために浸しておいた紅茶を一杯スプーンにすくって口に運んだ。とまさに、お菓子のかけらのまじったひと口の紅茶が口蓋に触れた瞬間、私のなかで尋常でないことが起こっていることに気がつき、私は思わず身震いをした。（中略）
そのとき突然、思い出が姿を現した。これは日曜の朝、（中略）叔母がいつも飲んでいる紅茶か菩提樹のハーブティーに浸して私に差し出してくれたマドレーヌの味だった。」

『失われた時を求めて〈1〉第一篇「スワン家のほうへ1」』（光文社古典新訳文庫）（マルセル プルースト著、高遠弘美訳、2010、光文社、P.116、120より）

そして彼は、叔母の家、町、庭、広場、通りのすべてが形をなし、1杯の紅茶から出てきたと記します。有名な場面ではありますが、改めてじっくり読んでみると、かつて自分も経験したことのある「プルースト効果」の記憶がよみがえってくるようです。

コンブレーでの美しい思い出

作品中には香りと記憶にまつわる記述が他にも数多く登場します。例えば、この小説で最も重要な登場人物の1人であるシャルル・スワンについての描写です。

フランスの田舎町コンブレーで主人公が幼少時に出会ったスワンは、近所に住んでいて頻繁に遊びに来る、風変わりで控えめな男でした。後に、彼がパリ社交界で一目置かれる大物であったことを知ります。

やがて主人公はスワン家に出入りするようになり、彼と新たな関係を築きますが、出会った頃のスワンの姿を思い出すときには、大きなマロニエの木、フランボワーズの籠、エストラゴン（タラゴン）の若茎という夏のコンブレーの素朴な香りとともに記憶がよみがえるのでした。

主人公にとって家族とともに幼少期を過ごしたコンブレーは、たくさんの幸せな思い出がある場所です。その懐かしい記憶は、大人になってからも香りをきっかけにたびたび呼び覚まされ、時空を超えて記憶の原風景を旅することとなりました。

時代も空間も超える、香りの旅

やがて主人公は恋人のアルベルチーヌとパリで暮らし始めますが、病弱でなかなか外出することができません。そこで彼女が出かけると、部屋で1人、香りとともに過去の記憶をたぐり寄せます。

> 「フランソワーズが火をおこしに来て、暖炉の焚きつけに小枝を何本か投げこむと、夏のあいだじゅう忘れていたその匂いが暖炉のまわりに魔法の輪を描き出し、私はその輪のなかに、ときにはコンブレーで、ときにはドンシエールで本を読んでいる自分自身のすがたを認めた。私はパリの自室に居ながら、（中略）心が浮き立った。」
>
> 『失われた時を求めて 10　囚われの女 I』（プルースト著、吉川一義訳、岩波書店、2016年、p.57より）

こうして主人公は、病床においても香りが運んでくる数々の思い出と巡り会い、喜びを感じるのでした。

プルースト自身も幼少の頃から病弱で、主人公同様に部屋の中から外の空気、湿気、天気、物音などを敏感に感じ取っていたといいます。彼の記す「香りと記憶の情景」が

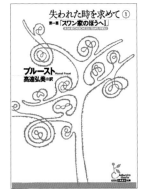

美しく鮮明なのは、自身の経験によるものでもあるのでしょう。「プルースト効果」の原点を知ることができる名作です。

『失われた時を求めて〈1〉第一篇「スワン家のほうへ1」』
（光文社古典新訳文庫）
（マルセル プルースト著、高遠弘美訳、2010、光文社）

『カンタベリー物語』（ジェフリー・チョーサー 著）

騎士たちに捧げられた薬草

春の訪れとともに、カンタベリー大聖堂へと巡礼する旅人たち。彼らはロンドンの旅籠で同宿となり、道中の退屈しのぎにそれぞれが知っている物語を1人ずつ披露することにしました。巡礼者たちはさまざま

な身分や職業で、著者であるチョーサーも含まれています。

トップバッターは階級が一番高い「騎士」で、彼が語るのは、パラモンとアルシーテといういとこ同士の騎士が、美しいエミリー姫をめぐって争う物語です。アテネの大公は、彼らにそれぞれ100名からなる軍

219

を率いて決闘をせよとの命令を下し、勝者には姫を妻とする権利を与えると約束しました。戦いが終わった場面では、騎士たちの怪我の手当てに薬草が使われます。

> 「傷口や折れた腕に、ある者は膏薬をあてがい、また治療の呪（まじな）いをする者もありました。さらに薬草やサルビアの葉を煎じて飲んだりもしました。」
>
> 『完訳　カンタベリー物語（上）』（岩波文庫）（チョーサー著、桝井迪夫訳、岩波書店、1995、p.130より）

　ここでいう「サルビアの葉」というのは、別名「薬用サルビア」の名を持つセージの葉だと考えられます。セージは古くから寿命を延ばす薬草とされ、さまざまな疾患の治療薬として使われてきました。そのため、傷口の改善に役立てるとともに、長寿を象徴する薬草で回復を祈ったのかもしれません。

　不幸にも落馬によって死んでしまったアルシーテの葬儀では、火葬のために20種類以上の草木が集められました。それとともに、没薬（ミルラ）や匂いのかぐわしい香も置かれました。命がけの闘いのときも薬草や芳香植物がそばにあり、人々を助けたり人生の終焉に花を添えたりしていたのです。

鶏も気にする体液バランス

　巡礼者のうち、終盤で物語を披露するのは「尼僧付の僧（女子修道院付き司祭）」です。彼は、1羽の雄鶏の話をします。

　動物たちが人間と同じように話したり歌ったりしていた時代。ある日、雄鶏のチャンテクレールはキツネに襲われる悪夢を見て、愛する雌鶏ペルテローテに相談します。すると彼女は臆病な彼に失望し「そんな夢を見るのは、体液のバランスが悪いからだ」として、滞った体液を排出するための薬草の手引きを始めるのでした。

　体液のバランスが悪いことが病を引き起こすというのは、古代ギリシャの医師ヒポクラテス（p.130）が提唱した「体液病理説」の考え方です。ペルテローテはこの考えにのっとり、滞っている体液を排泄できる薬草を次々とすすめます。

> 「あなたの黄胆汁と黒胆汁を下してしまうのよ。（中略）一日か二日、消化薬として虫を食べて、それから通じ薬としてヨウシュジンチョウゲ、シマセンブリ、カラクサケマン、そこに生えているヘリボー、ホルトソウ、クロウメモドキ、それからこの楽しい庭に生えているカキドウシを食べるといいですわ。」
>
> 『カンタベリ物語　共同新訳版』（ジェフリー・チョーサー著、池上忠弘監訳、悠書館、2021年、p.795より）

　出てくる薬草の多くが、利尿、嘔吐、排泄を強く促す作用を持ち、部位や使用法によっては有毒なものもあります。チャンテクレールはそれを知ってか、「下剤なんかには一文の値打ちもなく、有害無益なのだ」とぼやきますが、愛する彼女のために忠告を聞き入れ、庭を歩き始めます。すると夢の通り、悪賢いキツネが彼を誘拐してしまうのでした。

　他の巡礼者の物語でも薬草や体液の話題は取り上げられており、この作品が書かれた14世紀のイギリスにおいて、薬草を用いた植物療法や体液病理説が広く認知されていたことがわかります。

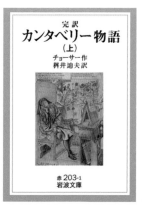

『完訳　カンタベリー物語（上）』（岩波文庫）（チョーサー著、桝井迪夫訳、岩波書店、1995）

『西の魔女が死んだ』（梨木香歩 著）

ひと夏の魔女修行

中学に入ってまもなく不登校になったまいは、初夏のひと月を、人里離れた山奥で暮らす祖母の元で過ごすことになりました。代々「魔女」の家系に生まれ育ったという、イギリス人の祖母から不思議な力の話を聞いたまいは、自分も魔女になりたいと願い魔女修行を始めます。

自然と共存する祖母は、暮らしの中にさまざまな植物を取り入れています。たらいの中で足踏みをしてシーツを洗うようにと、まいに伝える祖母。洗い終わったシーツを、彼女はラベンダーの茂みの上にふわりと広げました。

> 「こうすると、シーツにラベンダーの香りがついて、よく眠れます」（中略）
> 「まいはこのラベンダーと陽（にお）の光の匂いのするシーツにくるまったとき、幸せだとは思いませんか？」
>
> 『西の魔女が死んだ』（梨木香歩著、新潮社、2001年、p.83、p.120より）

この言葉から、ラベンダーの香りが安心感や幸福感をもたらし、質の良い眠りへと導いてくれることがわかります。

ある日祖母は、裏庭のセージとミントをハサミで切り、大量のハーブティーを作りました。

> 「あれはみんな私の庭や畑が飲むんです。虫よけの薬になります」
>
> 『西の魔女が死んだ』（梨木香歩著、新潮社、2001年、p.88より）

作ったハーブティーを水で薄めて畑に撒くと、青虫やアブラムシがあたふたと逃げ出したという場面があります。セージやミントには、虫が寄り付きにくくなる昆虫忌避作用がありますが、殺虫剤のような強いものではないので、虫たちは移動してまた別の場所で生きていくことができるのです。

他にも、ニンニクをバラの間に植えることで花に付く虫を防いだり、ネットに入ったタマネギをベッドの柱に吊り下げて安眠を誘ったり、植物を使った暮らしの知恵がたくさん出てきます。読んでいると五感が刺激され、「魔女」の庭へと誘われていくようです。

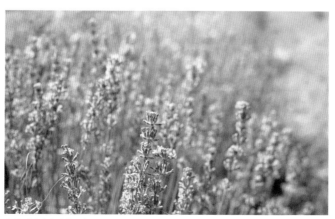

安心感をもたらしてくれるラベンダー・アングスティフォリア

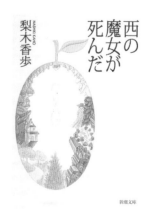

『西の魔女が死んだ』（新潮文庫）
（梨木香歩著、新潮社、2001）

『香君』（上橋菜穂子 著）

「香りの声」を聞く少女

　はるか昔、「香君」という活神がもたらした奇跡の稲、オアレ稲。痩せた土地でも年に何度も収穫でき、冷害にも干害にも強く、虫もつかず、雑草も生やさないこの稲によって、ウマール帝国は多くの国を従え、繁栄を誇ってきました。

　しかしあるとき、オアレ稲に虫害が発生します。このままでは、この稲に依存してきた帝国は食糧危機に瀕する可能性が。

　同じ頃、アイシャという少女が帝国にやってきます。彼女は人並外れた嗅覚を持ち、生き物が香りを使って行うコミュニケーションを「香りの声」として感じることができました。アイシャはその力を活かし、現在の香君とともにオアレ稲の恐ろしい謎に迫っていくのでした。

森羅万象と自然の摂理

　植物たちの声が紙面から飛び出してきそうな臨場感あふれる描写は、「もの言わぬ植物」という概念を次々と覆していきます。実際に植物は香りの成分を含む化学物質を分泌し、他の生物に対してコミュニケーションを図っています。こうした作用は「アレロパシー」と呼ばれ、自分以外の生物に対して抑制や共栄の作用をもたらすのです。

　小説でありながら、題材となっていることは決して絵空事ではありません。人間は植物や他の動物と協力しなければ生きていけないこと、生物は生き延びるために変化し続けること、1つの種に依存しすぎることが危険性をはらむこと。どれも今まさに重要視されていることばかりです。

　終盤に登場する、害虫研究の重鎮アリキ師はこういいます。

「自然の摂理は確かに無情だけれど、でも、けっこう公平なものですよ」（中略）
「勝ちっぱなしの生き物は、多分、いないのではないかしら」

『香君（下）遥かな道』（上橋菜穂子 著、文藝春秋、2022年、p.225より）

　生態系は非常に多様で、人間も森羅万象のうちの1つです。植物療法の世界でも、現在では種の保存や自然との共存が重視されています。例えば、ワシントン条約で今後絶滅のおそれがある種とされたローズウッドは、多くの精油を採ることが難しいため、ホーウッドやクロモジなど、香りや成分が似ている精油で代用されるようになりました。他にも、間伐材からの精油採取、摘み取り量を調整しながらのハーブ栽培など、さまざまな取り組みが行われています。

　植物や昆虫による「香りの声」を感じるアイシャと、自らの専門分野や能力を活かし、協力しあって困難に立ち向かっていく人々。現実世界とも重なる展開に、ページをめくる手が止まらなくなるほど引き込まれていきます。そして、たとえ「香りの声」を直接聞くことはできなくても、壮大な自然の中でその気配やささやきを感じてみたくなるのです。

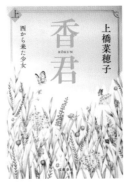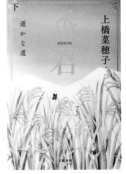

『香君（上）西から来た少女』『香君（下）遥かな道』
（上橋菜穂子 著、文藝春秋、2022）

『ある人殺しの物語 香水』（パトリック・ジュースキント 著）

特異な嗅覚を持つ男

舞台は18世紀のパリ。魚市場で生み捨てられたジャン＝バティスト・グルヌイユは、超人的な嗅覚を持っていました。

ある日、群衆の中でほのかに感じた女性の香りに取り憑かれた彼は、その香りを再現するために調香師に弟子入りします。やがて、若い女性ばかりを狙った連続殺人事件が起こり……。

冒頭では、悪臭の表現が羅列されます。台所の腐った野菜、中庭の小便、皮なめし場の強烈な灰汁の匂い、人々の体臭や口臭、川も広場も教会も宮殿もすべて臭かった——とあり、当時のフランスの衛生状態をうかがい知ることができます。

そして、彼の人生を狂わせることとなった少女の香りはこう表現しています。

> 「この上なく微妙で、こまやかな匂い。（中略）いかにも新鮮な香りだったが、スイートレモンや橙のような新鮮さではない。（中略）あたたかさをもっていたが、ベルガモットや糸杉や麝香のそれではなく、ジャスミンや水仙ともちがう。（中略）つまりはありえない二つのものが合わさったものか。ミルクと絹、この二つ！」
>
> 『ある人殺しの物語 香水』（文春文庫）（パトリック・ジュースキント著、池内紀訳、文藝春秋、2003、p.58、59より）

言葉だけで、こんなにも鮮やかに香りを表現できることに驚かされます。鼻をつくような悪臭から、うっとりと陶酔させられるような芳香まで、鼻先に香りが漂ってくるようです。

タイトルの通り、物語の中には香水を生み出すシーンが数多く登場し、当時の香りのトレンドについて語るシーンもあります。ハンガリー水という芳香水が流行だと聞き、

ラベンダーとベルガモットとローズマリーを調合して作ったにもかかわらず、動物性香料である麝香のような香りへと人気が移ってしまい、ローズマリーを頭髪用に、ラベンダーを匂い袋に流用しなくてはいけなかった調香師の話などは、妙に説得力があります。

また、五感の中で嗅覚が最も原始的であり、いかに感情を呼び覚ますものであるのかも記されています。

> 「匂いで嗅ぎとった世界のゆたかさと、ことばの哀れむべき貧弱さ。そのおそろしいかけ違いを前にして、グルヌイユはことばの方を疑わないではいられなかった。（中略）匂いによって知り、再び匂いで識別して、それぞれをしっかと記憶に刻みつける。」
>
> 『ある人殺しの物語 香水』（文春文庫）（パトリック・ジュースキント著、池内紀訳、文藝春秋、2003、p.40より）

作品では、こうした嗅覚の特徴を逆手に取ったグルヌイユによって、多くの人々が自分の意思とは無関係に、本能的・野生的な驚くべき行動に出る場面が頻繁に描かれます。特に終盤に登場する、グラースやパリの人々が香りによって異常ともいえる変貌を遂げる場面は、まさに圧巻といえます。

荒唐無稽なようで、「香り」というものの真相をあばき出す魅力的な1冊です。

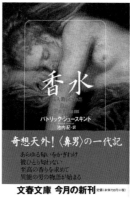

『ある人殺しの物語 香水』（文春文庫）（パトリック・ジュースキント著、池内紀訳、文藝春秋、2003）

絵画に象徴的に描かれた植物

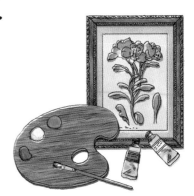

絵画の中にも、多くの植物たちが登場します。
ここでは特に、ハーブや精油として
使用することのできる薬用植物や
芳香植物が描かれた絵画を取り上げます。

マネ、ドガ、ロートレック……
多くの芸術家を魅了した「アブサン」

「悪魔の酒」の魅力とは？

　かつて「悪魔の酒」と呼ばれた、薬草酒アブサン。ロートレック、ゴッホ、ボードレール、オスカー・ワイルドなど、多くの芸術家を魅了したこの酒は、ニガヨモギをメインに、アニス、ウイキョウ（フェンネル）などさまざまな薬草を原料に作られました。アルコール度数は70％前後のものが多く、貧しい芸術家たちが簡単に酔えるということでも人気を博しました。過剰に摂取すると幻覚や錯乱を引き起こし、その陶酔感を求めて中毒になる人も後を絶ちませんでした。

　中毒を起こす原因の1つが、ニガヨモギの主成分「ツジョン（ツヨン）」といわれてい

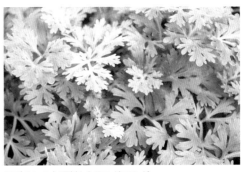

アブサンの主原料となるニガヨモギ

ます。ただ最近では、アブサン中毒者のこうした症状はツジョンだけによるものではなく、強すぎるアルコールの多量摂取や、他のハーブとの相乗作用もあると考えられています。

　ツジョンは、セージ、ヨモギ、ヤロウなどの精油やハーブにも含まれることがありますが、含有量はニガヨモギよりも少なく、それぞれの禁忌事項や注意事項を守れば活用することができます。

　ニガヨモギはもともと、胃腸薬、利尿薬、強壮剤、防虫剤などとして使われてきたハーブで、プリニウス（p.136）、ディオスコリデス（p.140）、アヴィセンナ（p.150）などが薬理作用を記しました。当時は煎じる、ブド

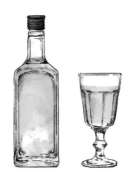

植物療法と物語

224

ウ酒で煮るなどの方法で利用され、18世紀には蒸留酒が作られるようになります。独特な香り、透き通ったエメラルドグリーンの色味、幻想の世界へと誘う刺激的な味などが芸術家たちを魅了し、多くの画家たちが作品のモチーフにしました。

マネとドガが描くアブサン

　エドゥアール・マネには、パリの人々をエスプリの効いた視点で描いた作品が多くありますが、《アブサンを飲む男》もその1枚です。マネは上流階級や知識人と交流しながら、パリの路上生活者にも関心を寄せており、ルーブル美術館の階段にいる物乞いに注目します。彼の酔っ払っている姿を気高いと感じたのです。そこで、この絵のモデルになるように頼んだといいます。

　一方でエドガー・ドガは、カフェ仲間の女優や芸術家をモデルにしたり、題材の写真を撮ってそれをもとに描いたりしていました。《アブサン》もこうした手法で描かれ、モデルとなった女優は一度もアブサンを飲んだことがないのに、長きにわたって中毒者だと誤解されてしまいました。

ロートレックとアブサンの今

　自らも重度のアブサン中毒であった、アンリ・ド・トゥールーズ＝ロートレックは、《カフェにおけるボワロー氏》をはじめ、アブサンをモチーフにした絵を何枚か描いています。ノブリンのカクテル通としても有名で、アブサンとコニャックを同量で混ぜたものを、『地震』と名付けて気に入っていたとか。

　他にもゴッホやピカソなど、多くの画家たちに描かれ、時には画家自身の人生まで狂わせたアブサン。20世紀初頭には、多くの国で製造禁止となります。しかし、1981年に世界保健機関（WHO）は、ツジョンの残存量が10ppm以下であれば承認するとし、その後スイスやフランスで、製造方法や原料を改良した製品が解禁となりました。美しいエメラルドグリーンのハーブ酒とともに、当時の芸術家気分を味わってみるのも良いかもしれません。

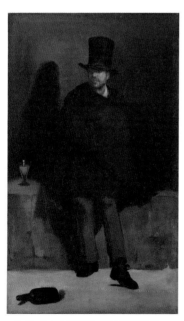

エドゥアール・マネ《アブサンを飲む男》1859年
Édouard Manet（1832-1883）：The Absinthe Drinker（1859）
Ny Carlsberg Glyptotek, Copenhagen　Painting / Oil on canvas /
height：1,805 mm（71.06 in）; width：1,056 mm（41.57 in）
Public domain, via Wikimedia Commons

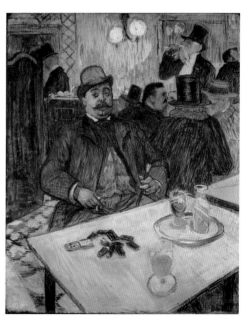

アンリ・ド・トゥールーズ＝ロートレック《カフェにおけるボワロー氏》
1893年
Henri de Toulouse-Lautrec（1864-1901）：Monsieur Boileau at the
Café（1893）　Cleveland Museum of Art　Drawing Public domain,
via Wikimedia Commons

生と死をつなぐ糸杉

キュパリッソスの化身

　神話・聖書・伝説などに数多く登場する糸杉。「サイプレス」とも呼ばれ、精油には森の香りを代表する成分の1つα‐ピネンが多く含まれ、香りを嗅ぐと森林浴気分を味わうことができます。古代ギリシャでは、空気を浄化し健やかな呼吸を促すために糸杉を燻して焚きました。

　糸杉の学名であるCupressusは、ギリシャ神話に登場し、芸術・医学・予言などを司る神アポロンに寵愛された美少年「キュパリッソス」（Cyparissus）に由来するといわれています。彼は、黄金の角を持つ鹿をとてもかわいがっていましたが、ある日、誤って自身の槍で死なせてしまいます。

　最愛の友達を殺してしまった彼は悲しみにくれ、自らも死んで永遠に喪に服したいと願いました。アポロンはやむなく願いを聞き入れ、彼を糸杉に変えたといいます。そのときアポロンは、「私はお前のことを永遠に嘆き悲しむだろう。そしてお前は、

他の者の死を嘆き悲しみ、その者たちの苦悩と身を1つにすれば良い」と伝えました。キュパリッソスの化身である糸杉はそれ以来、常に緑の葉をつけて、墓のかたわらに植えられるようになったといいます。

　この場面を描いた絵画は複数ありますが、アントニオ・テンペスタの作品はよく知られています。そこには、今まさに糸杉に変わりつつあるキュパリッソスとそれを見つめるアポロン、横たわる槍の刺さった鹿が描かれています。

　この神話がもとになり、糸杉は「死」や「悲しみ」を象徴する木となりました。しかし、死は一方で、「再生や復活」ととらえることもできるため、同時に「生命」「永続」「豊穣」のシンボルでもありました。

ベックリンの描く生と死の世界

　スイスの画家アルノルト・ベックリンは、《死の島》というタイトルで5枚の絵を描いており、すべてに糸杉が登場します。

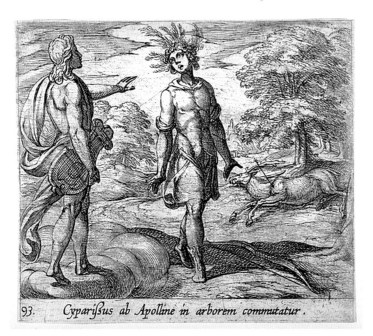

アントニオ・テンペスタ《アポロンによって樹木へと変えられるキュパリッソス》1606年
Antonio Tempesta（1555-1630）: Cyparissus ab Apolline in arborem commutator（1606）
Incisione / per le Metamorfosi di Ovidio edizione di Anversa, 1606.
Public domain, via Wikimedia Commons

切り立った岩で覆われた暗い島。島に近づく小舟に乗った人物が運んでいるのは、花で飾られた棺です。この船の着く防波堤のような場所の向こうは完全なる闇。目を凝らすと、闇は上に向かうにつれ、空へと向かって伸びる糸杉へとつながり、「死」と「悲しみ」を象徴しつつも、天へと死者の魂を運んでいくような厳かな空気を醸し出しています。

　ちなみに、5枚のうちの3作目は、ベックリンの大ファンであったアドルフ・ヒトラーが買い求め、かつて執務室に飾っていたといわれています。《死の島》は版画や絵葉書も発売され、ドイツでは「一家に1枚《死の島》」といわれるほどの人気だったそうです。暗く静謐な「死の世界」に、包み込むようにそびえる糸杉が象徴する「生の世界」が同居しているところも、多くの人の心をとらえたのかもしれません。

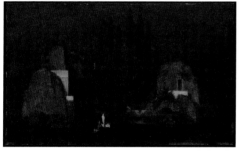

アルノルト・ベックリン《死の島》1880年
Arnold Böcklin（1827–1901）: Island of the Dead（1880）
Series title : Isle of the Dead　Metropolitan Museum of Art
Painting / European Paintings / Oil on panel / 29 x 48 in. (73.7 x
121.9 cm)　Place of creation : Switzerland　Credit line : Reisinger
Fund, 1926　Public domain, via Wikimedia Commons

ゴッホに寄り添う生命の木

　糸杉といえば、ゴッホをイメージする人も多いでしょう。彼は南フランスの町アルルで精神を患い、亡くなる前年の1889年にアルル近郊のサン＝レミ療養院に入ります。

　その時期から、今まであまりモチーフにしていなかった糸杉が頻繁に絵の中に登場するようになりました。弟のテオに送った手紙にはこう記しています。

「糸杉がぼくの頭を占め続けている。糸杉をひまわりの絵と同じように扱って描いてみたいのだ。なぜなら、驚くべきことに、まだ誰も糸杉を、ぼくが見るようなやり方で取り上げた者はいないからだ。」

『ゴッホの手紙　絵と魂の日記』（H・アンナ・スー編、千足伸行監訳、富田章、藤島美菜訳、西村書店、2012年、p.255より）

　かつては太陽の象徴であるひまわりを描いていたゴッホが、晩年になって糸杉を描くようになったのは、自らの「死」を意識していたからだという解釈もありますが、同時に「生」のエネルギーに満ち溢れた木であることも感じ取っていたことでしょう。糸杉の放つ、エネルギッシュな香りに包まれて筆を走らせる彼は、テオへの手紙にあるように、新しいモチーフに取り組む喜びや活力に溢れていたはずです。

　「清浄な香りを思い切り吸い込んで」

　「死を意識するからこそ、人生は輝き出す」糸杉から、メッセージが聞こえてきそうです。ゴッホも、そんな糸杉のそばで深呼吸をしていたのかもしれません。

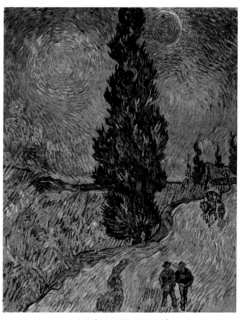

フィンセント・ファン・ゴッホ《糸杉と星の見える道》1890年
Vincent van Gogh : Road with Cypress and Star（12-15 May 1890）
Public domain, via Wikimedia Commons

『オデュッセイア』と魔除けの薬草

差し出される、魔法の酒

古代ギリシャの詩人ホメロスの作とされる『オデュッセイア』。トロイア戦争に勝利した英雄オデュッセウスが困難を乗り越えながら、10年もの歳月をかけて故郷に戻るという冒険談です。その中に、魔女キルケーが登場する場面があります。

幻の島にたどり着いたオデュッセウスは、部下たちに島を探索させました。すると、島の主であるキルケーは彼らを館へと招き入れ、魔法で豚に変えてしまいます。オデュッセウスは戻ってこない部下たちを探しに行きますが、途中で旅人の守護神であるヘルメスに出会い、魔除けの薬草を授かります。それを口にしたオデュッセウスはキルケーの待つ館へと向かい、彼女と対峙します。この一瞬を描いたのが、ジョン・ウィリアム・ウォーターハウスの《オデュッセウスに杯を差し出すキルケー》です。

冷ややかな表情でこちらを見つめるキルケー。片手にはなみなみと注がれた魔法の

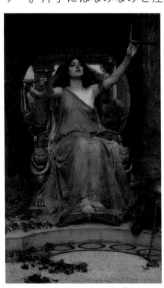

ジョン・ウィリアム・ウォーターハウス《オデュッセウスに杯を差し出すキルケー》1891年　John William Waterhouse (1849-1917) : Circe Offering the Cup to Odysseus (1891)　Gallery Oldham　Painting / Mythological painting / Oil and oil painting on canvas / Length : 92 cm (36.2 in) ; Height : 148 cm (58.2 in)　Public domain, via Wikimedia Commons

酒、片手には今すぐにでも振り下ろして動物の姿に変えようと魔法の杖が……。オデュッセウスは彼女の杯を飲み干しますが、魔除けの薬草のおかげで何事もなく剣を抜いて飛びかかります。はじめはキルケーを殺すつもりでしたが、彼女が部下の姿を元に戻し、もう魔法は使わないと誓うと、彼女を許すことにしました。

魔除けの薬草とその後の2人

気になるのは、魔除けの薬草とは一体何だったのかということです。『オデュッセイア』によると、「薬草はモーリュと呼ばれ、花は乳白色で根は漆黒、人間には掘り当てることが難しい」と書かれています。

現在までに、ヘンルーダ、ニンニクの一種、クリスマスローズ、マンドレイクなどが候補に上がっています。ヘンルーダやニンニクは、古くから香りによって悪疫から逃れられるとされてきました。また、クリスマスローズやマンドレイクは、解毒薬や麻酔薬として使われてきた歴史もあり、それぞれ魔除けにふさわしい植物といえますが、いまだに断定はされていません。

さて、オデュッセウスとキルケーのその後ですが、2人はすっかり惹かれ合い、彼はなんと1年間も彼女の館に滞在し、子どもも生まれたというのです。部下たちに諭されて、やっとのことで故郷へと戻ることにしたというのだから驚きです。

実は、彼女がオデュッセウスに差し出した杯は魔法の酒ではなく媚薬だったため、魔除けの薬草を使っても効果はなく、キルケーの計画通り彼は恋に落ちてしまったという考察もあります。杯の中身と魔除けの薬草は何だったのか。ぜひこの絵とともに、謎解きを楽しんでみてください。

絵画に描かれたポマンダー

病の予防も宝石とともに

　ポマンダー（香り玉）は、中世にたびたびヨーロッパを襲った疫病から身を守るために身につけられました。はじめはハーブ・樹脂・動物性香料などを練り合わせたものなどが主流でしたが、次第に高級なものも現れ、身分の高い人々は金・銀・象牙などで作られた豪華な容器に、ハーブやスパイスなどの香料をつめたものをつけるようになります。

　イタリアルネサンス芸術の最盛期に活躍した、ティツィアーノ・ヴェチェッリオが描いた《クラリッサ・ストロッツィの肖像》。高級感溢れるシルクのドレスと宝飾品を身につけた、まだ2歳ほどのクラリッサの腰から、ポマンダーが下げられています。宝石があしらわれたチェーンと、緻密な細工が施されたポマンダーは、メディチ家と並ぶほどの影響力を持ったストロッツィ家の身分の高さを象徴しています。

　一方で、メディチ家もポマンダーを持った肖像画を描かせています。イタリアの画家アーニョロ・ブロンズィーノによって描かれた、《ルクレツィア・ディ・コジモ・デ・メディチの肖像》です。ポマンダーには、大きなカラーストーンジュエリーとともにしずく型の真珠があしらわれており、黒のドレスとのコントラストが見事です。

　オランダの画家、ヤーコブ・コルネリスゾーン・ファン・オーストザーネンの描いた男性の肖像では、もう少しシンプルなポマンダーを見ることができます。彫り物は少なめですが、重厚感のある輝きからも素材の良さをうかがい知ることができます。

　そして、何といっても圧巻なのがエリザベス1世の肖像画におけるポマンダーです。彼女は香料好きで、非常に鋭い嗅覚と香り

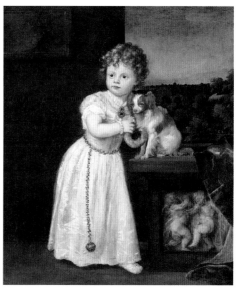

ティツィアーノ・ヴェチェッリオ《クラリッサ・ストロッツィの肖像》1542年
Titian (1490-1576) : Portrait of Clarissa Strozzi (1542)　English : Portrait of Clarissa Strozzi (Clarissa de' Medici) / Español: Retrato de Clarisa Strozzi
Gemäldegalerie　Painting / Portrait / Oil on canvas / Height: 115 cm (45.2 in) ; Width: 98 cm (38.5 in)　Public domain, via Wikimedia Commons

のセンスを持っていたといわれています。そのサイズや華やかな装飾も注目に値しますが、そこから漂う香りも非常に優雅で精妙だったに違いありません。

絵画でわかる、疫病の蔓延

　ここで紹介したポマンダーの絵画は、すべて1500年代に描かれたものですが、国はイタリア、オランダ、イギリスとまちまちです。周辺国の画家たちもポマンダーを持った肖像画を描いており、この時代にヨーロッパ全体で疫病の恐怖が蔓延していたことがよくわかります。

　身分の高い人々の持つポマンダーは、実用性だけではなく装飾品としての美しさも重視されましたが、絵画に登場することのない一般庶民たちは、手作りの簡単な香り玉を身につけ、ローズマリーやフェンネルなどのハーブをそのまま戸口にぶら下げて身を守りました。

映画を印象づけた植物

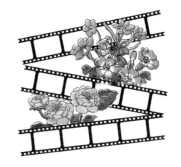

あるときは癒やしを与え、あるときは暮らしを助け、あるときは恐れをもたらす。
映画の中でも植物はさまざまな役割を果たしています。
ここでは、植物の存在が印象的な5つの作品を紹介します。

『ターシャ・テューダー　静かな水の物語』
（松谷光絵 監督、2017年、日本）

植物のようにたおやかな人

　アメリカを代表する絵本作家であり、自ら作り上げた美しい庭とともに暮らすターシャ・テューダー。彼女は4人の子育てを終えた後、バーモント州の山奥に移り住みました。そして92歳でこの世を去るまで、息子が建てた農家を模した家で、自然に寄り添いながら一人暮らしを続けたのです。

　この作品は、人生の豊かさを追求し続けた彼女のメッセージや、自給自足に近いライフスタイルを紹介するドキュメンタリーです。

　生命力に溢れ、まるで野原のように見えるターシャの庭ですが、実は彼女が時間をかけて、冒険心や忍耐力とともに丁寧に作り上げたもの。例えば、新しい植物は必ず3か所に植えて最もよく育つ場所を見極めたり、石灰の量を調整して土のpHを変えたり、球根や種を植える時期を吟味したり。

　90歳を過ぎても日々植物の本で学び、時期を過ぎて枯れた植物の草取りに励む彼女は、「植物が幸せに生きられる場所を用意することが、ガーデナーの役目」と言います。

　「スローライフの母」と呼ばれる彼女ですが、その生き方はとてもアグレッシブでし

た。美しい庭や丁寧に紡がれる暮らしは、彼女が強い意志によって手に入れたものであることが、言葉の端々から伝わってきます。

　映画の中で彼女は何度も「人生は短いのよ」「人生には忍耐力が必要」と言います。これは決してネガティブな意味ではなく、限られた人生を豊かに過ごすためには、心が求めることをあきらめずに積み重ねていくべきということを教えてくれています。

　ターシャ同様に強く美しくおおらかに生きる植物たちの姿と、彼女の人生哲学に触れることのできるこの映画は、心が迷子になってしまったときの栄養になってくれることでしょう。

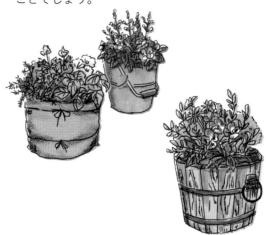

『パリの調香師　しあわせの香りを探して』
（グレゴリー・マーニュ 監督、2019年、フランス）

調香の極意は人生のヒントに

　かつては世界の名だたるトップメゾンから依頼が殺到し、香水業界で名をはせていた天才調香師のアンヌ。しかし、4年前に多忙と仕事のプレッシャーから嗅覚障害を患い、それまでの地位と名声を失ってしまいます。嗅覚が戻ったにもかかわらず、なめし革バッグの消臭や工場から出る排気の悪臭対策など、以前とは異なる仕事をしながらひっそりと暮らす彼女。ところがある日、同じく人生に挫折してしまった運転手のギヨームと出会い……。

　薄汚れたドライブインのトイレにあった石鹸の香りを嗅ぎ、幼少時のキャンプのことを思い出して顔がほころぶアンヌ。刈り取られた草の香りから、草刈りをしていた父の姿を思い出すギヨーム。香りの織りなす数々のエピソードによって2人の生い立ちの断片が見え、静かなトーンの映画ながら、香りの世界へどんどん引き込まれていきます。

　また、嗅ぎすぎて麻痺した鼻をリセットするために自分の衣類の香りを嗅いだり、香りをイメージや成分で言語化して相手に伝えたりと、精油をブレンドする際のヒントになりそうな場面も。アンヌは調香の極意として「嫌な香りは消すのではなく、他の香りと組み合わせて、安心感や愛着がわくように変化させるべき」と言います。

　これはアロマテラピーやハーブ療法で、作用は素晴らしいけれど香りが苦手という精油やハーブをブレンドするときにも役立てられそうです。そしてこの言葉は、「人生を豊かにする調合は一つじゃない」という映画のキャッチコピーとともに、生きていく上でのヒントになるかもしれません。

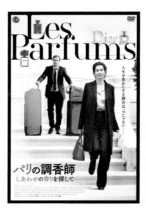

『パリの調香師 しあわせの香りを探して』DVD
© LES FILMS VELVET - FRANCE 3 CINÉMA
発売日：2021/10/6
価格：¥4,180（税込）
発売元：アット エンタテインメント
販売元：TCエンタテインメント

『マイ ビューティフル ガーデン』
（サイモン・アバウド 監督、2016年、イギリス）

庭づくりで開く、心の扉

　主人公のベラ・ブラウンは秩序を好み、食事の内容や時間、毎日の服や歯ブラシに至るまで自分で決めたルールを正確に守りながら暮らしています。しかし、アパートの庭だけは無秩序で荒れ放題になっていました。生後間もなく自然豊かな公園に捨てられた彼女は、そのトラウマから植物を恐れていたのです。

　ある日家主から、1か月以内に庭を美しく整えなければ退去させると通告されてしまいます。途方に暮れるベラを救ったのは、庭づくりをこよなく愛する、偏屈者の隣人アルフィーでした。初めはお互いを疎ましく思っていた2人ですが、庭の再生を通じてそれぞれが前向きな心を取り戻し、特別な関係を築いていきます。

ジキタリス、ダリア、サルビア、クレマチスなど、美しい花々が咲き誇る自らの庭にベラを呼び、庭づくりの秘訣を説明するアルフィー。「どのような色を組み合わせて深みと味わいを出し、季節の移ろいを楽しむか？庭づくりとは、美しい秩序を保った混沌の世界なんだ」

彼の庭は、自然の豊かさや生命力が感じられる緩急のあるデザインで、無造作の中に計算された美しさを調和させるセンスは、まさにイングリッシュガーデンのお手本そのもの。画面いっぱいに広がる色とりどりの草花たちを見ていると、自分も庭を一緒に歩き、香りや手触りを確かめながら案内してもらっているような感覚に陥ります。

また、アルフィーは、育てている植物にはそれぞれに思い出があり、その記憶は未来へとつながっていることも教えてくれます。見終わった後は心が晴れやかになり、庭仕事や土いじりをしてみたくなるはずです。

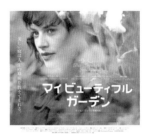
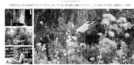

『マイビューティフルガーデン』
DVD
発売日：2018年11月7日
©This Beautiful Fantastic
UK Ltd 2016

『ローズマリーの赤ちゃん』
（ロマン・ポランスキー 監督、1968年、アメリカ）

奇妙な隣人との出会い

不吉な噂が絶えないニューヨークの古いアパートに越してきた、ローズマリー・ウッドハウスと売れない役者の夫ガイ。隣人のローマン・カスタベットとミニー夫妻は、親切ながらお節介な一面もあります。彼らの養女テレサは、異様な香りの薬草が入ったペンダントをお守りとしてつけていました。

ある晩テレサは、アパートから飛び降りて不審な死を遂げます。ローズマリーはカスタベット夫妻に少しずつ不信感を抱くようになりますが、ガイはなぜか親密なつきあいを始めることに。

ある日ミニーは、テレサがつけていたものと同じペンダントをローズマリーにプレゼントします。異様な香りの正体は「タニス草」という薬草だといいます。その日から、少しずつローズマリーとガイの身に不思議なことが起こり始めました。

やがて、ローズマリーは妊娠します。す

るとカスタベット夫妻は産科医を勝手に決め、タニス草を含む謎の薬草ドリンクを毎日飲ませるのでした。日が経つにつれ、腹痛が頻繁に起こるようになり、ローズマリーは心身ともにどんどん衰弱していくことに……。

原作小説や映画が作られた1960年代は、アメリカを中心に自然回帰運動が起こり、自然の恵みである薬草や、かつてその使い手だったとされる魔女への関心が再び高まっていました。こうした要素を巧みに織り交ぜ、ローズマリーの経験が現実なのか幻覚なのか最後までわからないまま、物語は進んでいきます。

謎の薬草「タニス草」とは？

タニス草とは、一体どのような薬草なのでしょう？魔除けになり、腹痛を引き起こし、心を病むまで追い詰める薬草とは？途中で「アニス草では？」と名前を確認する場面があるのですが、「いや、タニス草だ」と

ローマンは答えます。このことからも、古代エジプト時代から優れた薬理作用があることで知られる、アニスを意識していることがわかります。

プリニウス（p.136）は、アニスを就寝時に枕元に吊るすと悪夢を見なくなると『博物誌』の中で書いており、実際に強力な魔除けとして使われていました。また、分娩促進や母乳の出を良くする作用もあり、「母子の守護」を象徴するハーブでもあったそう。アニスと一文字違いのタニスになることで、「母子の守護」とは真逆の方向に進んでいく恐ろしさを感じます。さらにアニスには、「人を騙す」という花言葉もあります。カスタベット夫妻はローズマリーを騙して、母子を危険な目に遭わせようとしているのでしょうか？

また、主人公の名前でもあるローズマリーは、若さ、美しさ、幸福な結婚などを象徴する一方で、異教徒や悪徳のシンボルともいわれています。カスタベット夫妻は、ローズマリーをタニス草で自分たち好みに変え、思考を支配しようとしているのでしょうか？想像は膨らむばかりです。

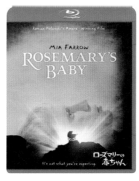

『ローズマリーの赤ちゃん』
リストア版 Blu-ray：¥2,075（税込）/ DVD：¥1,572（税込）
発売元：NBCユニバーサル・エンターテイメント
Copyright © 1968 Paramount Pictures Corporation and William Castle Enterprises, Inc. All Rights ReservedTM, ® & Copyright ©2013 by Paramount Pictures. All Rights Reserved.

『グッド・ハーブ』
（マリア・ノバロ 監督、2010年、メキシコ）

母と娘をつなぐ薬草

ダリアは、ラジオのパーソナリティを務めるシングルマザー。そして母のララは、メキシコでも有数のハーブ研究家。彼女は別れた夫とも娘のダリアとも適度な距離を保ち、植物の研究を続けていました。しかしある日、アルツハイマー型認知症と診断されます。自分が自分でなくなっていく恐怖と戦いながら、研究してきたハーブを自らに試すララと、葛藤の中で母を支え続けるダリアの姿が、静かに描かれます。

美しい色彩の映像の中には、歴史の刻まれた薬草標本の数々、ララの庭で育つメキシコ特有の草花など、普段あまり目にすることのできない植物の姿を見ることができます。エキゾチックなフォルムの植物たちが何度もアップで映し出され、親子のドラマと呼応して何かを訴えかけてくるようです。また、美しい薬草図鑑の絵と作用の一

文がそれぞれのシーンを象徴するように挿入され、ストーリーテラーのような役割を果たしています。

映し出される植物は花びらや葉の1枚1枚まで生命力に溢れ、少しずつ死へと向かっていくララとは対照的に見えます。しかし映像とともに流れる、虫や鳥の声、風や雨の音色、神秘的な民族音楽に包まれているうちに、生と死が渾然一体となった大自然のサイクルの中に引き込まれていくようです。

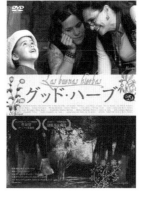

『グッド・ハーブ』DVD
発売日：2012年5月25日
価格：¥4,800（税抜）
発売・販売：TOブックス
©Action Inc.

音楽で存在感を放つ植物

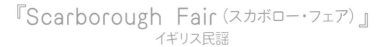

歌詞に植物が登場する楽曲は数多くあります。
植物の名前が人物の運命を示唆したり、
温かな思い出を表したりすることもあるでしょう。
ここでは、植物の存在が特に重要な意味を持つ5曲を紹介します。

『Scarborough Fair (スカボロー・フェア)』
イギリス民謡

4つのハーブが意味するもの

イギリスの伝統的な民謡で、映画『卒業』の挿入歌として世界的にヒットした、サイモン＆ガーファンクルによるアレンジバージョンが有名です。この曲は、歌詞の中で4つのハーブの名前が何度も繰り返されます。

Are you going to Scarborough Fair ?
(Parsley, sage, rosemary and thyme)
Remember me to one who lives there
She once was a true love of mine

スカボロー市場へ行くのかい？
(パセリ、セージ、ローズマリー、タイム)
そこに住むあの人によろしくと伝えて
かつて本当に愛したあの人に(著者訳)

スカボロー市場に向かう旅人に1人の男が声をかけ、そこに住んでいる昔の恋人に伝言をしてほしいと頼んだところ、旅人は「パセリ、セージ、ローズマリー、タイム……」とつぶやきます。2番以降は、具体的に彼女に伝えてほしい内容が続くのです

が、旅人はハーブの名前を繰り返すのみ。

歌詞の考察として、旅人に話しかけている男が実は魔物で、旅人は魔除けのために4つのハーブ名をつぶやいているとするものが多くあります。

この曲のルーツは、スコットランドのバラッド『The Elfin Knight (妖精の騎士)』だといわれています。イギリスの妖精伝説には、人を騙したり命を奪おうとしたりするものも多く、原曲のタイトルから「男＝妖精の騎士＝魔物」という解釈が生まれたようです。

4つのハーブは、それぞれ空気の清浄化や消臭の作用があり、古くから浄化や魔除けのために使われてきました。その名を呪文のように唱えることで、魔物から逃れようとしたわけです。

またこの曲を、亡くなった恋人を想う男性の「悲しい愛の歌」ととらえる説もあります。2番以降に出てくる彼女に伝えてほしいことは、いずれも無理難題ばかり。「縫い目も残さず針も使わずにシャツを作ってくれ」「1エーカーの広大な土地を見つけてくれ」「革製の鎌で作物の刈り入れをして

くれ」など。そして、その願いが叶ったら彼女は僕の恋人になるといいます。二度とこの世で恋人同士に戻れないことをわかった上で、あえて実現不可能な願いを旅人に託したのです。

たしかに、4つのハーブはいずれも「死」を連想させるエピソードがあります。ギリシャ神話によるとパセリは死の預言者アルケモロスの血から芽吹いたとされ、死を象徴する植物とされています。セージは神話の中で妖精として登場し、人間を愛すれば死んでしまうことを知りつつも、森へ狩猟にやってきた若き王子と恋に落ちて息絶えます。ローズマリーの香りは遺体を保存するのに役立つとされ、北イングランドなどでは葬儀の際に棺の上に投げられました。タイムは、古代ギリシャにおいて生贄を捧げるときに燃やされたといいます。また、この花の中には殺された者の魂が住むといわれ、死を予言する植物ともいわれました。

「死」を匂わせる4つのハーブの名前を繰り返すことで、2人の悲しい過去と男性の叶わぬ思いが表現されているのかもしれません。

『Lavender's Blue (ラベンダーズ・ブルー)』
イギリス民謡

シンデレラを思わせる花

ディズニー映画『シンデレラ』（2015年）の中で歌われ、注目を集めたイギリス民謡です。亡き実母が子守唄としてシンデレラに歌ったのが、この歌でした。

Lavender's blue, dilly, dilly
lavender's green,
When I am king, dilly, dilly
you shall be queen.
Lavender's green, dilly, dilly
lavender's blue,
If you love me, dilly, dilly
I will love you.

ブルーやグリーンのラベンダー
私が王様ならば　あなたは王妃
グリーンやブルーのラベンダー
私を愛してくれたなら　あなたを愛します
（著者訳）

将来のシンデレラの運命を示唆するような歌詞です。ガラスの靴の持ち主を探して、城の者たちが国中を奔走し、シンデレラと継母たちが住む家へもやってきます。継母たちはシンデレラを隠しますが、閉じ込めた屋根裏からこの曲を歌う彼女の歌声がかすかに聞こえ、それに気づいた王子は彼女と再会するという印象的な場面です。

ラベンダーは、ラテン語で「洗う」を意味する「lavo」や「lavare」が語源とされる、清らかさや純粋な心を象徴する花です。石の多い場所で根を張り、大雨の際に砂や土が流出するのを防ぐため、勤勉さや思いやりを表すともいわれています。まさに、シンデレラのキャラクターそのものです。

ラベンダー・アングスティフォリアの精油やハーブは、心を落ち着けて精神的な安定をもたらす助けとなります。ぜひ継母と義理の姉たちにも愛用してほしいものですね。

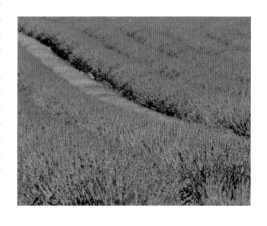

『Tangerine (タンジェリン)』
ジャズスタンダード

周囲を照らす太陽のような人

1941年に発表された楽曲で、ジャズのスタンダードとして、ナット・キング・コール、フランク・シナトラ、オスカー・ピーターソン、チェット・ベイカーなど、数々のアーティストに演奏されています。映画やドラマの挿入歌としても多数使われました。

Tangerine, she is all they claim
With her eyes of night
and lips as bright as flame
(中略)
And I've seen toasts to Tangerine
Raised in every bar across the Argentine

タンジェリン、彼女はみんなの羨望の的
夜のように深い瞳と
燃え上がるように明るく輝く唇
(中略)
そしてタンジェリンには誰もが祝杯をあげる
アルゼンチンのすべてのバーで(著者訳)

タンジェリンはマンダリンによく似た柑橘の名前で、アロマテラピー (p.26) の精油としても活用されています。この曲では女性の名前として描かれ、太陽の光を浴びてすくすく育つ、タンジェリンのような明るく美しい女性像が浮かんできます。精油もフレッシュな香りを放ち、不安や緊張を和らげて気持ちを落ち着かせてくれます。消化を助けたり、代謝をあげて活力をアップしたりする作用も。きっと歌の中のタンジェリンも、よく笑い、よく食べ、よく動く、魅力的な女性だったのではないでしょうか。

歌詞の中盤には、アルゼンチンすべてのバーでみんなが彼女に祝杯をあげるというくだりがありますが、アルゼンチンでは色鮮やかで果汁たっぷりのタンジェリンが収穫されるそう。作詞を手がけたジョニー・マーサーはそのあたりも意識したのかも……と、魅力あふれる楽曲を聴きながら想像は膨らむばかりです。

『La vie en rose (バラ色の人生)』
エディット・ピアフ

愛と美の花は人生を飾る

フランスのシャンソン歌手エディット・ピアフの代表曲。一度は聴いたことがある人も多いのではないでしょうか。

音楽の世界においてバラは、愛情や幸福が満ちている場面でよく登場します。逆に枯れたバラや散った花びらで、失恋や喪失を表すこともあります。

ギリシャ神話によると、愛と美の女神ア

フロディーテがキプロス島の海の泡から誕生したとき、大地の神がアフロディーテと同じくらい美しいものを創造できることを証明するために、バラの花を生み出したといわれています。そのため、バラはしばしばこの世で最も美しい花として描かれています。また、多くの権力者たちが高貴な香りに魅了され、豊かさの象徴ともなりました。

Quand il me prend dans ses bras
Il me parle tout bas
Je vois la vie en rose
Il me dit des mots d'amour
Des mots de tous les jours
Et ça me fait quelque chose

彼に抱きしめられ
ささやかれたら
私の人生はバラ色
彼が毎日ささやいた
愛の言葉が
私を満たしていく（著者訳）

現在の植物療法で用いられるローズの精油やハーブも、まさに美・愛・実りといったキーワードに当てはまる作用を持っています。ローズウォーター、ハーブティー、精油を希釈したオイルなどを美容やエイジングケアに役立て、芳香で幸福感や満足感を得ることができるのです。

　ぜひ香りに満たされながら、時代を超えて多くの人々にカバーされている名曲を聴いてみてください。

『Supermarket Flowers（スーパーマーケット・フラワーズ）』
エド・シーラン

温かな思い出を彩る景色

　世界的人気を誇るシンガーソングライター、エド・シーランが2017年に発表した曲です。自身の祖母が亡くなり、病室の片づけをしていたときのことを、彼の母目線で綴った歌詞だといいます。

I took the supermarket flowers from the windowsill
I threw the day old tea from the cup
Packed up the photo album Matthew had made
Memories of a life that's been loved

窓辺にあるスーパーで買った花を片付けて
昨日のお茶をカップから捨てる
マシューが作ったアルバムを荷物に詰める
愛された人生の思い出たち（著者訳）

　エドのレコーディング中に重い病気だった祖母が、アルバムができあがる頃に亡くなってしまい、この曲をトリビュートとして書いて、アルバム『÷（ディバイド）』に収録したそう。

　タイトルにもある「supermarket flowers」という歌詞は、出だしに1回登場するのみです。しかし、みんなに愛されたエドの祖母を、日常的に見舞う人たちがいたからこそ、豪華で特別な花ではなく、スーパーで買った花が窓辺に飾られていたのではと推測することもできます。

　具体的な花の名前が出てくるわけでもないのに、病室の光景や家族の日常が、メロディーとともに見えてくるようです。幾度となく飾られたスーパーの花々は、病室にいる彼女の心はもちろん、それを持ち寄った人々の心も癒やしていたのかもしれません。

237

マンガやアニメを盛り上げる植物

登場人物が薬屋だったり、薬草を使う魔法使いだったりと、
植物療法に触れるマンガやアニメも多くあります。
物語には実在する薬草とともに、架空の植物が登場することも。
ここでは、植物の存在も魅力的に描かれた作品を紹介します。

『ザッケン！』
(上村 奈帆／モノガタリラボ 原作、プクプク 漫画)

植物療法と物語

雑草は宝物

華やかで活気に満ちた高校1年の新生活。杉野ゆかりは周囲の雰囲気になじめず、夢中になるほど好きなこともまだ見つけられません。一方、ドクダミちゃんこと徳田みみは、入学初日から校内に生えている雑草をキラキラした目で見つめ、宝物のように愛でています。そして彼女は、消滅寸前の「雑草研究部＝ザッケン」を復活させるために動き出すのでした。みみの激しすぎる雑草愛に最初はとまどいつつも、少しずつ雑草の世界に惹かれていくゆかり。両極端の2人とザッケンの行末はいかに……？

思い出を彩る身近な植物

各話1つの雑草をテーマに、特徴、作用、レシピなどが詳しく紹介されます。また、その植物に関連した人間ドラマなども丁寧に描かれています。読んでいると、私たちが植物を必要とする理由は実用性だけでないことに気づかされるでしょう。

例えば春の七草に欠かせないナズナは、利尿、解熱、止血などの作用がありますが、

それとともにハート形の実の部分を下に引っ張って伸ばし、指で左右に回すとパチパチと軽やかな音を楽しむことができます。子どもの頃に、遊んでみたことがある方も多いのではないでしょうか。

他にも松ぼっくりやドングリを拾って部屋に飾ったり、ススキをほうきに見立てて魔法使いごっこをしたり、私たちは身近な植物からたくさんの癒やしや楽しみをもらっているのだなと実感します。こうして植物に触れて遊ぶことや、大人になりそれを思い出して心が温かくなることも、ある種の植物療法といえるのかもしれません。

みみは、道端でいつも目にしていた草花にもさまざまな作用や思い出があり、少し目線を変えるだけで、目の前に広がる世界が美しく楽しいものになることを教えてくれます。

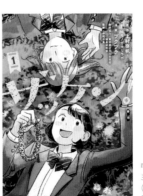

『ザッケン！（裏少年サンデーコミックス）』
(原作:上村 奈帆／モノガタリラボ、漫画:プクプク)

『薬屋のひとりごと』
（日向夏 原作、ねこクラゲ 作画、七緒一綺 構成、しのとうこ キャラクター原案、スクウェア・エニックス）

後宮の麗しくも謎めいた物語

主人公の猫猫は医師である養父を手伝い、花街で薬師として働いていました。ある日、薬草を摘んでいるところを誘拐されてしまいます。行き先は、上級妃が暮らし、彼女たちに仕えるさまざまな身分の人が出入りする「後宮」でした。

そこは帝の跡継ぎを産み育てるための場所でもあり、皇位継承や階級争いなど、人々の思惑が交錯しています。下女として働き始めた猫猫は、皇子の衰弱事件や連続する不審死の謎を薬学の知識を使って解いていくのでした。

やがて彼女は、宦官である壬氏に一目置かれるように。好奇心旺盛でマイペース、驚くほどの薬の知識と毒への耐性を持つ猫猫と、美形でミステリアスながらどこか愛嬌のある壬氏。やがて2人は、国を揺るがすほどの大きな事件に巻き込まれていくのでした。

魅力を増すための植物療法

後宮内では、生姜と蜜柑の飴を作って身体を温めたり、ヨモギや松の青葉を燻して蚊よけをしたりと、日常生活の中で植物を活用する場面が登場します。また、植物由来の化粧品や香油などが出てくるシーンも印象的です。

例えば、現在のマニキュアにあたる「爪紅」も、植物から作られていました。ホウセンカの花びらをすり潰した液体で爪がうっすらと赤く染まり、さらにカタバミの葉の液体も加えるとより鮮やかな赤になるといいます。上級妃や侍女たちの間で大流行している様子が出てきますが、たしかに試してみたくなります。

また、交易品の香油が人気になると、洗い場で香油まみれの衣装を洗う際に香りが混ざり合い、侍女たちが困惑している様子も描かれます。女性が集う後宮では、魅力を増すための植物療法も注目されるのです。

毒にも薬にもなる植物

一方で、後宮内で起こる数々の事件は植物由来の毒物が原因になることも。しかし、その多くは、使う人の体質、容量、組み合わせの禁忌などを無視して使用されたことで毒になってしまったもので、普段は薬や食品として使われているものです。猫猫が壬氏に伝える「毒もまた少量では薬です」という言葉は、パラケルスス（p.158）の言葉「あらゆるものには毒性がある。毒か薬かを区別するのは、用量だけなのだ」とそのまま重なります。これは、私たちが精油、ハーブ、エッセンスなどを扱うときの心構えにもなるでしょう。

小説、マンガ、アニメとメディアや年代を超えて大人気の作品は、一度読み始めると複雑な人間関係が絡み合うストーリーから目が離せなくなります。そして、毒にも薬にもなる植物が今後どのように使われ、新たなドラマを生み出していくのかも注目です。

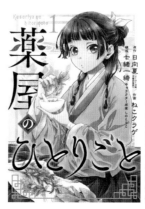

『薬屋のひとりごと（ビッグガンガンコミックス）』（日向夏 原作、ねこクラゲ 作画、七緒一綺 構成、しのとうこ キャラクター原案、スクウェア・エニックス）
©2023 Natsu Hyuuga/Imagica Infos Co.,Ltd.
©Nekokurage/SQUARE ENIX
©Itsuki Nanao/SQUARE ENIX

『ちちこぐさ』（田川ミ 著）

父子2人の薬売り行脚

薬売りの行商をするトラ吉。最愛の妻シオリを突然亡くし、現実を受け入れることができない彼は、幼い息子シロウを実姉に任せたまま1人行商の旅に出ます。2年後に戻ってきたトラ吉は、唯一の息子まで手放してはいけないという思いに駆られて突発的にシロウを連れ出し、それ以降親子2人で薬売り行脚を続けるのでした。

シロウは泣き虫で人見知りですが、幼いながら父親譲りの薬草の知識を持ち、大人たちを驚かすこともしばしばです。旅先では冷たくあしらわれたり、粗暴な言葉を放たれたりすることもありますが、素直で無邪気なシロウと不器用ながらも誠実なトラ吉の生き方は、周囲の人々の心をほぐしていきます。

薬草の深い知識を持つ「薬売り」という仕事

「富山の売薬」をモデルにしたという、物語中の「薬売り」という職業。江戸時代から本格化した富山の売薬は巡回訪問の薬売りで、今でいう訪問看護の先駆けともいえるかもしれません。

彼らは、長年にわたって信頼を築いてきた顧客の家族構成・持病・常備薬などを「懸場帳」という帳簿に詳細に記しています。物語にもこの話題は出てきますが、薬売りは定期的に顧客の元を訪れ、今でいうデータベースにあたる懸場帳の情報をもとに薬を出し、健康管理や病気の治療に役立てるのです。

トラ吉の薬売り仲間や親方たちは一癖も二癖もある人ばかりですが、それぞれが相手を思いやる優しさと薬草に対する深い知識を持っており、顧客たちが彼らの来訪を楽しみに待っているのも頷けます。実際に、こうした薬売りが来るのを待ちわびていた人々は多かったことでしょう。

健康を支える植物たち

物語の中には、今でも生薬・ハーブ・精油などとして活躍している植物が数多く登場し、作用や特徴がわかりやすく紹介されています。

例えば、食が細くなってしまった老人に健胃薬として桂皮（シナモン）や丁子（クローブ）を調合し、香りによって食欲増進を促したり、心を閉ざしてしまったシオリの母に、リラックスの作用を持つカミツレ（カモミール）のお茶を出したり。

他にも、風邪をこじらせたトラ吉に、咳止めの作用があるナンテンをシロウが採ってくる場面や、月桂樹（ローレル）の葉を風呂に入れて、風邪予防や関節痛に役立てる場面など、人々の健康に役立つさまざまな植物が描かれます。

誰でも知っているような草花にも多くの人々を救ってきた歴史があり、意外な作用を持つものもあります。読んでいるうちに、普段私たちが身近に感じている植物を、新たな視点で観察したくなるかもしれません。

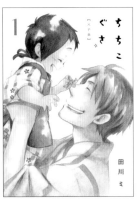

『ちちこぐさ』全8巻
（田川ミ著、マッグガーデン）
©田川ミ/マッグガーデン

『0の奏香師』(由貴香織里 著)

香りにまつわる数々の事件

　あらゆる香りを記憶し、さまざまなブレンドで理想の香水を創り出す、天才調香師・奏(かなで)。彼はいとこであるフランス人のアナイスとともに、「香り」が残す手がかりを頼りに、顧客の失踪や「死の香水」の謎など、さまざまな事件を解決していきます。

　「マスキング」「プルースト効果」など、香りにまつわる特性を利用した事件の数々を彼らと解き明かしていくうちに、自然と調香やアロマテラピーの知識も得られそうです。

　一見クールに見える奏ですが、調香に対する思いは非常に熱く、「調香には想像力と心が必要だ」「人を幸せで包むために香水を創りたい」と語り、自分のことは調香師ではなく「創香師(そうこうし)」だといいます。

　香りは、私たちの感情を直接的かつ強く揺さぶるもの。精油やハーブのブレンドでも、作用とともに自分自身を幸せにする香りを追求したいものですね。

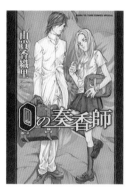

『0の奏香師〈花とゆめCOMICS〉』
(由貴香織里 著、白泉社、2006)

『ぴりふわつーん』(青木幸子 著)

人生に少しだけスパイスを

　主人公の柚子原香(ゆずはらかおり)は、幼い頃から父の仕事で世界中を回り、その国ならではの料理の香りに魅了されてきました。現在は香辛料を扱う会社に勤めながら、日々ハーブやスパイスの世界を探究しています。ある日ひょんなことから、人気レストラン「芳賀亭(はがてい)」の入った大きな屋敷の管理と飼いネコの世話を頼まれることになりました。

　「スパイスの魔術師」を自称する香は、芳賀亭に訪れる人々、従業員、会社の仲間たちなどに、嗅覚や味覚を刺激する一手間加えた料理をふるまいます。そして、ほんの少しのスパイスを加えるように、彼らの悩みに一石を投じて解決していきます。

　作品で紹介されるレシピは、どれもハーブとスパイスの使い方が巧みで、食べ慣れた料理が少しの工夫で素敵に変身するのを楽しむことができます。取り上げるのは、柚子、ローズマリー、八角(スターアニス)、オレガノ、山椒など簡単に手に入れられるものばかり。特別な日の手の込んだレシピとともに、お手軽レシピも紹介されています。日々の食事にハーブやスパイスを取り入れることで、楽しく健康管理や病気の予防をすることができます。嗅覚や味覚が刺激される物語とともに、ぜひ香り豊かな料理を楽しんでみてください。

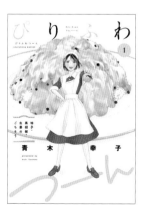

『ぴりふわつーん
〈芳文社コミックス〉』全4巻
(青木幸子 著、芳文社)

絵本や児童書に優しさを添える植物

子どもから大人まで、感性を刺激してくれる絵本や児童書。
ハーブ、精油、季節の花々や草木を楽しむことができる名作とともに、
生き生きと描かれた植物の世界を旅してみましょう。

『ピーターラビット』絵本シリーズ
（ビアトリクス・ポター 著）

ハーブとともにある暮らし

『ピーターラビットのおはなし』と、その続編ともいえる『ベンジャミン・バニーのおはなし』では、ピーター一家のハーブとともにある暮らしが描かれています。

ピーターのお母さんは、4匹の子ウサギを1人で育てています。お父さんは、近所にあるマクレガーさんの畑で事故に遭い、なんと肉のパイにされてしまったのです。それ以降お母さんは、ウサギの毛の手袋を編んだり、ハーブの薬やローズマリー茶、「うさぎたばこ」と呼ばれる乾燥させたラベンダーを売ったりして生計を立てています。

ある日、いたずらっ子のピーターは、お母さんから絶対に行ってはだめといわれたマクレガーさんの農家にもぐり込むと、片っ端から野菜を食べてしまいました。食べ過ぎて胸やけがしたので、ピーターはパセリを探しに行くことにします。おそらく、お母さんから教えられたハーブの知識を活かして、消化促進作用のあるパセリを選んだのでしょう。しかしそこでマクレガーさんに見つかってしまい、大変なことに！

逃げ帰ってきたピーターは、疲れ果ててお腹の調子も良くありません。お母さんはそんなピーターに、カモミールティーを作ってあげました。カモミール（カモマイル）には胃腸の調子を整え、リラックスや安眠を助けてくれる作用があります。体調が回復したピーターは、またすぐにいとこのベンジャミンとともに、マクレガーさんの畑に行ってしまうのですが……。

ハーブたっぷりの料理たち

絵本シリーズの『まちねずみジョニーのおはなし』では、ハーブのプディングが登場します。にぎやかな町で暮らすネズミのジョニーは、ある日、田舎からたどりついたティミーというネズミと出会います。ジョニーと仲間たちは、ティミーを丁寧にもてなしますが、町の暮らしになじめない彼は、馬車に乗って家へと帰っ

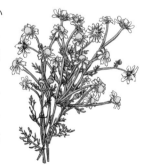

ていきました。田舎に戻ったティミーは、すみれの花や春の草の香りを嗅いだり、太陽の光で毛を温めたりしてのんびりと過ごします。

ある日ジョニーが、ティミーの住む田舎へとやってきました。するとティミーは歓迎のしるしに、春のハーブを集めたプディングをふるまったのです。結局ジョニーは田舎の静けさになじめず、すぐに町へと帰っていくのでした。物語の最後には「好きな場所はそれぞれだけれど、私はティミーと同じく田舎暮らしが好きです」と、作者の言葉が書かれています。

また、『あひるのジマイマのおはなし』でも、料理に使うためのハーブが登場します。ジマイマは卵をかえすのが下手なアヒルで、産んだ卵をいつも農場の人に持って行かれてしまいます。そこでジマイマは、農場から離れたところで卵を産もうと決心し、家を飛び出します。ジマイマの前に現れたキツネの紳士は、親切にも産む場所を提供してくれることに。

ある日キツネの紳士は、おいしいオムレツをごちそうしたいので、セージ、タイム、ミント、パセリを農場から摘んできてほしいと言います。ジマイマは言われたとおりに、農場を歩き回りながらハーブを摘み取りました。でもそれは、キツネがジマイマ

の丸焼きを食べるためのハーブだったのです。紳士気取りなだけあって、キツネの求めるハーブ料理は確かにおいしそうです。

他にも『ジンジャーとピクルスのおはなし』では、ネコのジンジャーとイヌのピクルスが営むお店の人気商品がハッカドロップだったりと、シリーズ中にはさまざまなハーブが登場するのです。

ピーターたちに会える場所

世界中で愛され続けている、ピーターラビットの絵本シリーズ。作者のビアトリクス・ポターは、子どもの頃からスコットランドやイングランドの湖水地方で、豊かな自然や動物たちとふれあいながら過ごしました。絵本の中にも、ウサギ、ネズミ、ネコ、アヒルなどの動物とともに、たくさんの植物が登場します。

草花の香りが漂ってくるような風景や、動物たちののどかな暮らしを見ていると、湖水地方を旅したくなります。ビアトリクスは、39歳の頃にロンドンから湖水地方に移り住み、晩年は農業や牧羊、自然保護活動などに励みました。死後、広大な土地は景観保護団体に遺贈されたため、現在もそのままの姿で保存されています。もしかしたら、わんぱくなピーターたちが走り回っている姿を、目にすることができるかもしれません。

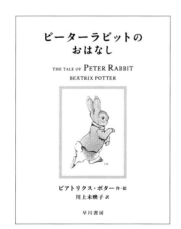

『ピーターラビットのおはなし』(ビアトリクス・ポター作・絵、川上未映子訳、早川書房、2022)

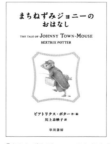 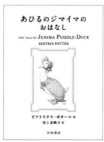 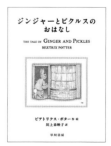

『まちねずみジョニーのおはなし』『あひるのジマイマのおはなし』『ジンジャーとピクルスのおはなし』(いずれもビアトリクス・ポター作・絵、川上未映子訳、早川書房、2023)

『時の旅人』（アリソン・アトリー 著）

2つの時代を行き来する少女

　病気がちで想像力豊かな少女ペネロピーは、静養のためロンドンを離れ、農場を営む親戚の家に預けられることになりました。そこは昔、荘園領主バビントン家のお屋敷だったところで「サッカーズ」と呼ばれていました。何百年もの時を重ねてきた家には、歴史とともに、そこに暮らしていた人々の息吹や香りなどが刻み込まれています。

　ある日彼女は、屋敷内で古風なドレス姿の貴婦人に出くわします。それ以降、ペネロピーは自分の意思とは関係なく、20世紀と16世紀の2つの時代を行き来するようになるのでした。16世紀のバビントン家の人々が今後遭遇する、悲劇的な出来事を知っている彼女は、どうにかしてその未来を変えたいと願うのですが……。

時の架け橋となるハーブ

　この物語では、16世紀から20世紀まで変わることのない、美しい自然と香り高いハーブに囲まれた暮らしが描かれています。興味深いのは、2つの時代でハーブの使い方に違いが見られるということです。

　16世紀の場面では、疫病予防・清掃・浄化のためのハーブ使用が多く見られます。例えば、屋敷の床や教会の座席に、摘みたてのローズマリー、月桂樹（ローレル）、ナツシロギク、イグサなどを撒く場面が何度か登場します。この時代は、香りの良いハーブや花を定期的に撒き、疫病の蔓延防止や消臭を行う「ストローイング・ハーブス」が習慣化されていたのです。他にも、ラベンダー、カモミール（カモマイル）、レモンバーム、セージ、ミントなどもよく使われたといいます。

　また、領主の奥方は首にかけた金の鎖に「におい玉（ポマンダー）」を下げ、部屋中に良い香りが漂っていたとも書かれています。当時、上流階級の人々は、金・銀・象牙などで作られた豪華な容器にハーブやスパイスなどを詰め、疫病の予防をしていました。

　一方で20世紀の場面では、シーツやリネンにラベンダーの香りをつける、ジャムやチャツネのために果実やハーブを活用する、上等なワインの中にハーブを入れるなど、はるか昔から行われていたハーブ療法の中でも、暮らしを豊かにするための活用法が多く記されています。病と闘うために植物療法が必須であった16世紀と、化学合成薬などをはじめとしたさまざまな選択肢も現れた20世紀の、大きな違いなのかもしれません。

　しかし、天井のあちこちにぶら下げてあるハーブの束、ハーブやスパイス入りの料理や飲み物、生垣の野バラ、小道のラベンダーなどは何代にもわたってサッカーズの人々を守り続け、どちらの時代においてもペネロピーを安心させるのでした。

　過去と現在をつなぐものとして美しく描かれるハーブ。それはいつでも人々を支え、元気づける存在であったのです。

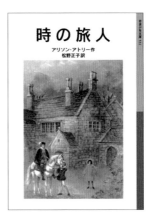

『時の旅人』
（岩波少年文庫）
（アリソン・アトリー著、松野正子訳、岩波書店、2000）

『ノーム 不思議な小人たち』
（ヴィル・ヒュイゲン／リーン・ポールトフリート 著）

健康的なノームの暮らし

ヨーロッパを中心に、北米やロシアにも生息しているという不思議な小人「ノーム」。著者の2人が実際にノームの国へ出かけ、20年間も観察をしたという設定で書かれたこの本は、世界で唯一のノーム研究書なのです。味わい深い絵とともに、彼らの特徴、暮らし、文化、哲学などがつぶさに紹介されていて、読んでいると現実なのか空想なのかわからなくなってしまうほど。前書きには、この本のおかげでノームを見つけ出そうと夢中になる人たちの数はどんどん増え、今ではバードウォッチングに迫る勢いだとあり、なんだか微笑ましい気持ちになってしまいます。

ノームは自然豊かな場所に暮らし、さまざまな動物や植物と共存して生きています。平均寿命が約400歳の彼らは、病気や怪我の予防や治療に多くのハーブを活用します。高血圧にはペンペン草（ナズナ）、リウマチにはアルニカやイラクサ（ネトル）、不眠症にはカミツレ（カモミール）、神経症にはオトギリ草（セントジョンズワート）、胃腸のガスにはウイキョウ（フェンネル）、骨折にはコンフリー。

食事もとても健康的で、朝食はハッカ茶、野バラ茶、リンデン茶、ジャスミン茶のどれかを飲み、卵、キノコ、フルーツジャム、スパイス入りケーキなどを食べます。お弁当は草の種子を粉にしたビスケット、帰宅後はクルミやブナの実、エンドウ豆やインゲン豆、さまざまな野菜や果物、キイチゴ酒やハチミツを発酵させたものなど盛りだくさんです。

妻はこうした食事の支度をし、夫は日によって違う仕事をします。あるときは薬草畑で種まきや刈り込みをしたり、あるときは野イチゴを摘んだり、焚き木を集めにい

くことも。いずれにしても、彼らの暮らしは常に植物とともにあるのです。

ユーモアと調和の精神を

ページをめくるたびに、自然体で生きる彼らの、知性とユーモアにあふれる暮らしを垣間見ることができます。また、嗅覚、筋肉組織、老化についてなど、生理機能に関する記述も妙にリアルで、いつか森林で出くわすことができるかも？と、つい期待感が高まってしまうのです。

最後の数ページには、「本能と知性」「自然界と人間界」の調和が大切であることなど、ノームから私たちへのメッセージが、優しく温かな言葉で書かれています。

> 「自然に誠実であれば、自然は、ありのままの姿を見せてくれるのですよ。」
>
> 『ノーム 不思議な小人たち 愛蔵版』（ヴィル・ヒュイゲン、リーン・ポールトフリート著、遠藤周作監訳、山崎陽子、寺地五一／柴田里芽翻訳、グラフィック社、2013年、P.210より）

ユーモラスで好奇心旺盛、あらゆるものと調和しながら賢く生きる彼らは、私たちに多くのことを教えてくれます。忙しい日々に疲れてしまったときは、一度立ち止まって本能のまま「ノーム的生活」を楽しんでみるのも良いかもしれません。

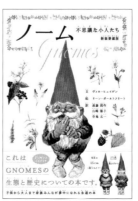

『ノーム 不思議な小人たち 新装愛蔵版』（ヴィル・ヒュイゲン、リーン・ポールトフリート著、遠藤周作、山崎陽子、寺地五一／柴田里芽訳、グラフィック社、2017）

『赤毛のアン』
（ルーシー・モード・モンゴメリー 著）

アンの暮らす自然豊かな地

プリンスエドワード島の村、アボンリー。60歳になるマシューと妹のマリラは、畑仕事を手伝ってくれる男の子を孤児院から養子に迎えるつもりでした。ところが、実際にやってきたのは、空想好きな赤毛の女の子アン・シャーリー。初めはアンを孤児院へ戻そうとしたマリラたちでしたが、明るくおしゃべりなアンとその生い立ちに心を動かされ、彼女を引き取ることにしました。

ある日アンは、近所に住む同い年のダイアナの家へマリラとともに出かけます。彼女の家の庭は大きな木々が取り巻き、花々が咲き乱れていました。

アンとダイアナが初めて会う場面では、オニユリ、シャクヤク、スイセン、バラ、ラン、ニガヨモギ、ハッカ（ミント）、クローバーなど、たくさんの植物が登場し、2人の出会いを祝福しているようです。この庭で、アンとダイアナはすぐに意気投合し、生涯にわたる親友となるのでした。

植物が見せる、四季折々の顔

物語ではアンが11歳から16歳になるまでの5年間が描かれますが、四季折々の植物の変化で時の流れを美しく表現しています。春はスイセン、メイフラワー、スミレ、サクラ、プラムやリンゴの花々、夏はシラカバの若木、スターフラワー、スズラン、秋は黄金色のシラカバ、真っ赤なカエデ、赤くて甘いリンゴの果実、冬は霜で真っ白な楓、黒々としたトウヒの森、真珠色に浮かび上がるシラカバ。数え切れないほどたくさんの植物が登場するのです。

そして、いつも窓際に置いてあるアップルゼラニウムには「ボニー」、白い花をつけ

るリンゴの並木道には「喜びの白い道」、サクラの木には「雪の女王」と名づけるなど、アンの独創的な表現によって、植物の息吹を感じることができます。

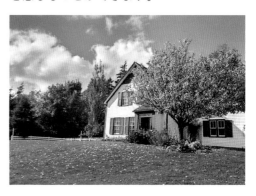

喜びとともに、悲しみや怒りを感じるセンサーの感度も人一倍鋭いアン。でも彼女はそれをいつも、周囲の人々の優しさとともに植物の力によっても乗り越えていきます。コンプレックスの赤毛をクラスメイトに馬鹿にされて怒りを爆発させた後も、ランの花冠を作って頭に載せ、森の中を歩き回ることで気分転換をします。愛する家族を失い、悲しみに暮れたときでさえも、花々や芽吹く草木が癒やしや笑顔をもたらしてくれました。

「今、この瞬間」を精一杯生きるアンと植物たちの姿は、私たちにも人生の喜びを教えてくれることでしょう。

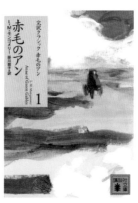

『赤毛のアン』（講談社文庫）
（ルーシー・モード・モンゴメリー著、掛川恭子訳、講談社、2005年）

『魔法の庭ものがたり』シリーズ
（あんびるやすこ 著）

ハーブ魔女トパーズの家

　人間の女の子ジャレットは、ある日ひょんなことからハーブ魔女トパーズの遺産を相続する権利を得ます。その遺産とは、トパーズの屋敷「トパーズ荘」、屋敷の前に広がるハーブガーデン「魔法の庭」、トパーズが書き残したハーブ薬の「レシピブック」の3つでした。相続の条件はトパーズ荘に住み、かつトパーズ荘という「家」から気に入られること。与えられた試験期間は1週間です。ジャレットはたくさんの失敗をしながらも、遺産管理人ガーディーの「相手の気持ちになって考えてみることです」という言葉を胸に、家を掃除したり、魔法の庭の手入れをしたりしました。

　最終日の夜、ジャレットには2つの気がかりがありました。1つは、魔法の庭に捨てられていた子ネコたちが、なかなか目を開けてくれないこと。そしてもう1つは、厳しくも優しいガーディーに、お礼をきちんと伝えたいということです。

　そこで彼女は、トパーズのレシピブックを手がかりに、まずはネコたちのためにルリハコベとチャービルのハーブ水を作り、目を拭いてあげました。すると、6匹の子ネコが次々と目を開いたのです。次に彼女は、火傷の古傷が痛むガーディーのために、ティートゥリーの精油と蜜蝋を混ぜた軟膏を作りました。翌朝ガーディーは、ジャレットが心をこめて作った軟膏の瓶を抱きしめて喜びました。そしてこう伝えたのです。「おめでとう！トパーズ荘はあなたのものです」

　こうしてジャレットは、トパーズ荘でハーブの薬屋さんとして、さまざまな人や動物たちの相談を受けることになるのでした。

想いの伝わる植物療法

　ジャレットがトパーズ荘に受け入れられた理由は、レシピブックにありました。この本は、「誰かの役に立ちたい」と心から願ったときにだけ必要なレシピを教えてくれます。魔法が使えないジャレットだからこそ、懸命に困っている人々や動物に向き合い、試行錯誤しながらも心をこめてアドバイスし、それぞれに合わせたハーブや精油のレシピを作ることができる。そのことを、トパーズ荘とレシピブックが認めたのです。

　20巻以上続く『魔法の庭ものがたり』シリーズの中には、ハーブや精油を使った多くのレシピが登場します。それとともに、ハーブにはそれぞれ決まった作用がありつつ、その人の思い出や気持ちによって、「特別なききめ」があらわれる場合があることや、精油やハーブを差し出すだけでなく、そばにいて話を聞くのも大事な時間であることなどが記されています。実用的なレシピだけでなく、使用するときの「想い」も重視しているのです。植物療法を行う上で忘れてはいけない大切なものを、この物語は思い出させてくれます。

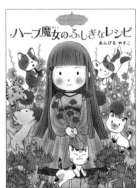

魔法の庭ものがたり1
『ハーブ魔女のふしぎなレシピ』
（あんびるやすこ著、ポプラ社）

グリム童話で活躍する植物

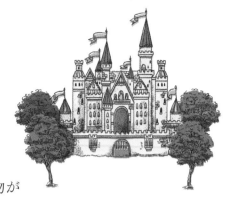

グリム童話には、人々の暮らしに寄り添う植物が
たくさん描かれています。200以上ある物語の中から、
特に植物療法としての考察も楽しい4話を取り上げます。

『マレーン姫』とセイヨウイラクサ〈ネトル〉

幽閉された姫と侍女

　愛する王子のために父のすすめる縁談を
断ったことで父の怒りを買い、真っ暗な塔
の中に幽閉されたマレーン姫。7年後、一
緒に閉じ込められた侍女とともにパン切り
ナイフで壁に穴を開けてようやく脱出しま
す。しかし、その間に父の王国は滅び、町
や村も焼け野原になり、住人も1人残らず
殺されてしまいました。マレーン姫と侍女
は、食料と寝床を求めて放浪しますが、ど
こに行っても冷たく断られたため、2人は
道端のイラクサで飢えをしのぎます。

幸せを運ぶイラクサ

　セイヨウイラクサはヨーロッパで至ると
ころに生えている身近なハーブですが、葉
や茎はびっしりとトゲのような刺毛で覆わ
れています。しかも、刺毛には皮膚に炎症
を起こす、ヒスタミンやアセチルコリンな
どが含まれているため、刺さったときの痛
みはかなりのものです。彼女たちはこれを
素手で摘み取り、生のままで食べていたの

ですから、空腹感はかなりのものだったの
でしょう。幸いなことに、イラクサは栄養
分が豊富で、カルシウム、カリウム、鉄、
ビタミンなどを含んでいます。また、薬理
作用の非常に強いハーブでもあり、現在で
もハーブティーやスープなどで、貧血の予
防や疲労回復、体内の老廃物を排出する利
尿や解毒、アレルギーのケアなどに役立て
られています。

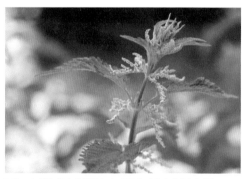

マレーン姫と侍女を助けたセイヨウイラクサ（ネトル）

　マレーン姫と侍女は放浪後に、宮殿で下
働きの職にありつきます。さすらった果て
に、激務に耐えるには体力が必要ですが、
これが可能だったのは、イラクサの持つ豊
富な栄養分のおかげなのかもしれません。

2人が働く宮殿のある国は、偶然にもかつてマレーン姫と恋人同士だった王子の国でした。王子には既に決められた婚約者がいましたが、外見も心も醜い女性でした。結婚式で顔をさらして笑いものになることを恐れた婚約者は、下女であるマレーン姫に自分の代わりに花嫁として式に出るように命じます。マレーン姫は断りましたが、承諾しないと命はないといわれ、仕方なく引き受けることにしたのです。こうして王子と再会した彼女は、最終的に結ばれて幸せに暮らします。

物語の途中には、イラクサに語りかけるフレーズが出てきます。

「いらくさや、
小さいしげみのいらくさや、
どうしてひとりで立ってるの？
ふたりは古い知りあいね、
煮たり焼いたりしないまま、
おまえを食べたこともある」
『完訳グリム童話集 7』（ヤーコップ・グリム、ヴィルヘルム・グリム著、野村泫訳、筑摩書房、2006年、p.244、p.245より）

つらい時期を心身ともに支えてくれたイラクサへの感謝を忘れず、その恩恵を活かして懸命に生き抜いたマレーン姫だからこそ、最後は幸せを手にすることができたのかもしれません。

『いばら姫』とイヌバラ〈ローズヒップ〉

100年の眠りにつく王女

『眠れる森の美女』の類話として、日本でもおなじみのグリム童話です。

あるお城に王女が誕生します。王は喜んで盛大な祝いの席をもうけ、親族や友達とともに、神通力のある「賢い女たち」も招きました。この国には13人の賢い女たちがいましたが、城に金の皿が12枚しかなかったため、1人だけ呼ばれませんでした。

12人の賢い女たちは、王女に1つずつ贈り物を授けます。すると、途中で13人目が現れました。彼女は招待されなかったことの恨みを晴らそうと、「王女は15歳になったら、糸つむぎの紡錘が刺さって死ぬ」と叫び、立ち去りました。すると12人目の賢い女が、呪いは解けなくても和らげることはできるとして、「王女は死ぬのではなく、100年の眠りに入る」と告げます。

15歳になった王女は、塔の最上階の部屋で、見知らぬ老婆が糸を紡いでいるところを見かけました。不思議に思って近寄ると、呪いのせいで紡錘が指に刺さり、その

まま100年の眠りについてしまいます。

100年の呪いが解けるとき

すぐに呪いは城を丸ごと飲み込み、城の全員が眠りに落ちてしまいました。やがて城はうっそうとしたトゲだらけのバラで覆われ、誰も入れなくなってしまったのです。

このバラは、おそらくヨーロッパでよく見られる野生のイヌバラだと考えられます。イヌバラは成長が早く、枝にトゲがあり、他の植物に絡んで上へと伸びていき、外壁一面を覆うこともあるのです。

長い年月が経ったある日、1人の王子が、バラで覆われた城とその中で眠る美しい王女の話を聞きました。王子は彼女に会いたくなり、勇気を出してうっそうとしたバラに近づいたちょうどそのとき、100年の呪いが解けて城の中に入ることができたのです。王子が王女にキスをすると、彼女は眠りから目覚めました。同時に城の人々も目を覚まし、王子と王女は結婚して幸せに暮らしました。

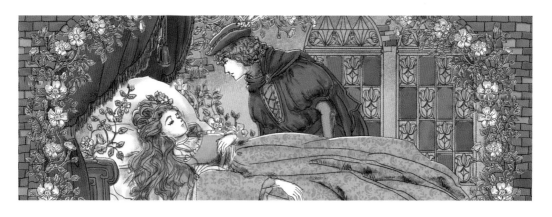

老化から身を守るイヌバラ

100年の眠りから覚めた城の人々は、まったく歳をとっていませんでした。その理由を、「賢い女が、城の中だけ時間を止める魔法をかけたから」とするのは簡単ですが、城を取り囲むイヌバラの影響と考えてみるのも面白いかもしれません。

イヌバラは、みずみずしく華やかな香りを放つ花と、ローズヒップと呼ばれる果実をつけます。ローズヒップはレモンの20倍ものビタミンCを含むといわれ、ビタミンを補給し、皮膚の細胞を酸化から守り、新しい細胞を活性化し、エイジングケアに役立てることができます。また、花の甘い香りは心を和ませてくれます。

100年もの間、これらの実や花に囲まれて眠っていた彼らは、良質な睡眠の中でビタミンを豊富に補いながら細胞を常に若返らせ、老化から身を守っていた……というのは、少し強引な考察でしょうか。

『びゃくしんの木の話』とセイヨウネズ〈ジュニパー〉

悪を遠ざけ弱き者を守る木

あるところに、子どもを望みつつも恵まれない夫婦がいました。ある日、妻は庭に生えているビャクシン（セイヨウネズ）の香りに魅了され、実がなるとそれをお腹いっぱい食べました。すると、病気になってしまったのです。

セイヨウネズの木の実はジュニパーベリーとも呼ばれ、乾燥させたものをスパイスとして、水蒸気蒸留したものを精油として利用することができます。ただ、生のままだと非常に苦く、そのまま食べることはほとんどありません。また、過剰に摂取すると腎臓などに負担がかかることもあります。それも、彼女が病気になった一因なのかもしれません。

やがて妻は、念願だった息子を生むとともに息を引き取ります。夫は妻の願い通り、彼女をネズの木の下に埋めました。

しばらくして夫は再婚し、後妻との間にはマルレーネという娘が生まれました。後妻は実の娘をかわいがり、先妻の子である息子を憎みました。そして、夫が留守の間に息子の首をはねて殺し、残酷にも鍋に入

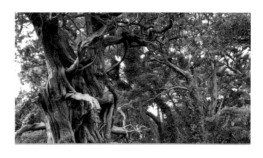

れてシチューとともに煮込みました。何も知らない夫は、骨以外それをすべてたいらげてしまいます。

事情を知っているマルレーネは、父が捨てた息子の骨を拾って、泣きながらネズの木のふもとに置きました。すると、枝の間から美しい鳥が現れて飛び立っていきました。

その後、後妻はその鳥が運んできた石臼（いしうす）に潰されて死んでしまいます。するとその場から炎と煙が上がり、息子か蘇ったのです。そして、父とマルレーネと3人で食卓についてごちそうを食べました。

荒唐無稽で残虐な話ではありますが、テンポ良く読むことができ、最後にはなんだか報われた気持ちになります。

何度も登場するネズの木は、昔から悪魔やエルフなど悪の化身に対して強い力を持つ植物とされ、弱き者の隠れ場所になるとも考えられていました。ハーブは疫病予防や解毒剤として、精油は痛みを和らげ心身を強化するためにも利用されてきました。

悪事を働く後妻に制裁を加え、産みの母や息子を癒やし、最終的に息子の命を蘇らせることができたのは、一部始終を見届けていたネズの木の力に他なりません。

『ヒルデブラントおやじ』と月桂樹〈ローレル〉

妻にだまされた男

あるところに、ヒルデブラントという農民とその妻がいました。妻は村の牧師と浮気をしており、ヒルデブラントを留守にさせるための計画を立てます。まず、妻が水曜日から体調不良を装い、日曜日の礼拝で、牧師がヒルデブラントも含めた参列者にこう言いました。

> 「病気の者がうちにいる人は、イタリアのゲッケルリ山へ巡礼しなさい。そこでは、一メッツェの月桂樹の葉が一クロイツァーでもらえます。巡礼をすれば（中略）病気の者が、たちどころに元気になります。」
> 『完訳グリム童話集4』（ヤーコップ・グリム、ヴィルヘルム・グリム著、野村泫訳、筑摩書房、2006年、p.248より）

愛する妻のために、健気にもヒルデブラントは月桂樹を求めてすぐに山へと出かけました。すると牧師が家にやって来て、妻と宴会を開きます。結局ヒルデブラントは、旅の途中で出会ったいとこから真実を聞き、牧師を叩き出すのでした。

彼に勝者の冠を

月桂樹は古くから煮込み料理などに使われてきました。また、ガレノス（p.142）は、病気の際に葉や樹皮を乾燥させて使うことをすすめたといいます。実際、ハーブや精油にも抗菌作用、抗炎症作用、鎮痛作用などがあり、呼吸器系の症状や関節の痛み、消化器のケアなどにも使われています。

月桂樹で編んだ冠は、かつて名誉の象徴として勇者や勝者に贈られました。ヒルデブラントの頭上にも冠を授け、彼の思いやりを讃えるとともに、ぜひこれからは幸せに暮らしてもらいたいものです。

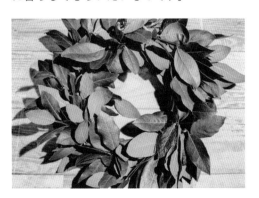

魔女と
神秘的な薬草

かぎ鼻の老婆が黒い三角帽やマントを身につけ、
得体の知れない薬草を大きな鍋でグツグツ煮込んでいる……。
「魔女」といえば、このようなイメージを持つ人が多いかもしれません。
多くの物語にも登場する魔女とは、いったい何者なのでしょうか。

魔女とは？

自然界とつながる人

　人類は古代から、身近な植物を病気の治療に役立てていました。やがて、薬草の見分け方や使い方に長けた人たちが現れます。中には森の中で自然界に感謝の祈りを捧げ、最適な時期や作用を薬草に問いかけながら摘み取る人もいたでしょう。

　深い洞察力と経験を活かして植物の知識を蓄え、薬草を正しく扱うことができる特別な力を持つ人々は、重宝されるようになります。彼らは今でいう「植物療法士」「薬剤師」「祈祷師」「産婆」などにあたる人でした。

不気味な異端者のイメージ

　しかし一神教である新しい宗教がヨーロッパに広まると、植物や大地や太陽などに畏敬の念を払う自然崇拝は徐々に排除されるようになります。そして、自然界とつながる人々は、不気味な異端者として迫害され始め、やがて悪魔と精通する「魔女」として拷問を受け、数万人が魔女狩りの犠牲になったといわれています。犠牲者のほとんどを占めていた女性たちの姿がデフォルメされて絵画や本に描かれるようになり、いわゆる「魔女のイメージ」が広まっていきました。

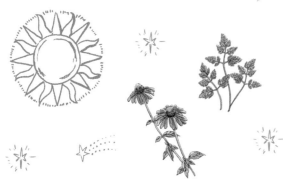
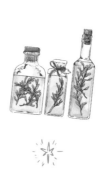
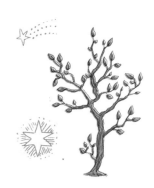

魔女の薬草

　植物の知識に長けた人々が魔女狩りのターゲットになったこともあり、魔女と薬草は切っても切れない関係にあります。その中でも、特に魔女や魔除けと結びつけられることの多い薬草を紹介します。

◎マンドレイク（マンドラゴラ）

　『ハリー・ポッター』や『ロミオとジュリエット』などにも登場し、これほどまでに多くの伝説や迷信、謎に満ちた植物も珍しいかもしれません。成長すると枝分かれする根は人間の下半身のように、放射状に広がる葉は髪の毛のように見え、人体に見立てられた絵が数多く描かれました。

　また、引き抜かれるときに恐ろしい悲鳴をあげ、それを聞いた人は即死か錯乱してしまうという言い伝えもあります。そのため採取するときは耳栓をし、根を縛ったロープをイヌに引かせて抜きますが、イヌは犠牲になって死んでしまいます。もちろんこれは迷信で、仕事を失うことを恐れた採集業者「根切り師」が広めたといわれています。

　有毒な成分も含まれているため、知識のないまま摂取すると幻覚作用を引き起こし、昏睡を招くこともあります。このような毒性と、人型の奇妙なフォルム、数々の不思議な言い伝えなどがあいまって、「魔女が扱う不気味な植物」とされました。

　かつては薬草として使われてきた歴史もあり、プリニウス（p.136）、ディオスコリデス（p.140）なども、麻酔薬・解毒薬・堕胎薬・催吐薬・媚薬などとしての使用法を紹介しています。

　地中海沿岸では今も自生しており、日本ではいくつかの植物園で栽培されています。ぜひ一度実物に触れ、魔力の有無をその目で確認してみてください。

◎ベラドンナ

　Atropa belladonna という学名を持つベラドンナ。Atropa は、死の瞬間に人間の寿命の糸をハサミで断ち切る、ギリシャ神話の女神「アトロポス」に由来しています。bella donna は、イタリア語で「美しい女性」の意味。「命を断ち切る美しい女性」と名付けられた植物は、その名の通りの特性を持ち、恐ろしくも魅力的な存在です。

　ベラドンナの抽出液には点眼すると瞳孔を開く作用があり、かつてはぱっちりと開いた潤んだ瞳を演出するために使う女性もいたとか。これはベラドンナに含まれるアトロピンという成分の作用といわれています。アトロピンは大量に摂取すると中枢神経系に作用し、激しい発汗や、呼吸困難、血圧低下などから死に至る場合もあります。使用する女性たちは、命を断ち切るほどの思いで、美しい女性になろうとしていたのでしょうか。

　また、艶やかでおいしそうな実は、つい口に入れたくなってしまうような美しさです。しかし、決して実を食べてはいけません。子どもなら3粒程度、大人でも5粒程度で死に追いやられてしまうほどの毒性があり、子どもには「これは魔女が使う毒草で、実を摘むと悪魔や死神が出てくる」などと教えたといいます。ヒルデガルト（p.152）も、「ベラドンナが繁る場所は邪悪で悪魔がいる」と著作に記すほどでした。

◎クリスマスローズ

　「冬の貴婦人」とも呼ばれ、冬枯れの時期を彩る植物として高い人気を誇ります。キリスト誕生の際、贈り物が用意できなかった貧しい少女の涙が地面に落ちて咲いた花というエピソードがあり、少女はこの花を聖母マリアとキリストに捧げたといいます。

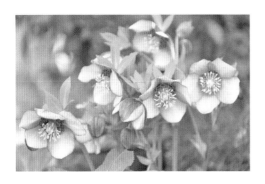

こうしたエピソードや、うつむき加減に咲く姿から可憐な植物だと思われがちですが、実は強い毒性を持っています。学名のHelleborus nigerは、ギリシャ語で「死を招く食べ物」を意味するhelleborusと、「黒い」を意味するnigerを合わせたものです。全草が有毒で、特に黒い根の毒性が強く、魔力があるとも信じられていました。

かつての薬草医たちは、解毒剤・下剤・堕胎剤・解熱剤として使用していました。摂取量を調整しながら使っても死に至るケースがあったようですが、危険を承知で使う医師も少なからずいたようです。

ギリシャの叙事詩『オデュッセイア』で、魔女キルケーに対する魔除けとして使われたのはクリスマスローズだという説があります。魔法をはね返すほどの、強い作用や毒性があると考えられたのです。このエピソードによって、魔女と関係の深い植物として知られるようになりました。

◎ミスルトー

セイヨウヤドリギという和名の通り、他の木に寄生して養分を吸うことで成長します。落葉した木々の上に青々と繁るその姿から、霊力や生命力の強い植物として古くから特別視されてきました。

古代ケルト民族の宗教を司るドルイド僧はオークの木に宿ったミスルトーを神聖なものとし、彼らが黄金の釜で切り落とした小枝を、人々は魔除けとして戸口に置いたり身につけたりしたそうです。

また、生命力の強さから不老長寿の薬としても役立てられました。プリニウス（p.136）の『博物誌』には、妊娠を助けるためにも使われたとあります。こうした作用からも、魔除けの植物といわれるようになったのです。

スワッグやリースなどでも見られるミスルトー。目を楽しませてくれるだけでなく、飾った場所を悪しきものから守ってくれる役目もあったのですね。

◎バーベイン

「魔力」という花言葉を持つバーベインは、クマツヅラなどとも呼ばれ、古くから魔術や宗教儀式に多用されるとともに、薬草としても役立てられてきました。

アステカ人は利尿剤として、北アメリカ

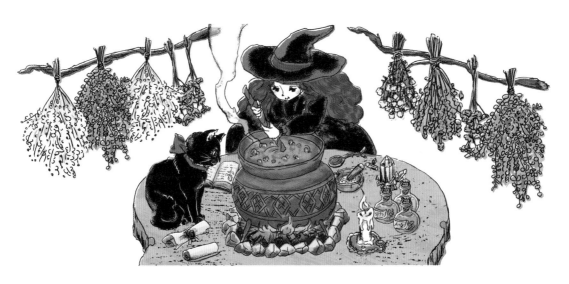

の先住民は不眠・循環器・頭痛のケアに、ローマ人は神聖なる植物として解毒・浄化・鎮痛に使い、薬理作用の多様さから「恵みの薬草」「神の草」などとも呼ばれたといいます。それゆえに、魔法や魔術をはねのけることができる植物とされましたが、同時に魔女が使うための万能薬ともいわれました。

現在でも、心を落ち着け良質な睡眠を取るために、ハーブティーやフラワーエッセンス（p.34）のレメディなどで用いられることがあります。

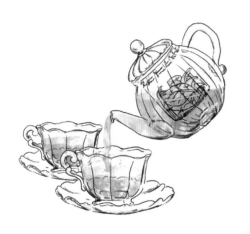

すべてを解明できない植物

この他にも、魔女と関わりの深い薬草としてヒヨス、トリカブト、エニシダ、ヘンルーダなども挙げられます。薬理作用とともに毒性も強いため、知識を持たずに使用して命を落とす事例もあり、「不吉な植物」「魔女や悪魔が扱う薬草」とされたり、解毒や排出の作用が強く、「魔除けの薬草」とされたりしたのです。

植物は生き物で、常に変化しています。また、作用の認識や使用方法は、地域や文化によって異なる場合もあります。すべてを解明することが難しい植物は、神聖とも不気味とも感じられ、時にそれが魔女に関連づけられたのかもしれません。

その後の魔女たち

時代を超えて魔女は生きる

魔女狩りが最も盛んに行われた16世紀や17世紀は、女性の地位が低い時代でもありました。そのため、知識のある女性や自立した女性が迫害されたり、見せしめのために老女や貧困層の女性が処罰されたりしましたが、時代が進むにつれて理不尽な魔女狩りは徐々に減っていきました。

しかしイングランドでは20世紀まで、魔女と呼ばれる人々や魔術を行ったとされる人々を取り締まる「妖術行為禁止令」という法律が残っていました。それが1951年に撤廃されたことで、時代錯誤な法律への驚

きから、魔女が再注目されることとなります。その後、女性の地位向上や自然回帰運動などが行われるようになり、魔女や薬草を取り上げた書籍やイベントなども増えていきました。

現在では、ハーブなどの植物療法をはじめ、西洋占星術、タロット、環境活動、フェミニズム、アート、ファッションなど、さまざまな要素と結びつきながら、新しい「魔女」と呼ばれる人たちが誕生しています。

自己探求や自己表現をし、人生を切り開いていく現代の魔女。その原点には、生き方を否定されてもなお、たくさんの知恵を残してくれた古来の魔女たちの存在があるのです。

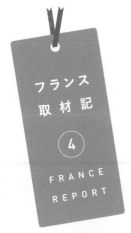

COLUMN 4

農耕者の知恵を
次世代へつなぐメーカー
「Maison Laget」
メゾン・ラジェ

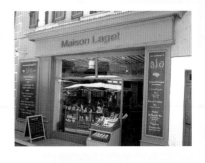

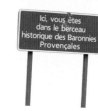

Maison Laget
https://www.maisonlaget.fr/

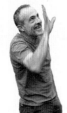

ローランさんとの出会い

フランスの農場取材を始めた頃は、ほとんどフランス語を話すことができませんでした。そこで、南フランス在住で植物療法にご興味のある通訳さんを探したところ、素敵なご夫妻に出会うことができました。お会いしてすぐに、フランス人の旦那さまが「知り合いに、品質にこだわった精油やハーブのメーカーを運営している人がいるけれど、会ってみますか?」と提案してくださり、「Maison Laget（メゾン・ラジェ）」とのお付き合いが始まったのです。

メゾン・ラジェは、1946年にフランシス・ラジェさんによって、南フランスのBuis les Baronnies（ビュイ＝レ＝バロニー）に創設された老舗メーカーです。初めはメディカルハーブの販売を行っていましたが、2代目のベルナール・ラジェさんの時代からは、芳香植物の栽培や摘み取り、精油の蒸留、植物由来の化粧品開発や販売をスタートします。化学合成薬などの台頭によって低迷した時期もありましたが、現在の代表であるローラン・プラックスさんが新しいリーダーとして就任し、さまざまな工夫によって再び事業を軌道に乗せました。

ローランさんは、製品の品質、精油の成分分析結果、トレーサビリティの確保に強いこだわりを持ち、難しい状況のメーカーを立て直した方。初めてお会いするときにはワンマン社長的な人物像を想像し、とても緊張したのを覚えています。でも実際にお会いしてみると、仕事に対する姿勢は非常にストイックながらも、驚くほど気さくでユーモアにあふれた方でした。プロヴァンスに育つ植物の特徴や加工法にも非常に詳しく、お会いするたびに多くのことを学ばせていただいています。

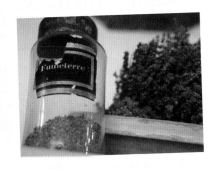
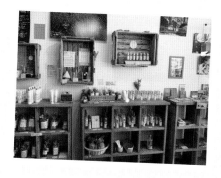

野生と挿し木の植物

ローランさんは、植物の栽培法や精油の蒸留法の話をするときにいつもおっしゃいます。

「プロヴァンスには、先祖代々伝わる教養があります。私たちの研究開発の基盤は『農耕者たちの常識』そのもの。何世紀にもわたって、この地で人々が植物を加工してきた知恵と手法を、ただ再現しているだけなのです」

野生の植物と挿し木の植物を使い分けることもその1つです。野生の植物は、気候的な要因や土壌からの影響を受けやすいため、香り、味、色合い、形などが毎年変わります。また、自然界で生き抜くために香りや味の成分を豊富に作るのも特徴です。

これに対して挿し木で増やした植物は、元の植物と全く同じ遺伝情報を持つため、同じ品質を毎年維持することができます。つまり、健康で病気にかかりにくく、生育力の高い植物を計画的に増やすことも可能になるわけです。ラベンダーにも、気候変動に強く採油率も高い品種を挿し木で増やしたものがあり、農家の人々の収入を安定させたり、より多くの人に精油を届けたりするために一役買っています。

では、こうした精油の特性や品質を確認するには、どうすれば良いのでしょうか？それは、毎回蒸留するたびに精油の成分分析を行うことです。メゾン・ラジェでは、すべての精油を200ml抽出するたびに成分分析を行い、その結果を公開しています。例えば、ラベンダーの精油にも数十種もの品種があり、その中にはリラックスに導いてくれるものもあれば、心身を強壮させるものもあります。

「今回採れた精油にどのような成分が入っていて、どのような使い方をすれば良いのか、消費者に正しい情報を伝えるためには分析しかないのです」とローランさんはおっしゃいます。また、分析によって、その精油の特性を最大限活かすための蒸留時間を割り出し、植物から最高の状態で精油を抽出することにも役立てています。

メーカーと生産者の理想的な関係

プロヴァンス地方で農業を行う小規模農家や小規模メーカーの多くは、地元の人々とのつながりを深め、地域内の経済を循環させることを重視しています。例えば、農家側からメゾン・ラジェに提携したいという申し出があった際には、「Nature et Progrès（ナチュール・エ・プログレ）」というオーガニック認証団体が定める、非常に厳しい基準をクリアする畑作りを提案してノウハウを伝授したり、国際有機認証機関である「Ecocert（エコサート）」の認証を取得できるように、経済面からもサポートを行ったりしています。

こうして近隣の農家に門戸を開き、品質の確かな製品を生み出すための植物作りを協力して行うことで、地域全体の経済発展や環境保護を目指しているのです。これは、メーカーと生産者の理想的な関係といえるかもしれません。そして、農業だけでなく他の分野でも、フランスだけでなく他の国でも、こうした形でビジネスを行うことで、無理なく自然な形で地域振興や環境保護などが進んでいく可能性があると思うのです。

とはいえ、きっとそれにはとてつもない信念と体力が必要でしょう。ローランさんは朝から農家をいくつも回り、摘み取りをし、蒸留にも立ち会い、店に出て接客もします。スタッフや近所の店仲間と談笑し、ご家族との時間も大切にしています。大忙しの日々の中でも、彼はいつも明るくフレンドリーで前向きです。

長きにわたり受け継がれてきた農耕者たちの知恵を引き継いでいくために、プロヴァンスの小さな町で奔走するローランさんとメゾン・ラジェ。私も一緒に前に進めるように、植物の学びを続けながら、足腰も鍛えておかなくてはと思っています！

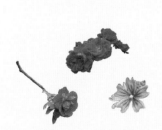

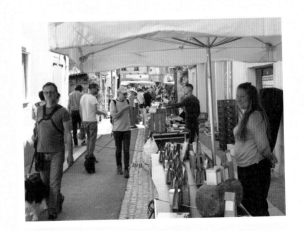

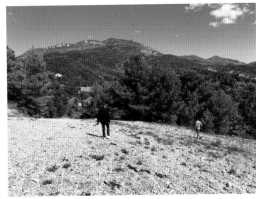

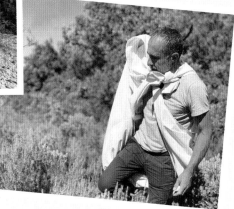

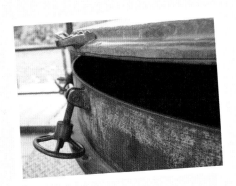

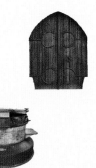

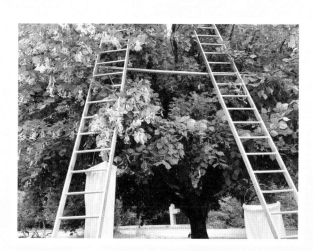

付録 1

アロマ & ハーブを楽しむ
植物療法の実践

本書に登場した植物療法のうち、日々の暮らしに取り入れやすい実践法を紹介します。
また、活用するにあたって、精油やハーブの禁忌事項や注意事項は、「本書に登場する主な植物図鑑20」(p.262) も参照してください。
オイルやジェルの皮膚塗布は、3歳未満の乳児や幼児は控えましょう。

\ 苗から育てる /
プランター栽培

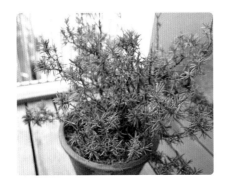

手順

1　鉢の底穴に鉢底ネットと軽石を敷く
2　鉢の 1/3 〜半分ほどまで培養土を入れる
3　ポットから苗を取り出し、根が固まっている場合は軽くほぐして鉢の中心に置く
4　鉢の縁から 2 〜 3cm 下まで土を入れて軽くならす
5　鉢の底から流れ出るくらいたっぷりと水をあげる

初めの一歩は苗を 1 種類、鉢で育ててみること。
水やりはメリハリをつけて、乾いたらたっぷりと。

育てやすいおすすめの植物

● ローズマリー　● バジル　● ジャーマンカモミール
● ラベンダー　● レモンバーム　● シソ

\ 心身を温める /
ハーブティー

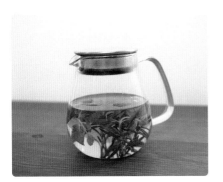

手順

1　ポットにハーブを入れ、熱湯を 200ml 注ぐ
2　蓋をして 4 〜 5 分ほど蒸らしたら完成

ゆっくりと味や香りを楽しみながら飲むハーブティーは、
心も身体も元気づけてくれます。レシピの量は厳密でなくても大丈夫。調整しながら、自分好みのハーブティーを楽しんでみてください。

ストレスケアハーブブレンド

● ジャーマンカモミール ────── ティースプーン 1 杯
● レモンバーム ────── ティースプーン 1 杯
● ラベンダー ────── ティースプーン 1/2 杯

消化器ケアハーブブレンド

● ペパーミント ────── ティースプーン 1 杯
● ローズマリー ────── ティースプーン 1 杯

気持ちを前向きにする
芳香浴

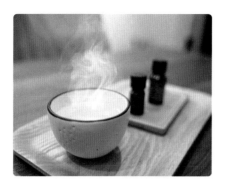

手順

1　耐熱容器に熱湯を 200ml 注ぐ
2　精油を 1 滴垂らして香りを確認する
3　香りが足りなければ合計 3 滴まで垂らす

ティッシュやコットンなどに精油を 1 〜 2 滴垂らすだけでも行うことができる芳香浴。上記のように熱湯を使う方法も、香りが際立ちおすすめです。

リラックスにおすすめの精油

● クロモジ　● フランキンセンス　● マジョラム
● マンダリン　● ラベンダー・アングスティフォリア

リフレッシュにおすすめの精油

● グレープフルーツ　● サイプレス　● ジュニパー
● ローレル　● ローズマリー・シネオール

代謝を上げる
トリートメントオイル

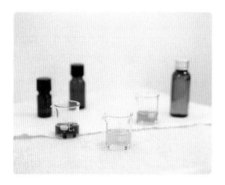

手順

1　ビーカーなどのガラス容器に、ホホバ油などの植物油を 30ml 入れる
2　精油を合計 15 滴まで加えてよく混ぜる
3　容器に入れて蓋をする

お風呂上がりや就寝前に、冷えやむくみの気になる場所（顔は除く）に塗布します。香りもゆっくりと楽しんで。2 週間程度で使い切りましょう。

森の精油ブレンド

● レモン ───────── 6 滴
● フランキンセンス ───── 5 滴
● ブラックスプルース ──── 4 滴

和の精油ブレンド

● コナツ ───────── 6 滴
● スギ（葉部） ────── 6 滴
● ショウガ ──────── 3 滴

※圧搾法で採油した柑橘系精油には、光毒性を持つものがあります。塗布した肌を紫外線に当てないようにしましょう。
※子どもや敏感肌の人が使用する際は、精油の量をすべて半量以下にしましょう。

風邪も花粉も寄せ付けない
ジェル

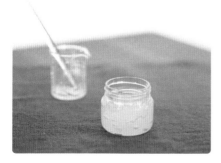

手順

1　ビーカーなどのガラス容器に、アロマテラピー用の中性ジェルを 20g 入れる
2　精油を合計 12 滴まで加えてよく混ぜる
3　容器に入れて蓋をする

みぞおちやマスクの外側への塗布や、手指の消毒などにも使えるジェル。1 日数回を必要に応じて塗布します。2 週間程度で使い切りましょう。

風邪予防精油ブレンド

● ホーウッド ──── 6 滴
● ティートゥリー ── 3 滴
● ローレル ───── 3 滴

花粉症ケア精油ブレンド

● ユーカリ・ラディアタ ───────── 6 滴
● ラベンダー・アングスティフォリア ── 4 滴
● ペパーミント ───────────── 2 滴

※ペパーミント精油は、禁忌事項のないラヴィンツァラ精油で代用することもできます。
※子どもや敏感肌の人が使用する際は、精油の量をすべて半量以下にしましょう。

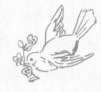

付録 2

本書に登場する
主な
植物図鑑20

本書で特に多く取り上げた20の植物について、
プロフィールを紹介します。

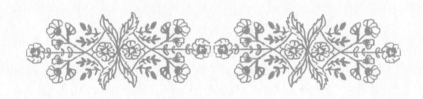

クローブ

【学名】	*Syzygium aromaticum* ／ *Eugenia caryophyllata*
【別名／和名】	チョウジ（丁子）／チョウコウ（丁香）
【科名】	フトモモ科
【利用部位】	蕾

抗感染作用に優れ、「歯医者さんの香り」とも呼ばれる刺激
的な香りが特徴。古代より防腐などに役立てられ、かつては
貴重な香辛料として高値で取引された。
禁忌／注意 乳幼児、妊娠中、授乳中は使用を控える。精油は
10%以下に希釈し、広範囲に塗布しない。

クロモジ

【学名】	*Lindera umbellata*
【別名／和名】	黒文字
【科名】	クスノキ科
【利用部位】	枝／葉／樹皮／根

古くから楊枝として使われるなど、暮らしに根付いてきた黒
文字。精油は自律神経のバランス調整に、お茶は消化器系
や血圧のケアなどに役立てられる。「大嘗祭」や「春日祭」な
どにも登場し、神事とも関わりの深い植物。

コリアンダー

【学名】	*Coriandrum sativum*
【別名／和名】	シャンツァイ（香菜）／パクチー／コエンドロ
【科名】	セリ科
【利用部位】	種子／葉／茎／花

メソポタミア文明の粘土板に刻まれた、世界最古の料理とされるレシピにも登場するコリアンダー。葉や茎はハーブとして、種子はスパイスとしても活用される。精油、ハーブ、スパイスのいずれも消化促進作用に優れる。

サイプレス

【学名】	*Cupressus sempervirens*
【別名／和名】	イトスギ（糸杉）
【科名】	ヒノキ科
【利用部位】	葉／枝／球果

古代より聖なる植物として儀式に用いられ、ギリシャ神話をはじめ、多くの物語や絵画の題材にもなっている。精油は、代謝アップや活力アップにも活用される。
禁忌／注意 妊娠中、エストロゲンによって助長される疾患のある人は使用を控える。

シナモン

【学名】	*Cinnamomum verum ／ Cinnamomum cassia ／ Cinnamomum sieboldii*
【別名／和名】	ニッケイ（肉桂）／ニッキ／ケイヒ（桂皮）
【科名】	クスノキ科
【利用部位】	樹皮／葉／枝

セイロンシナモン、カッシア、ニッキなど「シナモン」と呼ばれる植物は複数ある。選ぶ際は、学名や種類を確認すること。いずれも古くから香料やスパイスとして重宝された。
禁忌／注意 乳幼児、妊娠中、授乳中、シナモンアレルギーの人は使用を控える。長期間に多量の使用はしない。精油は10%以下に希釈し、広範囲に塗布しない。

ジャーマン
カモミール

【学名】	*Matricaria chamomilla ／ Matricaria recutita*
【別名／和名】	カモマイル・ジャーマン／カミツレ（加密列）
【科名】	キク科
【利用部位】	花

ピーターラビットをはじめ、多くの物語にも登場するジャーマンカモミール。心身をリラックスさせる作用や抗炎症作用に優れる。ハーブティーは消化促進や食欲不振にも。精油は美しい紺碧色で、抗アレルギー作用もある。
禁忌／注意 キク科アレルギーの人はハーブの使用を控え、精油は注意して使用する。

ジュニパー

【学名】	*Juniperus communis*
【別名／和名】	セイヨウネズ(西洋杜松)／セイヨウビャクシン(西洋柏槇)
【科名】	ヒノキ科
【利用部位】	果実／枝

ウッディな爽快感と苦味のある香りを放ち、ジンの香りづけにも使われる。薬草としての歴史も古く、宗教儀式などにも用いられた。代謝アップや利尿の作用も。
禁忌／注意 ハーブは長期間に多量の使用は控え、妊娠中や腎臓疾患の人は使用を控える。精油は妊娠中や授乳中、腎臓疾患の人は注意して使用する。

セージ

【学名】	*Salvia officinalis*
【別名／和名】	コモンセージ／ヤクヨウサルビア（薬用サルビア）
【科名】	シソ科
【利用部位】	花／葉／茎

古来より、魔除けや治療などに幅広く役立てられた。抗酸化作用に優れ、更年期のケアに用いられることも。
禁忌／注意 長期間に多量の使用は原則として控え、妊娠中や授乳中は使用しない。精油は乳幼児やてんかんの人にも使用しない。エストロゲンによって助長される疾患のある人は注意して使用する。

タイム

【学名】	*Thymus vulgaris*
【別名／和名】	コモンタイム／タチジャコウソウ（立麝香草）
【科名】	シソ科
【利用部位】	花／葉／茎

古代ギリシャ時代から、勇気と美徳を象徴する植物。強い抗菌力で知られ、ペストの際も空気浄化のために焚かれた。精油はケモタイプによって作用や禁忌が異なる。
禁忌／注意 妊娠中、高血圧の人は、長期間に多量の使用は控える。精油はケモタイプによって、妊娠中は使用を控えるべきものや、皮膚刺激のあるものも。

ニガヨモギ

【学名】	*Artemisia absinthium*
【別名／和名】	ワームウッド／アブシント
【科名】	キク科
【利用部位】	葉／茎

アブサンなどの薬用酒に用いられるハーブ。生薬名は、苦艾（くがい）と呼ばれる。消化促進や強壮作用に優れ、ペスト対策として焚かれたり、虫くだしや魔除けに使われたりもした。
禁忌／注意 多量の使用は控え、妊娠中、授乳中、子どもには使用しない。精油は、アロマテラピーには原則として使用しない。

フェンネル

【学名】	*Foeniculum vulgare*
【別名／和名】	ウイキョウ（茴香）／ショウウイキョウ（小茴香）
【科名】	セリ科
【利用部位】	葉／種子

『ヒポクラテス全集』にも登場し、古くから医療や料理に幅広く使われてきた。消化器系や婦人科系のケアにも役立てられる。精油の香りは心を前向きにしてくれる。
禁忌／注意 乳幼児、妊娠中、授乳中、てんかん、ホルモン依存型がん疾患、乳腺症の人は使用を控える。

フランキンセンス

【学名】	*Boswellia carterii ／ Boswellia sacra*
【別名／和名】	ニュウコウ（乳香）／オリバナム
【科名】	カンラン科
【利用部位】	樹脂

古代エジプト時代から儀式や呪術に使われ、神聖な植物とされた。聖書では、イエス・キリスト誕生の際に捧げられたものの1つとしても描かれている。皮膚の保湿や傷のケア、不安や緊張を和らげたいときにも役立つ。

ペパーミント

【学名】	*Mentha × piperita*
【別名／和名】	セイヨウハッカ（西洋薄荷）／コショウハッカ（胡椒薄荷）
【科名】	シソ科
【利用部位】	葉／茎／花

古代から薬草として、消化器ケアなどに幅広く活用されている。育てやすく、プランターでの栽培にもおすすめ。
禁忌／注意 ハーブは胆石や逆流性食道炎の人は使用を控える。精油は乳幼児、妊娠中、授乳中、てんかんの人には使用しない。高血圧の人、3歳以上の幼児は注意して使用する。刺激が強いため濃度に注意して使用する。

マジョラム

【学名】	*Origanum majorana*
【別名／和名】	スィートマジョラム／マヨラナ
【科名】	シソ科
【利用部位】	花／葉／茎

薬草として古くから利用され、多くの養生書に登場する。ミイラの防腐にも使われていたとされる。芳香すれば緊張や不安が和らぎ、ハーブには消化促進や鎮痛の作用も。
禁忌／注意 ハーブは妊娠中には原則として使用しない。心臓疾患のある人は、注意して使用する。

ミルラ

【学名】	*Commiphora myrrha / Commiphora molmol*
【別名/和名】	モツヤク（没薬）
【科名】	カンラン科
【利用部位】	樹脂

古代エジプト時代からミイラ保存のための防腐剤として使われ、フランキンセンス同様、イエス・キリストへの貢物としても描かれている。皮膚の炎症ケアや、感染症の予防にも。芳香すると心を前向きにしてくれる。
禁忌/注意 妊娠中や月経過多の人は使用を控える。

ラベンダー・アングスティフォリア

【学名】	*Lavandula angustifolia / Lavandula officinalis*
【別名/和名】	イングリッシュラベンダー/真正ラベンダー
【科名】	シソ科
【利用部位】	花/葉

心身を浄化して落ち着かせるハーブとして古来より活用されてきた。古代ローマ時代には浴槽に入れられ、疫病流行時には床に撒かれた。心のケアとともに、皮膚や筋肉のケアなどにも使え、古くから「万能薬」といわれる。
禁忌/注意 妊娠中、授乳中は注意して使用する。

レモンバーム

【学名】	*Melissa officinalis*
【別名/和名】	メリッサ/セイヨウヤマハッカ（西洋山薄荷）
【科名】	シソ科
【利用部位】	葉

薬草として古代から利用され、ペストの際には床に撒かれたり、薬草酒にされたりした。心身のバランスを整える助けとなり、ストレス性の皮膚疾患などにも使われる。
禁忌/注意 精油は皮膚刺激の可能性があるため、濃度に注意して使用する。

ローズ

【学名】	*Rosa gallica / Rosa damascena / Rosa centifolia*
【別名/和名】	バラ（薔薇）
【科名】	バラ科
【利用部位】	花

華やかで高貴な香りは、古くから多くの権力者たちを魅了してきた。悲しみやトラウマなどを癒やし、心身のバランスを整える手助けをしてくれる。溶剤抽出法の精油は、主に*Rosa centifolia*から採油される。
禁忌/注意 精油は妊娠中には注意して使用する。

ローズマリー

【学名】	*Rosmarinus officinalis*
【別名/和名】	マンネンロウ（迷迭香）
【科名】	シソ科
【利用部位】	葉／花

死者に敬意を示す植物として、葬儀などに使われてきた。ハーブは消化促進や抗酸化作用などがある。精油はケモタイプによって作用や禁忌が異なるため、注意して使用する。
禁忌/注意 精油はケモタイプによって、乳幼児、妊娠中、授乳中、てんかん、高血圧症の人は使用を控える。ハーブも上記に該当する人は注意して使用する。

ローレル

【学名】	*Laurus nobilis*
【別名/和名】	ローリエ/月桂樹
【科名】	クスノキ科
【利用部位】	葉

古代ギリシャでは、名誉、勝者、勇者の象徴として葉の冠が授けられた。ハーブは料理の臭み消しや香りづけに、精油は感染症予防、筋肉の鎮痛、自律神経のケアなど幅広く活用できる。
禁忌/注意 精油は皮膚感作を起こす可能性があるため、注意して使用する。

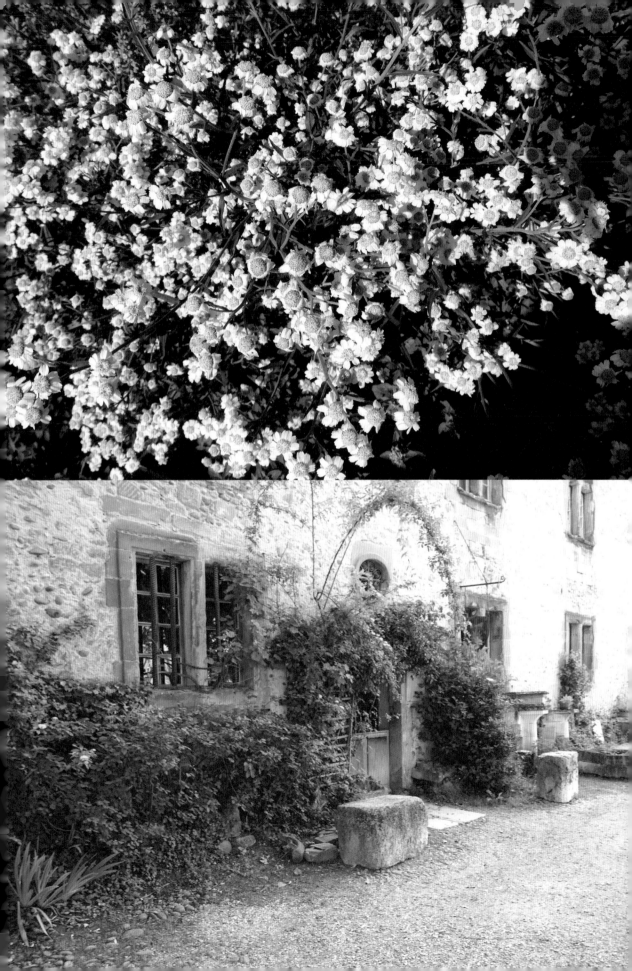

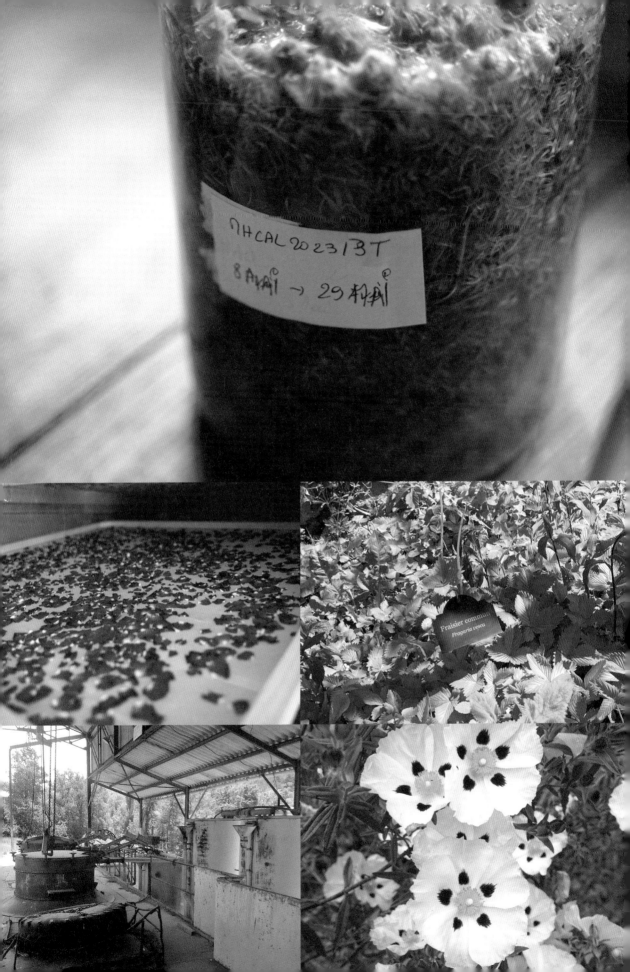

おわりに

本書を最後までお読みいただき、どうもありがとうございます。

私は幼い頃から、自然豊かな公園で植物と触れ合う日々を過ごしてきました。それはいつも至福のひとときでした。でも、同じくらい好きだったのは、公園に集う人々を観察することでした。ベンチに座って本を読む人、草花を愛でながら散歩する人、木立の中で優雅に踊る人。そこにはいつも穏やかで幸せな時間が流れていたのです。今思うと、私はずっと「植物と人とのつながり」というものに魅了されてきたのかもしれません。

本書のお話をいただいたとき、まさに「植物と人」というテーマに向き合う1冊になると確信しました。執筆当初は、ユニークな視点から植物療法を紐解く喜びを日々感じていましたが、徐々にテーマの壮大さに圧倒され、どう進んだらよいのかわからない!と、正直途方に暮れることもありました。

ご紹介したい小説や映画、マンガなどの魅力的な作品はあまりに多く、紙幅の関係で絞り込むために苦心したり、はたまた、作品の世界観にどっぷり入り込んで抜け出せなくなったりと、寄り道することもしばしば……。

そんなときに道標となり背中を押してくれたのは、他ならぬ植物とこの本の登場人物たちでした。じっと動かず物言わずとも、威風堂々と生きる植物。試行錯誤を重ねながら、暮らしの中で植物を活用してきた人々。生涯を植物に捧げ、特徴や作用を明らかにした人物たち。私が道に迷いそうになるたびに、書きかけの原稿から彼らの生命力が溢れ出してくるようで、それが書き進める原動力となりました。

みなさまに、植物と人が織りなす歴史や物語の一端をお伝えすることで、植物や植物療法への興味を深めていただけたのならば、何よりもの喜びです。

最後に、あたらしい切り口で、底なしに奥深い植物療法の世界を旅する機会を与えてくださった編集者の二橋彩乃さん、美しく魅力的な本に仕上げてくださったデザイナーの三宅理子さん、胸がときめく愛らしいイラストを描いてくださった鎌田奈都美さんに心より御礼申し上げます。そして、植物が身近にある日々を育み、支え続けてくれる家族にも感謝の気持ちを伝えたいと思います。

中村 姿乃

引用・参考文献　※引用文献は本書での掲載順です。

PART 1

『植物はなぜ薬を作るのか』(斉藤和季著、文藝春秋、2017)
『アレロパシー：多感物質の作用と利用』(藤井義晴著、農山漁村文化協会、2000)
『植物の体の中では何が起こっているのか』(嶋田幸久、萱原正嗣著、ベレ出版、2015)
『植物の不思議な力=フィトンチッド：微生物を殺す樹木の謎をさぐる』(B.P.トーキン、神山恵三著、講談社、1980)
『Traité d'aromathérapie scientifique et médicale - Les huiles essentielles』(Michel Faucon著、Sang de la Terre、2019)
『Traité d'aromathérapie scientifique et médicale Tome 2 - Les hydrolats』(Michel Faucon著、Sang de la Terre、2018)
『精油の安全性ガイド　第2版』
(ロバート・ティスランド、ロド　　ヤン／グ著 池田朗子、八木知美訳、岸田聡子、林真一郎監修、フレグランスジャーナル社、2018)
『NARD JAPAN ケモタイプ精油事典 Ver.8』(NARD JAPAN編集、NARD JAPAN、2016)
『yuica日本産精油インタープリターテキスト』(正プラス(株)、2015)
『ハーブの歴史』(ゲイリー・アレン著、竹田円訳、原書房、2015)
『ハーブと精油の基本事典』(林真一郎著、池田書店、2010)
『バッチ フラワー BOOK 〜38種 花のエッセンスが心をいやす〜』(白石由利奈著、小学館、2006)
『エドワード・バッチ著作集：フラワーレメディーの真髄を探る』
(エドワード・バッチ著、ジュリアン・バーナード編、谷口みよ子訳、BABジャパン、2008)
『花の力で癒す　バッチフラワーエッセンス事典』(ゲッツ・ブローメ著、岩田-シュミーク明子訳、東京堂出版、2003)
『エドワードバッチ　心を癒す花の療法』(ノラ・ウィークス著、中央アート出版社、1994)
『森林療法のすすめ——癒しの森で心身をリフレッシュ』(上原巌著、コモンズ、2005)
『森林療法ハンドブック』(降矢英成編、東京堂出版、2005)
『園芸療法：植物とのふれあいで心身をいやす』(グロッセ世津子編著、日本地域社会研究所、1994)
『園芸療法のすすめ』(吉長元孝、塩谷哲夫、近藤龍良編、創森社、1998)
『ジェモセラピー 植物幹細胞を使った最新の植物療法のすべて』
(ソリーナ・ソエスク、シモナ・ニツ、カルメン・ポノラン、ネリ・オラ著、ミハエラ・シェルブレア訳、藤田円監訳、フレグランスジャーナル社、2021)
『ホメオパシーのくすり箱 第2版』(藤田円著、フレグランスジャーナル社、2020)
『ホメオパシーin japan 基本36レメディー第3版』(由井寅子著、ホメオパシー出版、2005)
『新版　インドの生命科学　アーユルヴェーダ』(上馬場和夫、西川眞知子著、農山漁村文化協会、2017)
『漢方医学と西洋医学　昭和医学会雑誌 第64巻1号』(世良田和幸著、昭和大学学士会 、2004)　　　　　論文
『教育講演(4)-3　漢方薬の基礎知識　臨床神経学53巻 (2013)11号』(村松慎一著、日本神経学会、2013)　　論文
「Le Tizaner Toké」(https://letizanertoke.wixsite.com/tizanertoke、参照2023-7-1)　　　　　　　　WEB

PART 2

『香料文化誌―香りの謎と魅力』(C.J.S.トンプソン著、駒崎雄司訳、八坂書房、2010)
『ファラオの秘薬―古代エジプト植物誌』(L.マニカ著、編集部訳、八坂書房、1994)
『クレオパトラも愛したハーブの物語：魅惑の香草と人間の5000年』(永岡治著、PHP研究所、1988)
『ハーブのたのしみ』(A.ハットフィールド著、山中雅也、山形悦子訳、八坂書房、1993)
『インド医学概論―チャラカ・サンヒター』(矢野道雄編訳、朝日出版社、1988)
『香りのシルクロード -古代エジプトから現代まで-』
(津村眞輝子、田澤恵子、下釜和也、四角隆二著、古代オリエント博物館、岡山市立オリエント美術館、2015)
『ヒーリング錬金術 (1)『サレルノ養生訓』とヒポクラテス― 医療の原点 ―』
(大槻真一郎著、澤元亙監修、コスモスライブラリ、2017)
『医学の歴史』(梶田昭著、講談社、2003)
『図説　錬金術』(吉村正和著、河出書房新社、2012)
『記号・図説　錬金術事典』(大槻真一郎著、同学社、1996)
『新版 漢方の歴史　中国・日本の伝統医学』(小曽戸洋著、大修館書店、2014)
『ヴィジュアルで見る 歴史を進めた植物の姿　植物とヒトの共進化史』(河野智謙著、グラフィック社、2022)
『Parfums d'histoire, du soin au bien-être.』(Snoeck Publishers、2022)
『柑橘類と文明　マフィアを生んだシチリアレモンから、ノーベル賞をとった壊血病薬まで』
(ヘレナ・アトレー著、三木直子訳、築地書館、2015)
『養生外史　不老長寿の思想とその周辺[中国篇]』(吉元昭治著、たにぐち書店、2019)
『養生外史　不老長寿の思想とその周辺[日本篇]』(吉元昭治著、たにぐち書店、2019)
『養生論の思想』(瀧澤利行著、世織書房、2003)
『医心方　巻二十六　仙道篇』(丹波康頼撰、槙佐知子全訳精解、筑摩書房、1994)
『医心方　巻二十七　養生篇』(丹波康頼撰、槙佐知子全訳精解、筑摩書房、1993)
『栄西　喫茶養生記』(古田紹欽著、講談社、2000)
『中国医学の歴史[第2版]』(傅維康著、川井正久編訳、東洋学術出版社、2017)
『日本本草学の世界―自然・医薬・民俗語彙の探究』(杉本つとむ著、八坂書房、2011)

『タイ国生薬の考察Ⅰ　東南アジア研究 6巻2号』(木島正夫著、京都大学東南アジア研究センター、1968)　　論文

『タイとインドに共通する薬用植物の効用に関する文献的比較調査　東南アジア研究 15巻2号』　　論文

(木島正夫、田端守、平岡昇、ダルーン・ベチャラプリ著、京都大学東南アジア研究センター、1977)

『Tacuinum Sanitatis』　　WEB

(Ibn Butlân著、https://www.moleiro.com/en/books-of-medicine/tacuinum-sanitatis.html、参照2023-5-9)

『ヒポクラテスの西洋医学序説』(ヒポクラテス著、常石敬一訳、小学館、1996)

『古い医術について 他八編』(ヒポクラテス著、小川政恭訳、岩波書店、1963)

『西洋博物学者列伝　アリストテレスからダーウィンまで』(ロバート・ハクスリー編著、植松靖夫訳、悠書館、2009)

『西洋本草書の世界—ディオスコリデスからルネサンスへ』(大槻真一郎著、澤元亙編、八坂書房、2021)

『植物誌 1』(テオプラストス著、小川洋子訳、京都大学学術出版会、2008)

『植物誌 2』(テオプラストス著、小川洋子訳、京都大学学術出版会、2015)

『プリニウスの博物誌〈縮刷第二版〉別巻Ⅱプリニウスのローマ ー自然と人への賛歌ー』(中野里美著、雄山閣、2022)

『プリニウス博物誌《植物篇》』(プリニウス著、大槻真一郎編、八坂書房、1994)

『プリニウス博物誌《植物薬剤篇》』(プリニウス著、大槻真一郎編、八坂書房、1994)

『プリニウスの博物誌 1』(プリニウス著、中野定雄、中野里美、中野美代訳、雄山閣、1986)

『歴史の目撃者』(ジョン・ケアリー編、仙名紀訳、猿谷要監修、朝日新聞出版、1997)

『ディオスコリデス薬物誌』(ペダニウス・ディオスコリデス著、岸本良彦訳、八坂書房、2022)

『ガレノス：霊魂の解剖学』(二宮陸雄著、平河出版社、1993)

『薬草のちから：野山に眠る、自然の癒し』(新田理恵著、晶文社、2018)

『【新版】古代出雲の薬草文化一見直される出雲薬と和方』

(伊田喜光、根本幸夫監修、横浜薬科大学漢方和漢薬調査研究センター編、出帆新社、2013)

『鑑真』(安藤更生著、日本歴史学会編、吉川弘文館、1989)

『正倉院薬物の世界　日本の薬の源流を探る』(鳥越泰義著、平凡社、2005)

『アヴィセンナ「医学の歌」』(アヴィセンナ著、志田信男訳、草風館、1998)

『ユーナニ医学入門：イブン・シーナーの『医学規範』への誘い』

(サイード・パリッシュ・サーバッジュー編訳、ベースボール・マガジン社、1997)

『聖女ヒルデガルトの生涯』

(ゴットフリート修道士、テオーデリヒ修道士著、井村宏次監訳・解説、久保博嗣訳、荒地出版社、1998)

『中世を生きる女性たち　ジャンヌ・ダルクから王妃エレアノールまで』

(アンドレア・ホプキンズ著、森本英夫監修、浅香佳子、小原平、傳田久仁子、熊谷知実訳、原書房、2002)

『聖ヒルデガルトの医学と自然学』

(ヒルデガルト・フォン・ビンゲン著、プリシラ・トループ英訳、井村宏次監訳、聖ヒルデガルト研究会訳、ビイング・ネット・プレス、2002)

『癒しの原理 ホモ・クーランスの哲学』(石井誠士著、人文書院、1995)

『パラケルススと魔術的ルネサンス』(菊地原洋平著、ヒロ・ヒライ編、勁草書房、2013)

『ヘルバリウス一植物薬剤のマテリア・メディカ』(パラケルスス著、澤元亙訳、由井寅子日本語版監修、ホメオパシー出版、2015)

『イギリス庭園の文化史　夢の楽園と癒しの庭園』(中山理著、大修館書店、2003)

『世界の庭園歴史図鑑』(ペネロピ・ホブハウス著、高山宏監修、上原ゆうこ訳、原書房、2014)

『占星医術とハーブ学の世界：ホリスティック医学の先駆者カルペパーが説く心と身体と星の理論』

(グレアム・トービン著、鏡リュウジ監訳、上原ゆうこ訳、原書房、2014)

『カルペパー ハーブ事典』(ニコラス・カルペパー著、戸坂藤子訳、木村正典監修、パンローリング、2015)

『カール・フォン・リンネ：医師・自然研究者・体系家』(ハインツ・ゲールケ著、梶田昭訳、博品社、1994)

『博物学者列伝』(上野益三著、八坂書房、1991)

『江戸の植物学』(大場秀章著、東京大学出版会、1997)

『老いてますます楽し一貝原益軒の極意』(山崎光夫著、新潮社、2008)

『大和本草』(貝原益軒著、中村学園大学　貝原益軒アーカイブ、1709)

『養生訓』(貝原益軒著、松田道雄訳、中央公論新社、2020)

『ケンペルとシーボルト「鎖国」日本を語った異国人たち』(松井洋子著、山川出版社、2010)

『江戸参府旅行日記』(エンゲルベルトケンペル著、斎藤信訳、平凡社、1977)

『江戸時代の自然一外国人が見た日本の植物と風景』(青木宏一郎著、都市文化社、1999)

『江戸参府随行記』(C.P.ツュンベリー著、高橋文訳、平凡社、1994)

『シーボルト一日本の植物に賭けた生涯』(石山禎一著、里文出版、2000)

『江戸参府紀行』(フィリップ・フランツ・フォン・ジーボルト著、斎藤信訳、平凡社、1967)

『薬草の博物誌 森野旧薬園と江戸の植物図譜』(佐野由佳、髙橋京子、水上元、金原宏行著、LIXIL出版、2015)

『本草綱目啓蒙1』(小野蘭山著、平凡社、1991)

『小野蘭山年譜』(磯野直秀著、慶應義塾大学日吉紀要刊行委員会、2009)

『牧野富太郎：植物博士の人生図鑑』(コロナ・ブックス編集部編、平凡社、2017)

『牧野富太郎自叙伝』(牧野富太郎著、講談社、2004)

『MAKINO―牧野富太郎生誕150年記念出版』(高知新聞社編、北隆館、2014)

『ガットフォセのアロマテラピー』

(ルネ=モーリス・ガットフォセ著、ロバート・ティスランド編著、前田久仁子訳、フレグランスジャーナル社 、2006)

『生命と若さの秘密―マルグリット・モーリーのアロマテラピー』

(マルグリット・モーリー著、林伸光監修、上杉真理訳、メディアート出版、2005)

『ジャン・バルネ博士の植物‐芳香療法』(ジャン・バルネ著、高山林太郎訳、フレグランスジャーナル社、1988)

『Fondation d'Entreprise Gattefossé』(https://www.fondation-gattefosse.org/、参照2023-3-1)　　　　WEB

『Gattefossé』(https://www.gattefosse.com/、参照2023-3-1)　　　　WEB

PART 4

『神話と伝説にみる花のシンボル事典』(杉原梨江子著、誠文堂、2017)

『聖書の植物物語』(中島路可著、ミルトス、2000)

『聖書の植物事典』(H.&A.モルデンケ著、奥本裕昭編訳、八坂書房、2014)

『聖書の植物よもやま話』(堀内昭著、教文館、2019)

『聖書 新共同訳 旧約聖書続編つき 引照つき』(共同訳聖書委員会引照監修、日本聖書協会、1993)

『不思議な薬草箱 魔女・グリム・伝説・聖書』(西村佑子著、山と渓谷社、2014)

『現代語古事記』(竹田恒泰著、学研プラス、2011)

『日本書紀　(四)』(坂本太郎、家永三郎、井上光貞、大野晋校注、岩波書店、1995)

『日本書紀　(下)全現代語訳』(宇治谷孟訳、講談社、1988)

『萬葉植物事典』(大貫茂著、馬場篤植物監修、クレオ、2005)

『万葉植物文化誌』(木下武司著、八坂書房、2010)

『万葉集　(四)』(佐竹昭広、山田英雄、工藤力男、大谷雅夫、山崎福之校注、岩波書店、2014)

『万葉集　(一)』(佐竹昭広、山田英雄、工藤力男、大谷雅夫、山崎福之校注、岩波書店、2013)

『謹訳 源氏物語 ― 改訂新修』(紫式部原著、林望著、祥伝社、2017)

『謹訳 源氏物語 五 改訂新修』(紫式部原著、林望著、祥伝社、2018)

『新版 枕草子　上巻　現代語訳付き』(清少納言著、石田穣二訳注、角川学芸出版、1979)

『新版 枕草子　下巻　現代語訳付き』(清少納言著、石田穣二訳注、角川学芸出版、1980)

『失われた時を求めて1 第一篇「スワン家のほうへ」』(マルセル・プルースト著、高遠弘美訳、光文社、2010)

『失われた時を求めて1　スワン家のほうへ I』(プルースト著、吉川一義訳、岩波書店、2010)

『失われた時を求めて10　囚われの女 I』(プルースト著、吉川一義訳、岩波書店、2016)

『カンタベリ物語　共同新訳版』(ジェフリー・チョーサー著、池上忠弘監訳、悠書館、2021)

『完訳　カンタベリー物語　(上)』(チョーサー著、桝井迪夫訳、岩波書店、1995)

『完訳　カンタベリー物語　(下)』(チョーサー著、桝井迪夫訳、岩波書店、1995)

『西の魔女が死んだ』(梨木香歩著、新潮社、2001)

『香君 (上) 西から来た少女』(上橋菜穂子著、文藝春秋、2022)

『香君 (下) 遥かな道』(上橋菜穂子著、文藝春秋、2022)

『ある人殺しの物語 香水』(パトリック・ジュースキント著、池内紀訳、文藝春秋、1988)

『アブサンの文化史: 禁断の酒の二百年』(バーナビー・コンラッド三世著、浜本隆三訳、白水社、2016)

『ゴッホの手紙　絵と魂の日記』(H・アンナ・スー編、千足伸行監訳、冨田章、藤島美菜訳、西村書店、2012)

『ザッケン!　1巻〜4巻』(上村 奈帆、モノガタリラボ原作、プクプク漫画、小学館、2022-2023)

『薬屋のひとりごと　1巻〜12巻』

(日向夏原作、ねこクラゲ作画、七緒一綺構成、しのとうこキャラクター原案、スクウェア・エニックス、2017-2023)

『ちちこぐさ　1巻〜8巻』(田川ミ著、マッグガーデン、2013-2018)

『0の奏香師』(由貴香織里著、白泉社、2006)

『ぴりふわつーん　1巻〜4巻』(青木幸子著、芳文社、2017-2018)

『ピーターラビット全おはなし集』(ビアトリクス・ポター著、いしいももこ、まさきるりこ、なかがわりえこ訳、福音館書店、2007)

『時の旅人』(アリソン・アトリー著、松野正子訳、岩波書店、2000)

『ノーム 不思議な小人たち 愛蔵版』

(ヴィル・ヒュイゲン、リーン・ポールトフリート著、遠藤周作監訳、山崎陽子、寺地五一／柴田里芽翻訳、グラフィック社、2013)

『赤毛のアン』(L.M.モンゴメリー著、掛川恭子訳、講談社、2005)

『魔法の庭ものがたり1　ハーブ魔女のふしぎなレシピ』(あんびるやすこ著、ポプラ社、2007)

『物語のティ　タイム―お菓子と暮らしとイギリス児童文学』(北野佐久子著、岩波書店、2017)

『完訳グリム童話集1〜7』(ヤーコップ・グリム、ヴィルヘルム・グリム著、野村泫訳、筑摩書房、2005-2006)

『魔女の庭 不思議な薬草事典』(サンドラ・ローレンス著、林真一郎監修、堀口容子訳、グラフィック社、2021)

『魔女の薬草箱』(西村佑子著、山と渓谷社、2018)

『魔女の12ヵ月』(飯島都陽子著、山と渓谷社、2016)

『魔女のシークレット・ガーデン』(飯島都陽子著、山と渓谷社、2018)

著者紹介

中村姿乃（なかむら しの）

東京・西荻窪のアロマテラピースクールとサロン「野枝アロマ」代表。アロマセラピスト。幼い頃より植物に触れ、香りを楽しむ。一般企業で世界中の鉱石見本市での取材や買い付け、webメディア編集長などを経て、自身のアレルギーをきっかけにアロマの世界へ。精油やハーブの源泉をたどり、フランスの農場、精油メーカー、ヨーロッパ最大級のビオ製品見本市、ハーブ専門店（エルボリストリ）などで取材を重ねる。リヨン植物療法専門学校（Ecole Lyonnaise de Plantes Médicinales）でアロマテラピーや植物学の知識も習得。2024年以降、授業も担当予定。ナード・アロマテラピー協会（NARD）認定アロマトレーナー、yuica認定日本産精油スペシャリスト、日本アロマコーディネーター協会（JAA）、日本アロマ環境協会（AEAJ）などの資格を取得し、サロンや鍼灸院、医療系施設でもアロマテラピーの実践を経験。

HP　　　　　instagram

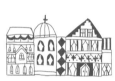

デザイン　　三宅理子
撮影協力　　関純一
イラスト　　ant!ant!!ant!!! 鎌田奈都美
編集　　　　二橋彩乃

歴史や物語から楽しむ
あたらしい植物療法の教科書

2024年3月6日 初版第1刷発行
2024年4月25日 初版第2刷発行

著者　　　　中村 姿乃（なかむら しの）
発行人　　　佐々木 幹夫
発行所　　　株式会社 翔泳社（https://www.shoeisha.co.jp）
印刷・製本　株式会社 シナノ

ISBN978-4-7981-7903-2
Printed in Japan